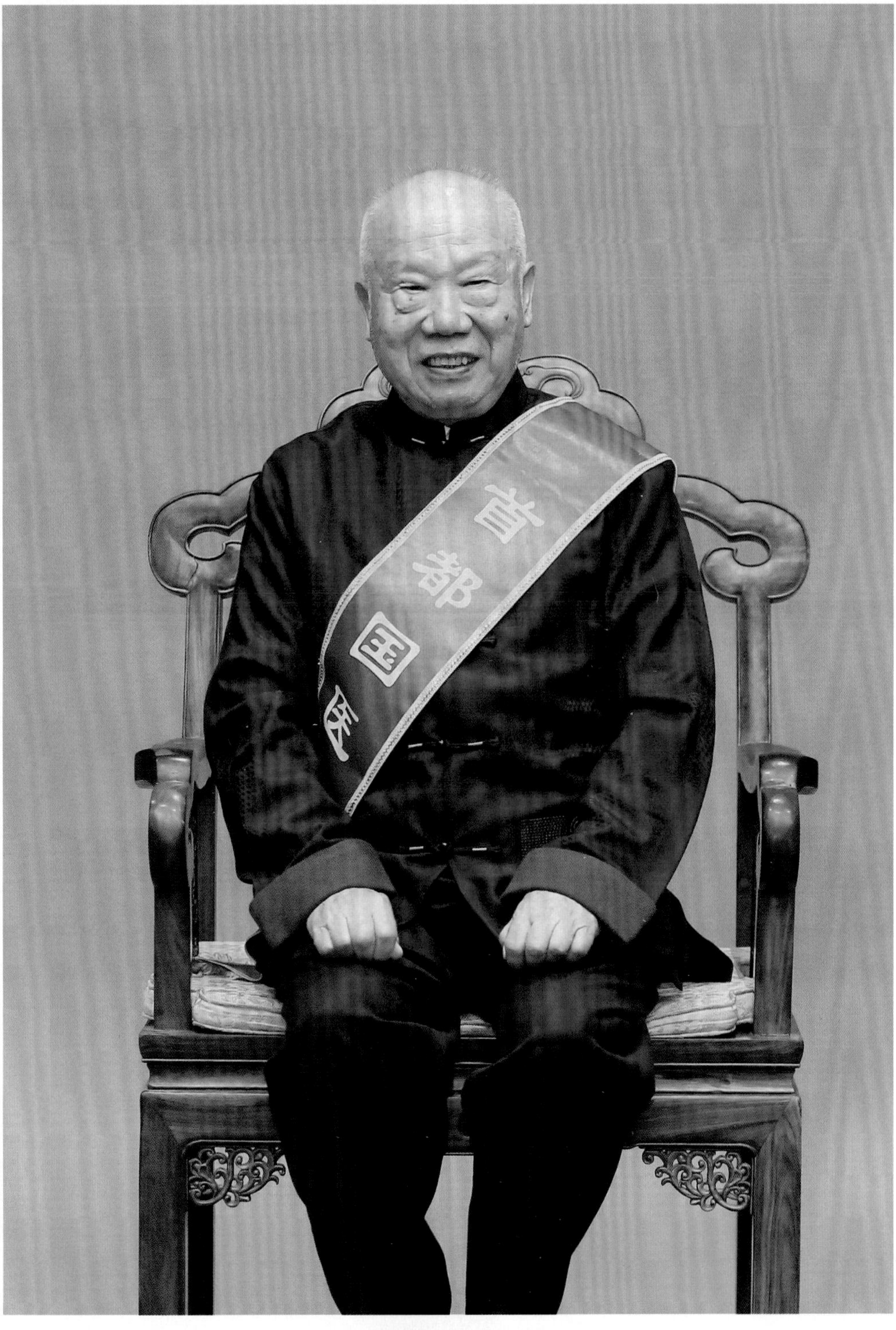

首都国医名师

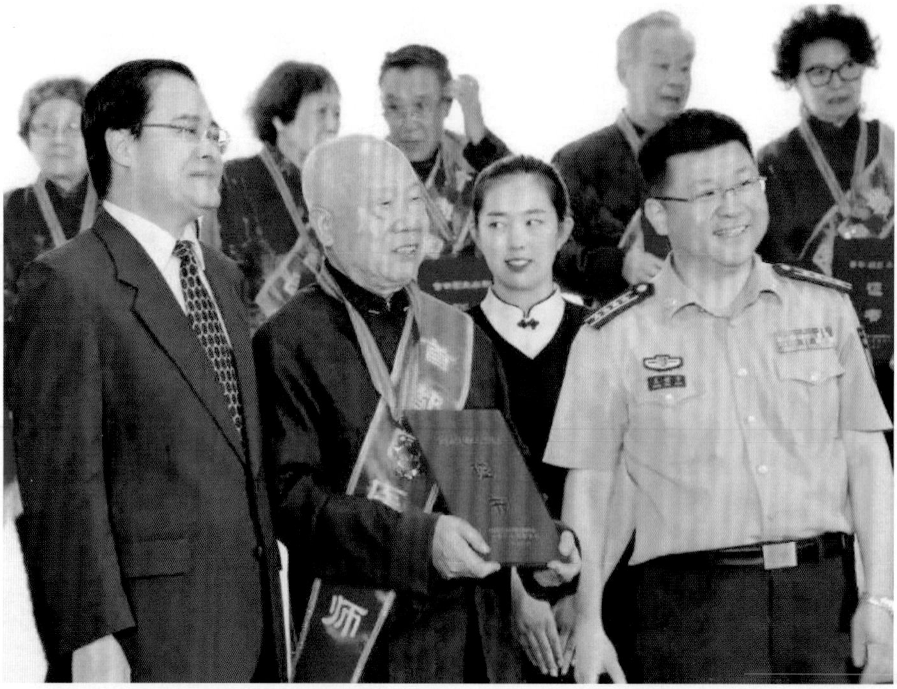

第三届首都国医名师——颁发证书

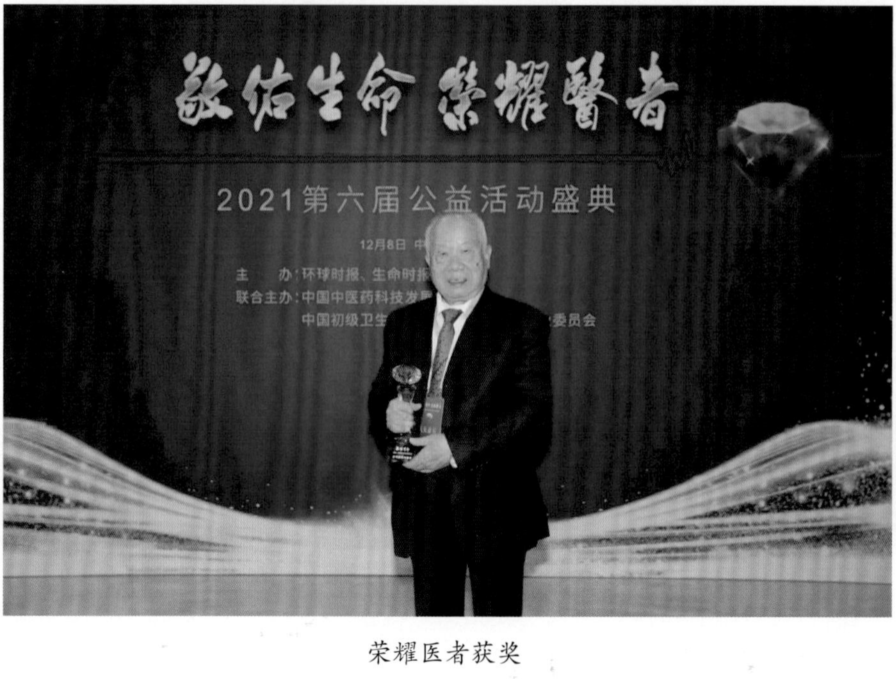

荣耀医者获奖

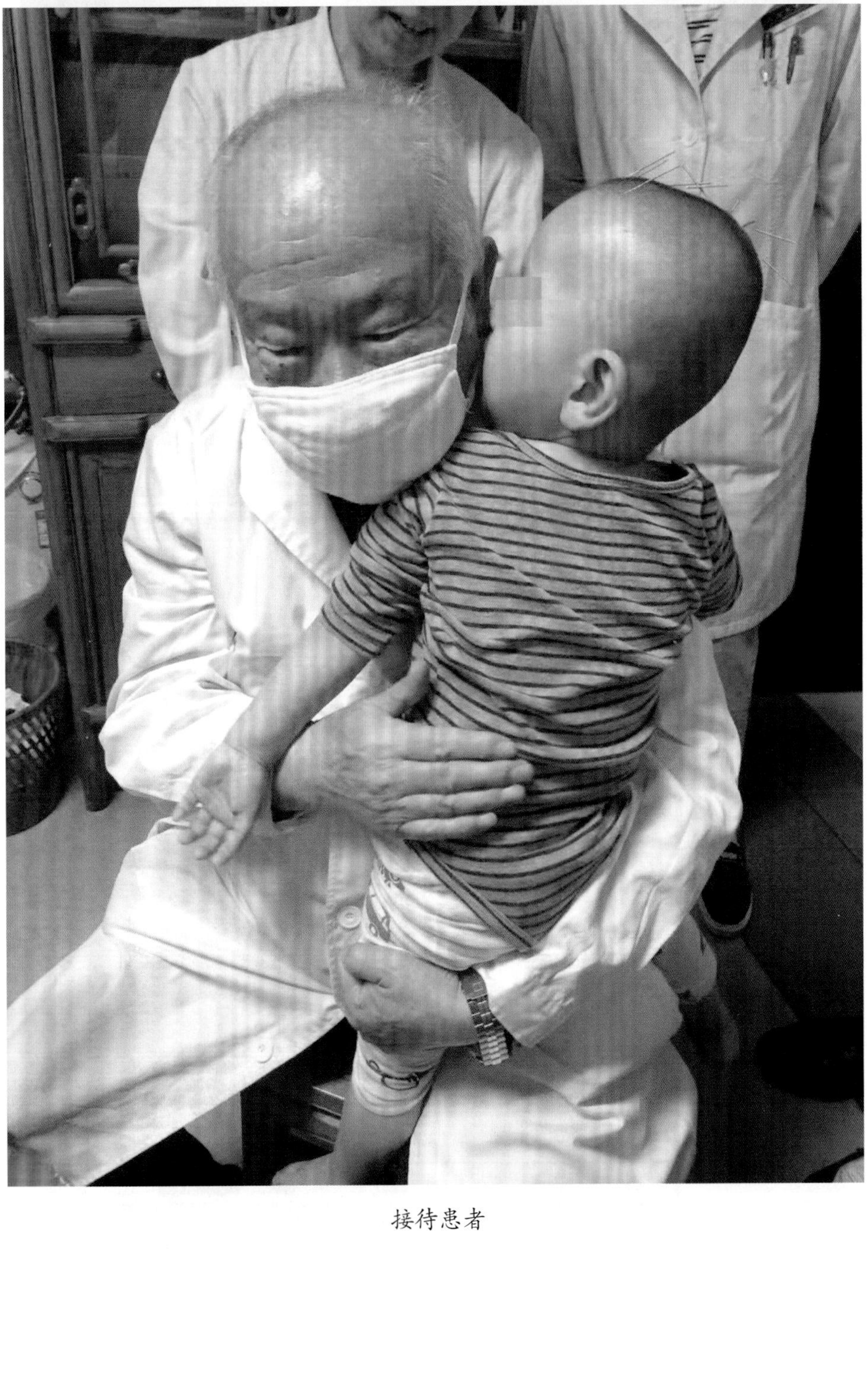

接待患者

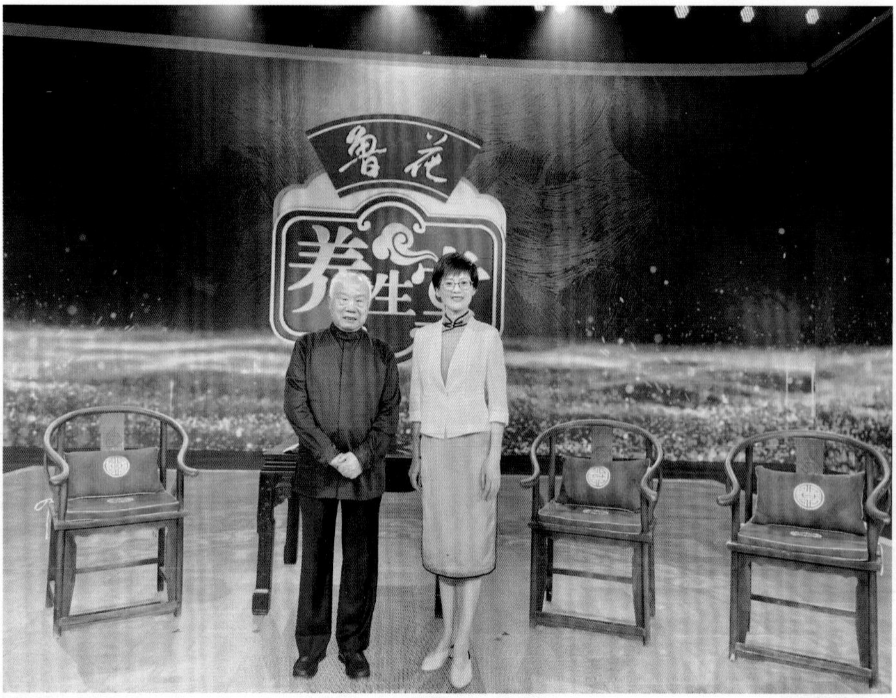

做客养生堂

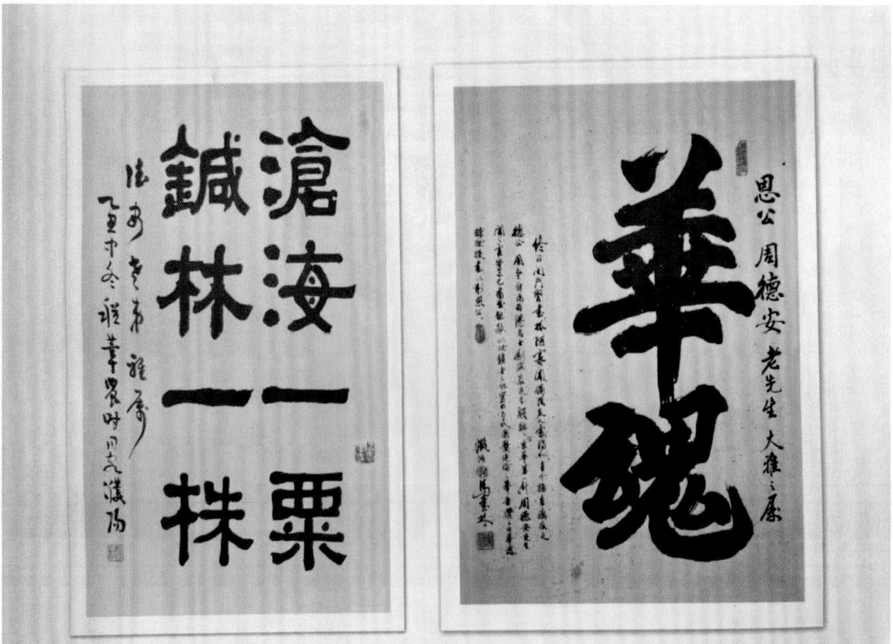

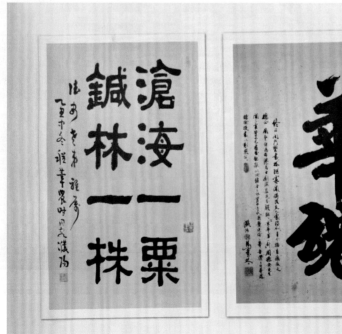

名人字画

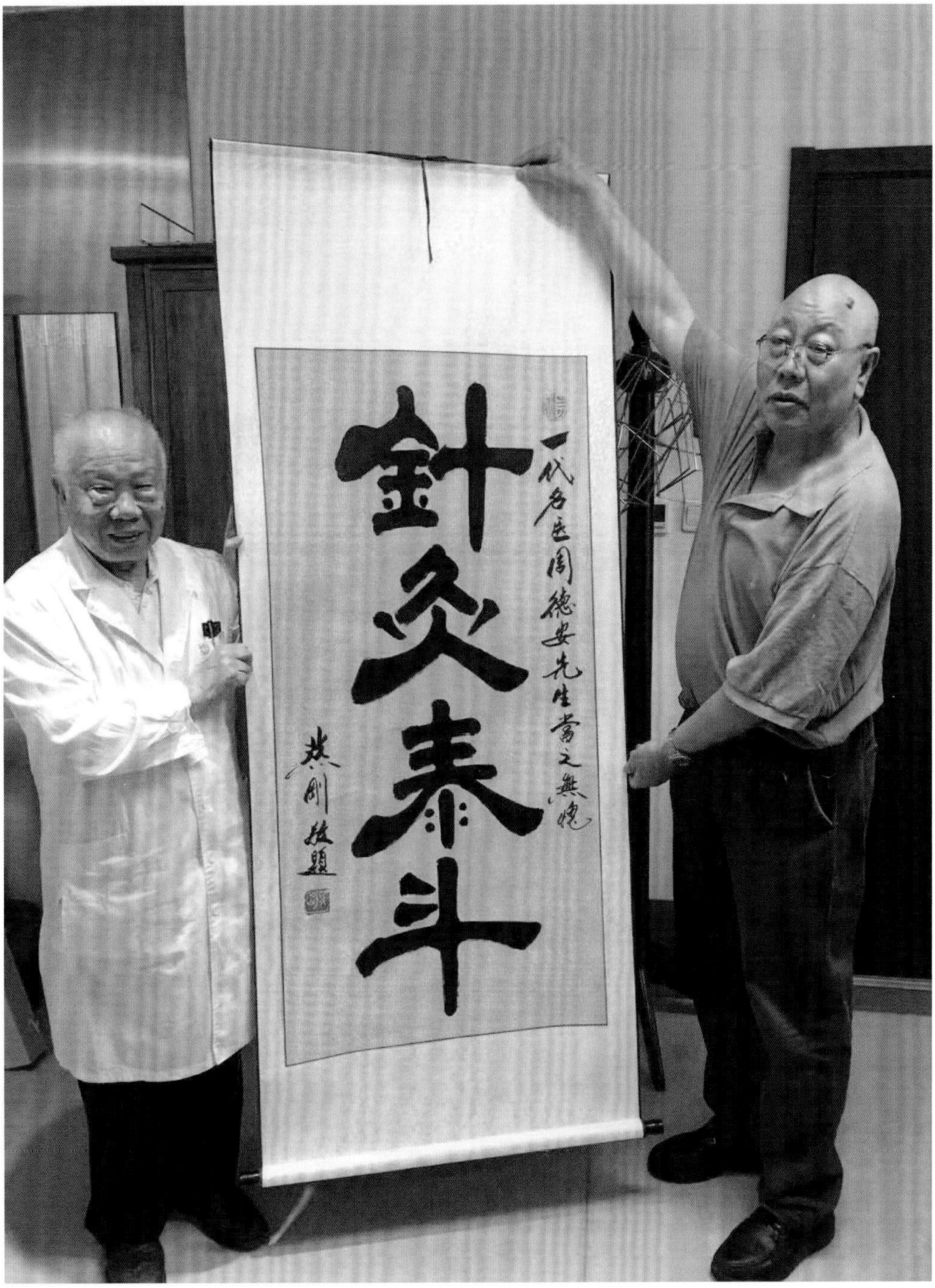

名人字画

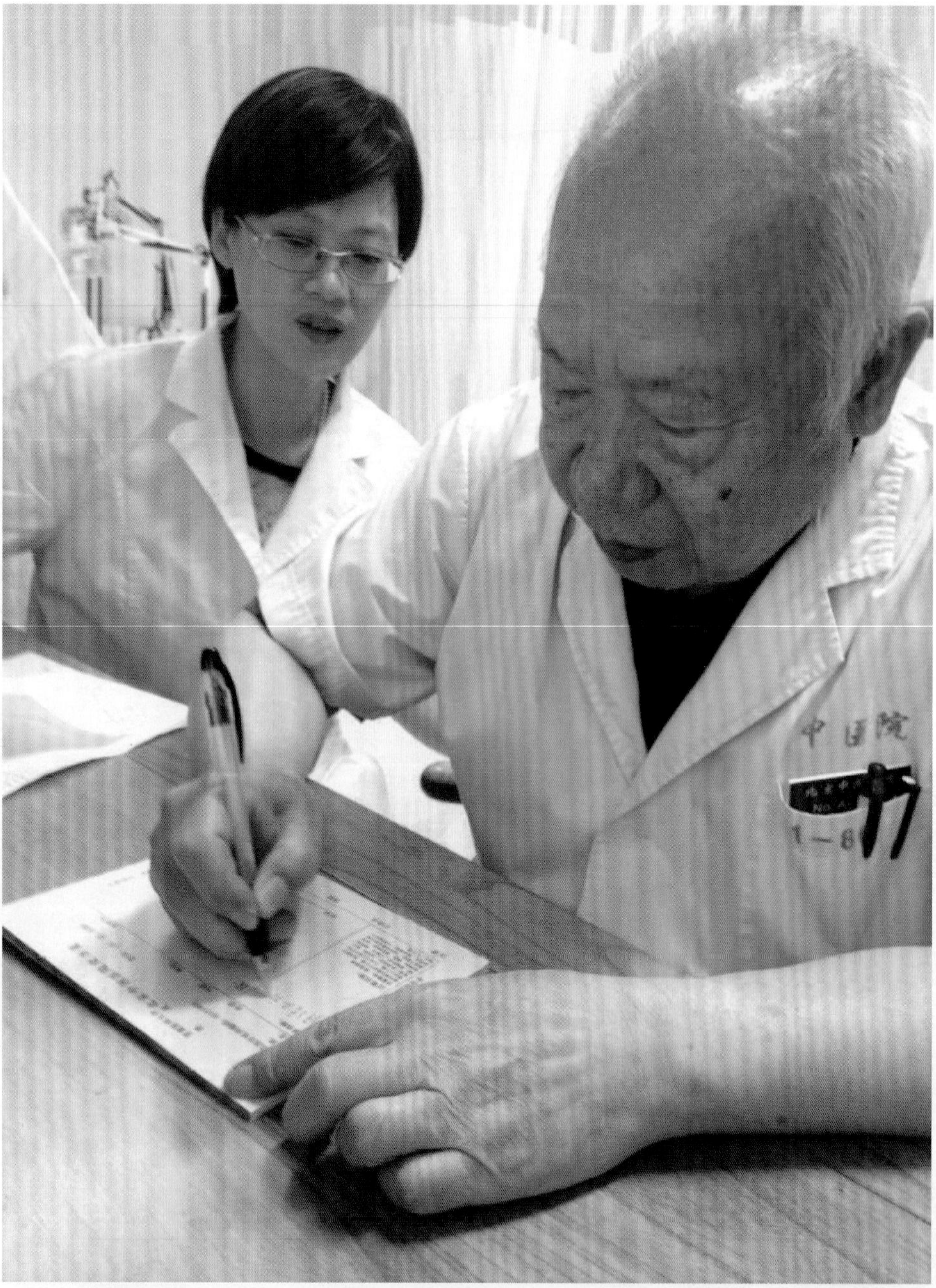

书写病历

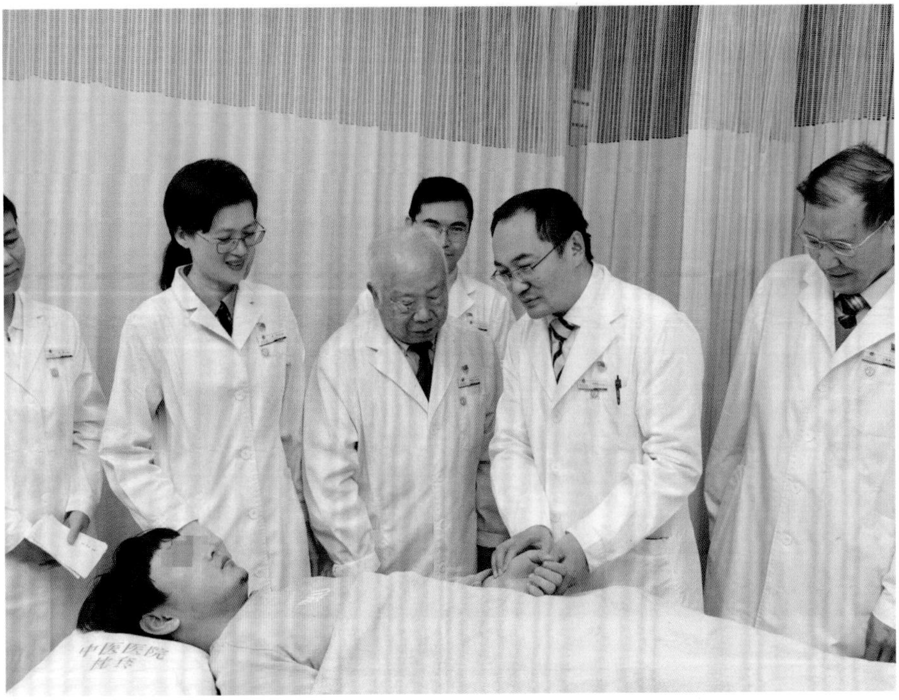

教学查房

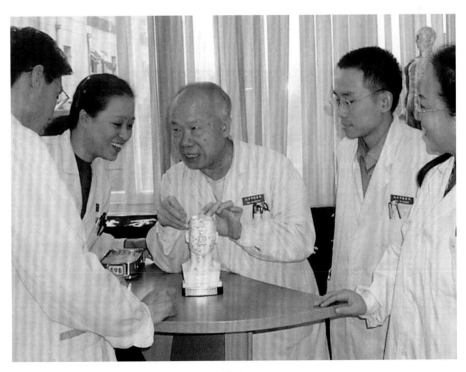

病房指导

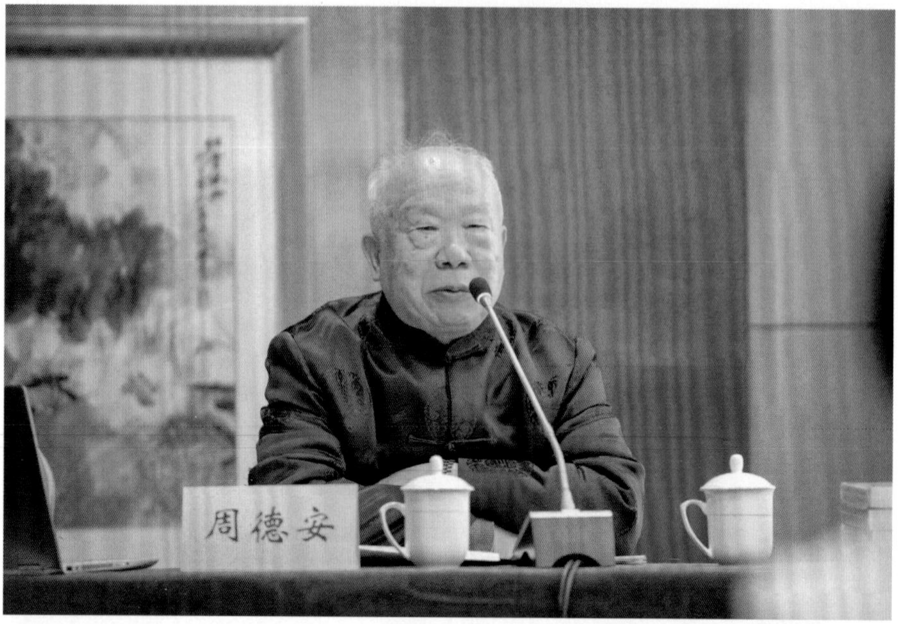

专业授课

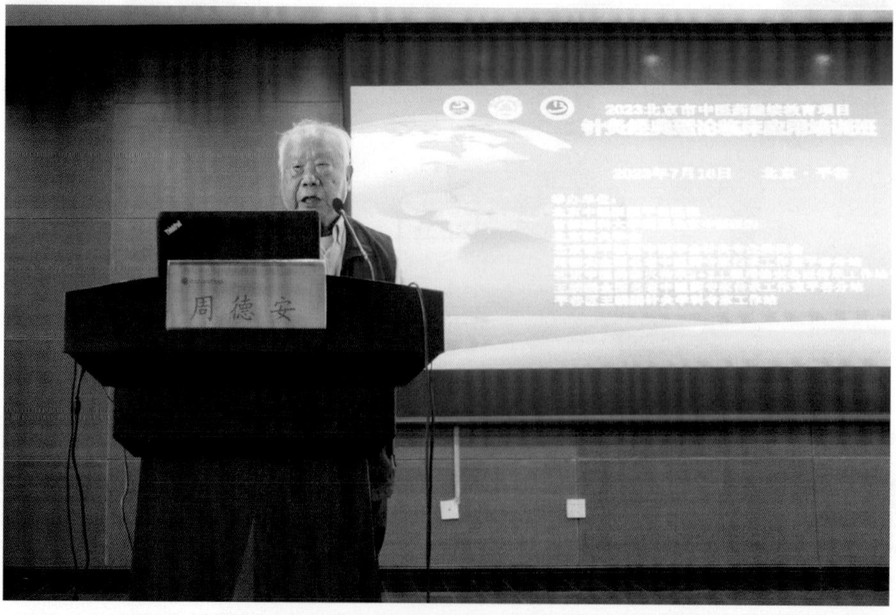

经验传授

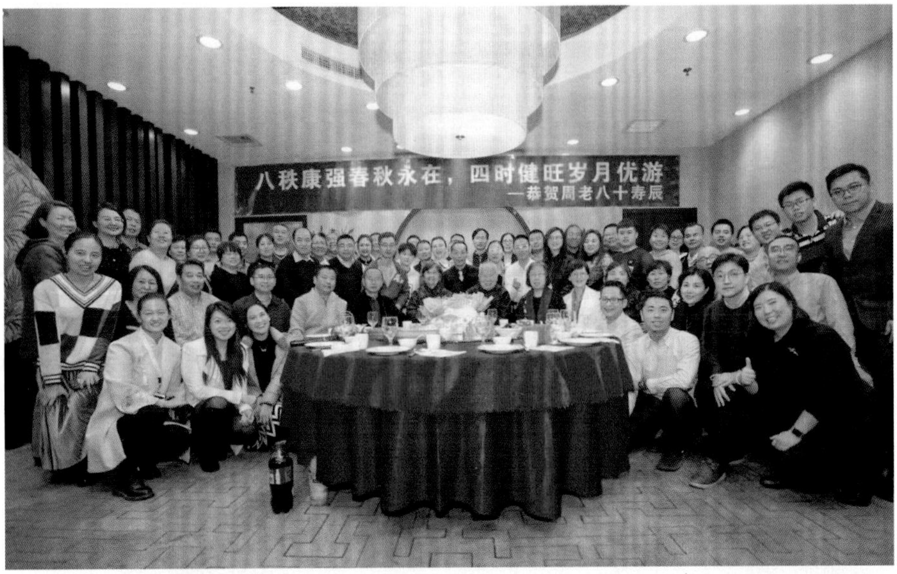
八秩康强春秋永在，四时健旺岁月优游
—恭贺周老八十寿辰

周老八十大寿全家福

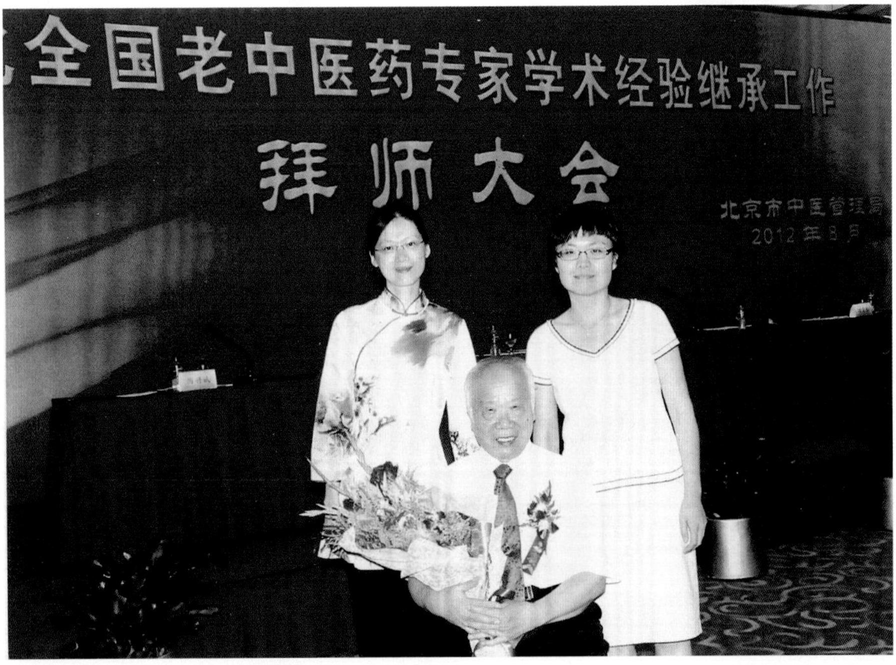
全国老中医药专家学术经验继承工作
拜师大会
北京市中医管理局
2012年8月

收徒仪式

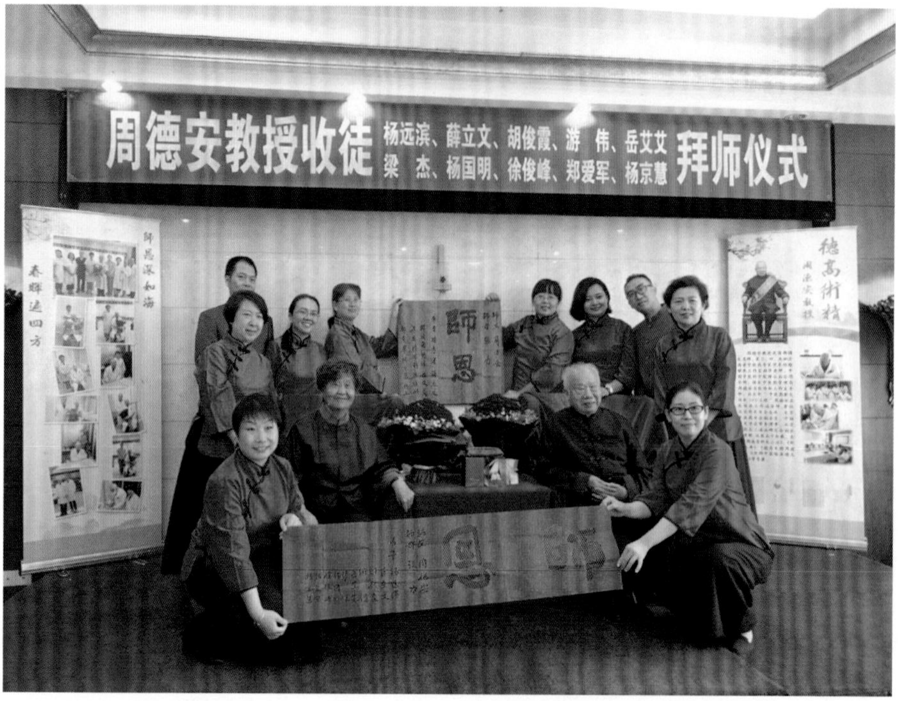
周德安教授收徒
杨远滨、薛立文、胡俊霞、游 伟、岳艾艾
梁 杰、杨国明、徐俊峰、郑爱军、杨京慧
拜师仪式

收徒仪式

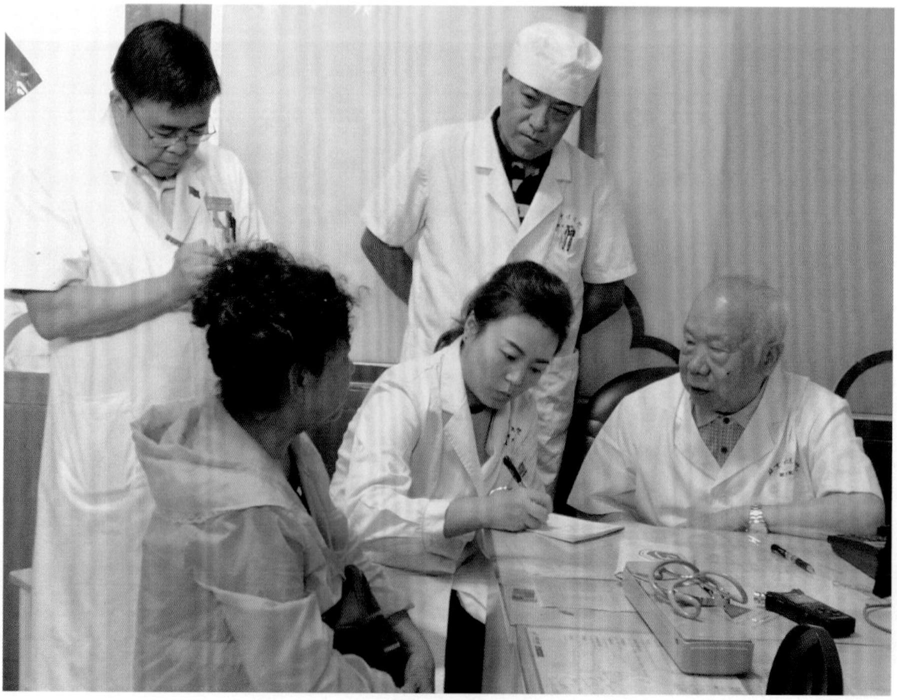

徒弟跟诊

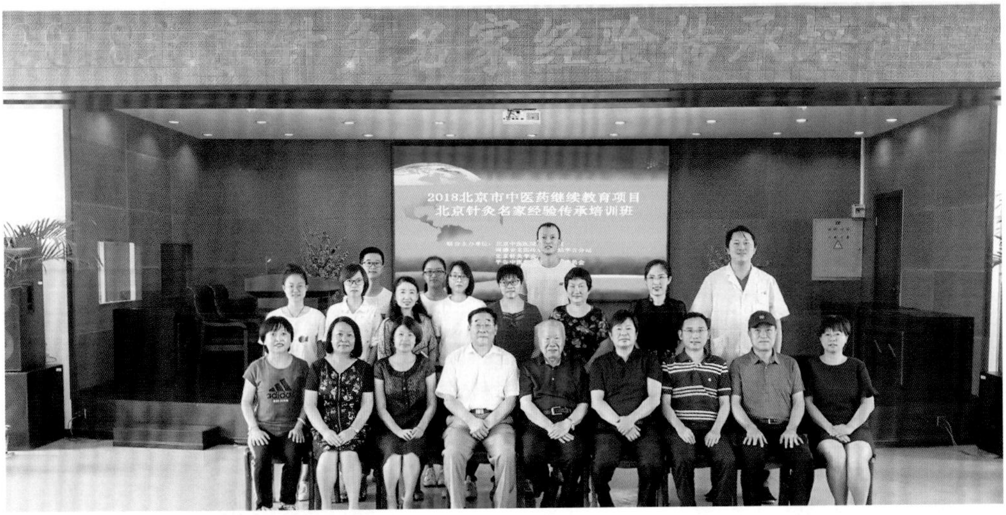

周老经验传承培训班

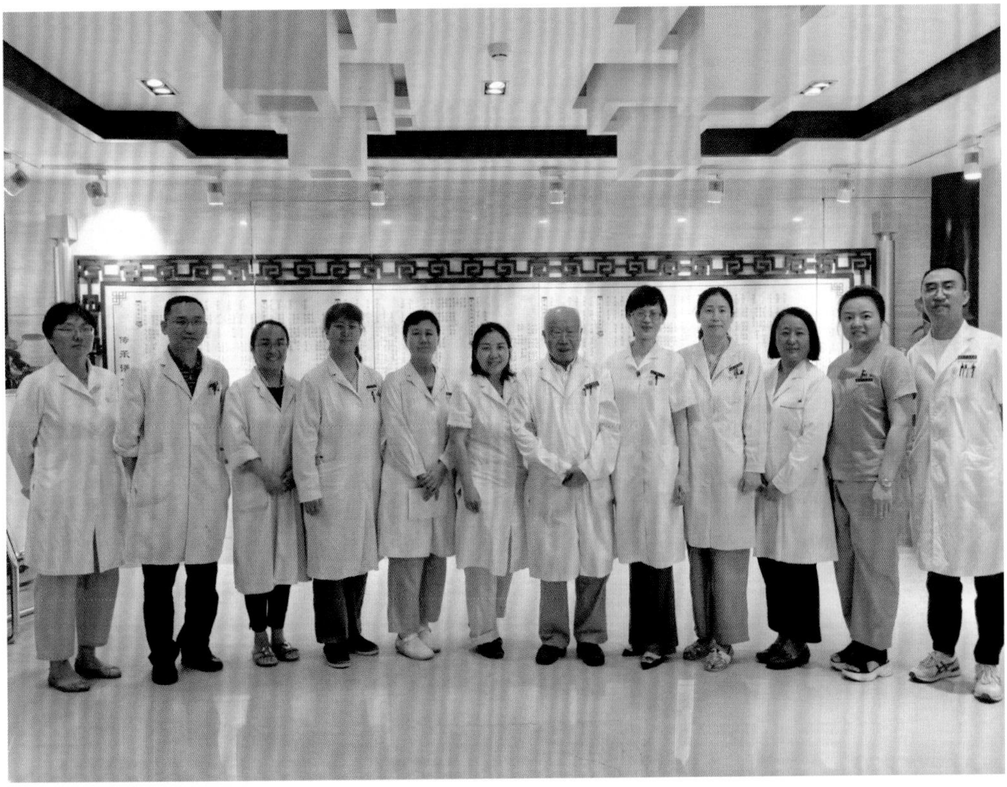

周老传承工作室站团队

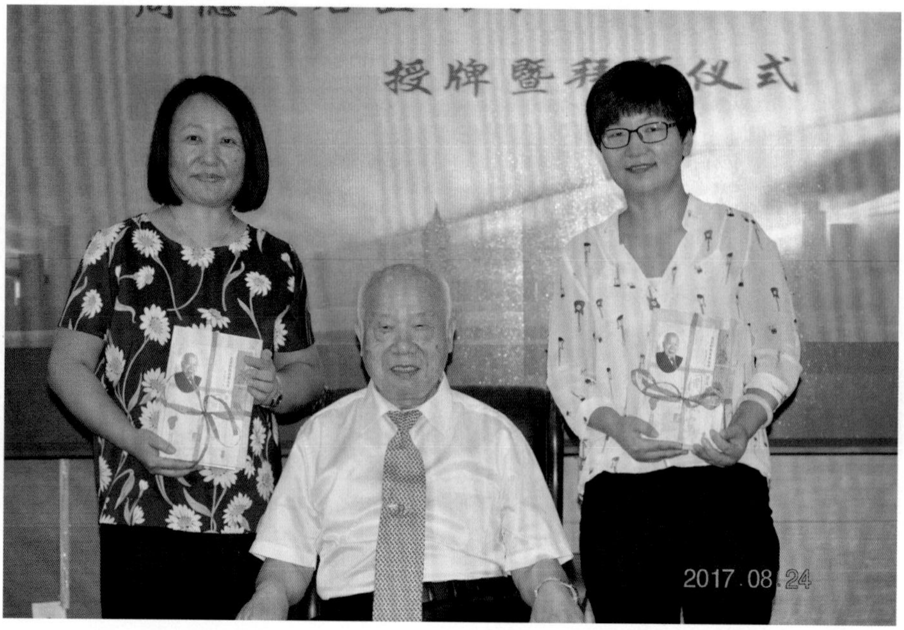

周老传承工作室平谷分站授牌暨拜师仪式

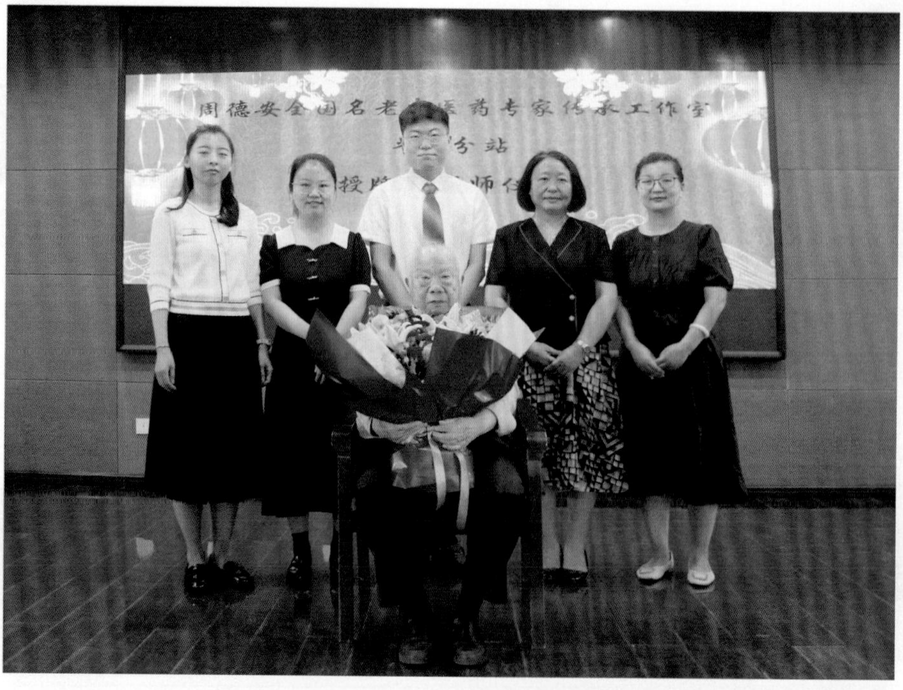

周老传承工作室平谷分站授牌暨师承拜师仪式

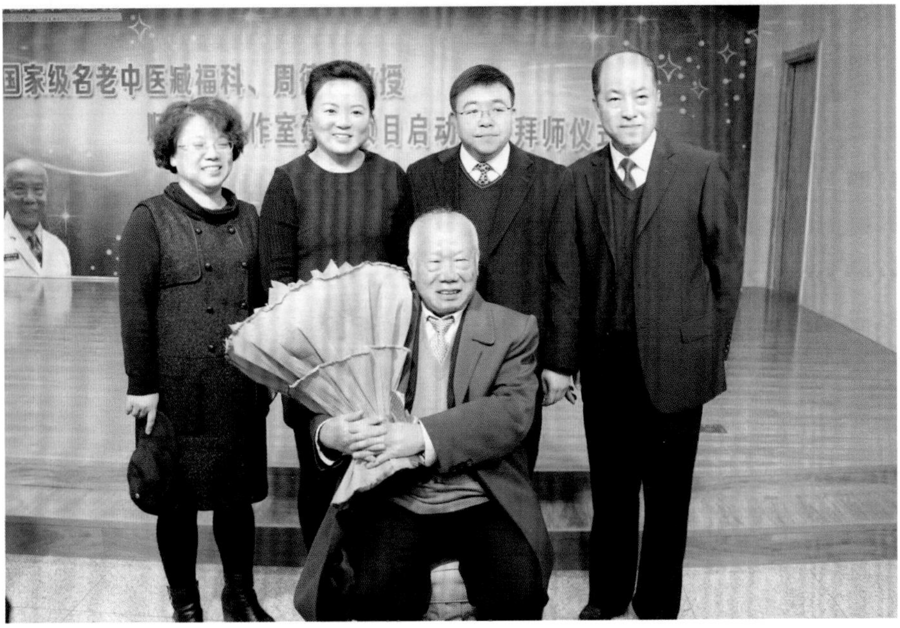

周老传承工作室顺义分站授牌暨师承拜师

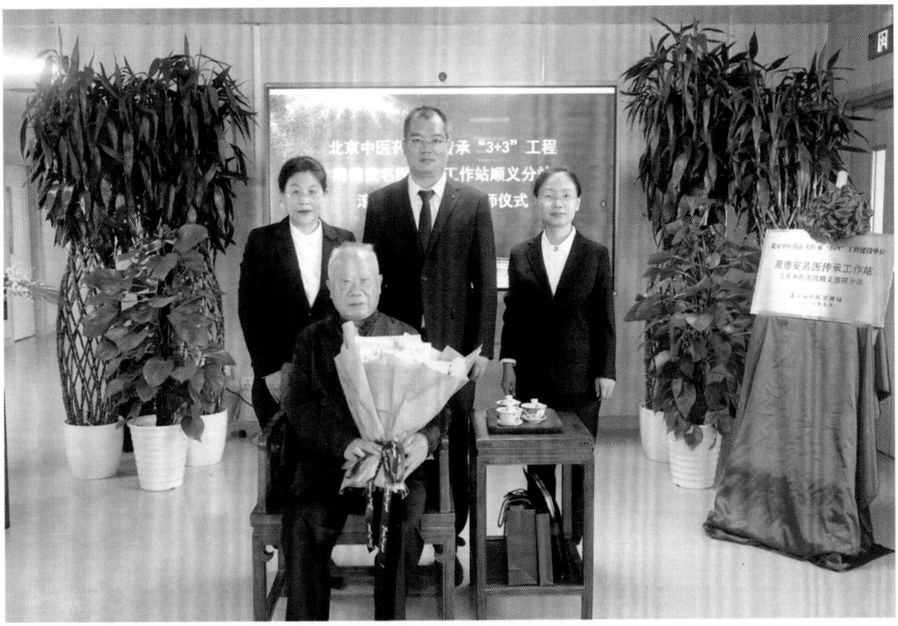

周老传承工作室顺义分站授牌暨师承拜师

国医大家周德安学术经验集成

李彬　赵因　许世闻◎主编

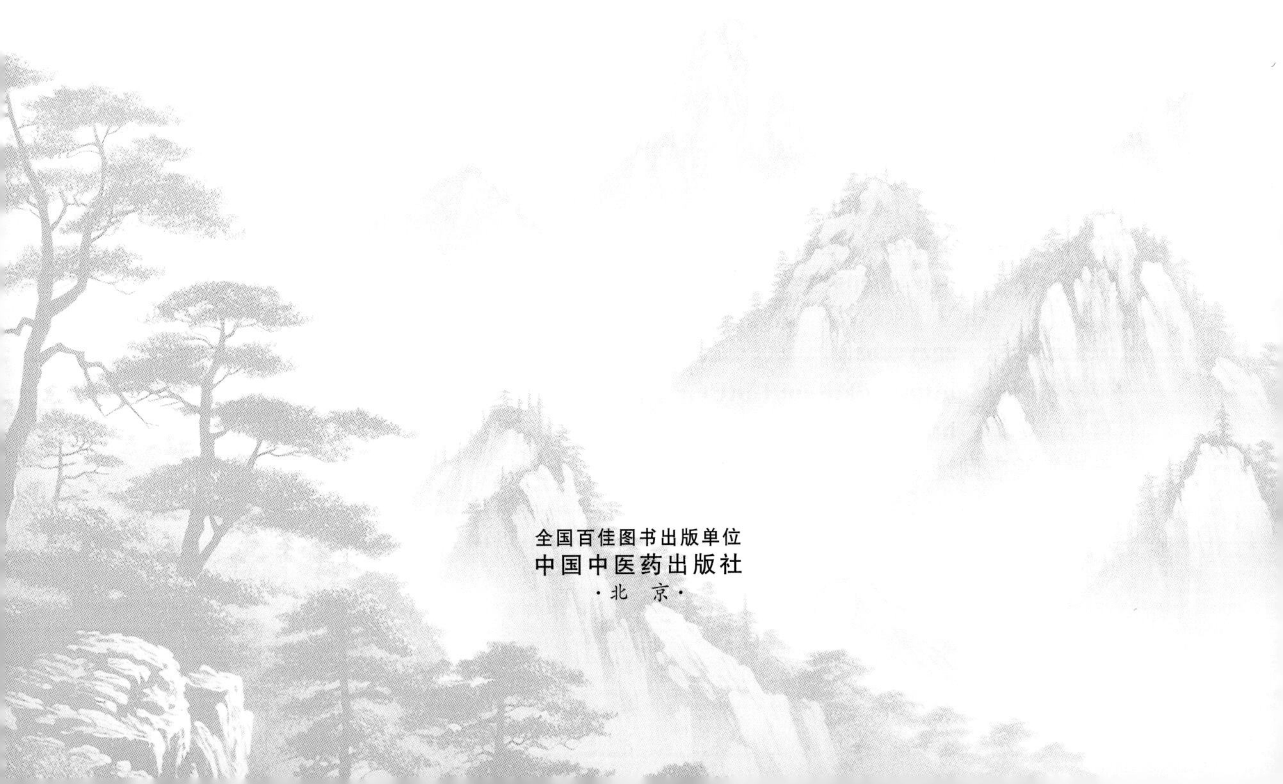

全国百佳图书出版单位
中国中医药出版社
·北　京·

图书在版编目（CIP）数据

国医大家周德安学术经验集成 / 李彬，赵因，许世闻主编 . -- 北京：中国中医药出版社，2024. 10（2024.12 重印）

ISBN 978 – 7 – 5132 – 8871 – 2

Ⅰ . R249.7

中国国家版本馆 CIP 数据核字第 2024P6G160 号

中国中医药出版社出版

北京经济技术开发区科创十三街 31 号院二区 8 号楼

邮政编码　100176

传真　010–64405721

北京盛通印刷股份有限公司印刷

各地新华书店经销

开本 787 × 1092　1/16　印张 22.25　彩插 1　字数 415 千字

2024 年 10 月第 1 版　2024 年 12 月第 2 次印刷

书号　ISBN 978 – 7 – 5132 – 8871 – 2

定价　139.00 元

网址　www.cptcm.com

服 务 热 线　010–64405510

购 书 热 线　010–89535836

维 权 打 假　010–64405753

微信服务号　zgzyycbs

微商城网址　https：//kdt.im/LIdUGr

官 方 微 博　http：//e.weibo.com/cptcm

天猫旗舰店网址　https：//zgzyycbs.tmall.com

如有印装质量问题请与本社出版部联系（010–64405510）

编委会

刘序

中医药学这个千年宝库藏着无尽的医学珍宝，针灸学作为其中一颗璀璨明珠，它照耀着中华民族乃至全球健康之路。针灸学凭借其广泛的适应证、明确的疗效、简便易行的操作方式，以及经济安全的特点，在几千年的历史长河中为中华民族的健康和繁荣作出了巨大贡献。

周德安教授1965年毕业于北京中医药大学，至今已经临床行医59载。周教授为人谦和，勤奋好学，潜心钻研中医经典，习古而不泥古；自从踏入北京中医医院针灸科的大门，便跟随王乐亭、贺普仁、夏寿人、于书庄等多位针灸名家，虚心求教，博采众长，以其深厚的学术造诣和精湛的临床技艺，赢得了广泛赞誉，成为针灸学领域的大家。

周德安教授提出的“治病先治神”“怪病多痰”等学术观点，不仅具有鲜明的学术特色，而且为针灸学的临床实践提供了新的思路和方法。他创立了“四神方”“补中益气方”“化痰方”“络穴止痛方”等一系列针灸处方，在针灸实践中取得了显著疗效。他在大量的临床实践中逐渐形成了独特的“针灸治神”“针灸治痰”“针灸治风”“针灸治痛”“针灸治聋”和“针灸治动”学术思想与治疗方法，共同构成周德安教授的“针灸六治”。“针灸六治”是对情志病（治神）、痛证（治痛）、痰证（治痰）三大证候和中风（治风）、耳聋耳鸣（治聋）、小儿多动与抽动（治动）三种疾病治疗的一种系统总结与归纳，为针灸学的发展注入了新的活力。此外，周教授在重视针灸治疗的同时，还重视中药的临床应用，提倡“针药并重”，并在临床上形成了许多具有鲜明特色的“药对”。

为了将毕生经验传承给后学，周德安教授指导其弟子们共同撰写了《国医大家周德安学术经验集成》一书。该书内容丰富、翔实，实用性强，不仅系统总结了周德安教授的临床经验，而且为广大读者提供了宝贵的学术参考。相信这本书将成为广大医务工作者的良师益友，为针灸学的传承与发展贡献新的力量。

我与周德安教授相识已逾数十年，对于他高尚的医德、精湛的医术及深厚的学术造诣，我始终怀有深深的敬意。我衷心希望《国医大家周德安学术经验集成》能够成为针灸学领域的经典之作，为后世的学术研究和实践应用提供宝贵的借鉴和启示。值此书出版之际，应周德安教授之邀，欣然命笔，为之作序。

世界针灸学会联合会　主席　刘保延
中国针灸学会　会长

2024年6月

编写说明

周德安教授长期致力于针灸医学的研究与实践，其深厚的中医理论功底和精湛的针灸技艺，在针灸学界享有较高的声誉。他是继金针王乐亭、国医大师贺普仁之后北京中医医院针灸科的第三代学术带头人，尤其注重薪火相传，尽心竭力指导弟子总结整理学术经验，以利后学。本书编委会由北京中医医院针灸科周德安教授学术传承团队及周德安名医传承工作站平谷及顺义等分站的学术继承人组成，旨在全面、系统地梳理和总结国医大家周德安教授的临床经验。编写人员精心编排、字斟句酌、反复推敲，将周教授的学术思想、针灸治验、用药心得、典型病案等资料汇编成册，以期为针灸医学的传承与发展尽一份微薄之力。

本书内容共分为四章。

第一章：腧穴发微。本章详细介绍了周德安教授在针灸临床中常用的单穴、对穴及对针灸处方的认识与发挥。通过对腧穴内涵要义的深入剖析，揭示了腧穴的功能特性及相互组合的协同作用。

第二章：手法心得。本章重点阐述了周德安教授在针刺手法方面的操作要领。通过对各种针刺手法的详细介绍，包括进针角度、方向、深度，行针频率，留针，出针等各个环节的技巧与注意事项，使读者能够直观掌握周教授独特的针刺手法。

第三章：用药经验。本章系统总结了周德安教授的临证用药经验。通过对周老常用单药、对药及常用方剂应用心得与体会的介绍，揭示中药与针灸治疗相辅相成的协同作用；结合周教授的临床经验，探讨针药结合的独特优势，为读者提供新的治疗思路与方法。

第四章：病证论治。本章精选周德安教授的临床典型病案，全面展示其“针灸六治”学术思想在临床实践中的应用。通过对各种病证的诊断、治疗过程及疗效的详细描述，让读者深入了解周教授的中医临床思维与针灸治疗策略。

最后附有薪火传承，介绍了周德安教授的传承谱系及各传承室站的工作成果。通过对传承历程的梳理与总结，向读者展示周老的针灸学术传承与发展脉络。

在编写过程中，我们力求做到表达清晰、逻辑严密、文笔流畅。通过对周德安教授临床经验的挖掘与整理，深入体现周老的学术思想与临床诊疗思路，以期对广大中医临床工作者有切实的指导意义。同时，本书注重理论与实践相结合，旨在为读者提供宝贵的临床经验与学术参考。在本书的编写过程中，周德安教授不顾年事已高，亲自命笔书写样稿，为本书的体例、架构定下基调，并对书稿内容进行严格把关与悉心指导。最后，感谢全体编写人员的辛苦付出，让我们携手为名老中医学术思想的传承与发扬而努力！

编委会

2024年5月

周德安

教授简介

周德安，男，1939 年 11 月出生，天津市蓟县人，主任医师，教授，国家级名老中医，首都国医名师，第三、四、五批全国老中医药专家学术经验继承工作指导老师，北京中医药大学博士生导师，中国中医科学院博士后合作导师，国家中医药管理局周德安名医传承工作室导师，北京市“中医药薪火传承 3+3”周德安名医传承工作站导师。曾任中国针灸学会常务理事、北京针灸学会会长、北京中医药学会副会长、北京市针灸三通法研究会副会长、《中国针灸》和《北京中医》杂志编委。

周德安教授行医 50 余载，精研经典，苦练仁术，是继金针王乐亭、国医大师贺普仁之后的北京中医医院针灸科第三代学术带头人。善用针灸治疗情志病、失眠、耳聋、耳鸣、儿童抽动症、儿童多动症、中风、帕金森病、疼痛等各种病证，治聋特色尤其突出，积累了丰富的临床经验。创立了颇有心得的“针灸六治”的学术思想——“治病先治神”“怪病要治痰”“治痛分虚实”“治风别内外”“治动兼针药”“治聋辨虚实”，已被广大针灸医师应用于临床，建立的头面痛、失眠、中风、耳聋耳鸣、帕金森病专病门诊影响范围已扩大至全国。1999 年退休至今，坚持每周出诊不辍，并定期针对病区疑难杂症进行查房、针灸示范，指导下级医师。他针法轻盈、汤药平和，疗效突出，很受患者欢迎。

一、耕耘一线近六十载——独爱针灸

1959 年周德安考入北京中医学院（现北京中医药大学）中医系，1965 年毕业分配到北京中医医院针灸科工作。1969 ～ 1976 年期间赴广西桂林南溪山医院参加“抗美援越”，1977 ～ 1979 年参加中国赴几内亚医疗队，援非工作两年。1979 年回到北京中医医院针灸科，长期担任针灸科主任至 1999 年退休。至今

已年至耄耋，仍身体康强，每周四次门诊，每次门诊量 40 ～ 50 人次，擅长运用针灸治神、治痰、补益、调气等方法治疗情志病、疼痛、中风、帕金森病、耳聋耳鸣、动证（儿童抽动、多动）等；思维敏捷，勤于著述，指导弟子总结整理学术经验，以利后学。

二、创立“针灸六治”理论——明晰针理

周德安师从王乐亭、贺普仁、夏寿人、于书庄等针灸名家，建立了针灸治神、治痰、治风、治痛、治聋、治动的“针灸六治”学术思想。他倡导“治病先治神”，建立了镇静安神、疏肝安神、补益安神、重镇安神等针灸治神方法，创立针灸“四神方”，扩大了传统“开四关”法和金针王乐亭“五脏俞加膈俞”“督脉十三针”的应用范围，针灸治神理论广泛用于与精神、情志因素相关的各类疾病。周德安教授创立了针灸“化痰方”，并衍生出“消痰”“豁痰”“涤痰”等法，广泛应用于多种疑难杂症。针灸治风主要包括治疗内风扰动所致的中风、眩晕、癫痫、帕金森病等神经系统疑难疾患，他创立针灸“补中益气方”，不仅治疗中风气虚血瘀证，更成为治疗气血不足导致诸多病证的基础方。对于帕金森病，打破了“阴虚阳亢、肝风内动”的一般认识，提出以温阳利水法施治，运用针灸补益、安神，中药温阳化湿利水等综合疗法取得良好疗效。周德安教授将儿童抽动症、多动症归属为动证范畴，均以补肾填精、安神益智、开窍豁痰等综合治疗，体现了异病同治，极具启发意义。其擅长治疗耳聋、耳鸣，自 20 世纪 80 年代开始潜心研究，分虚实两型论治，创立针灸“通耳方”“聪耳方”。以突聋为例，西医治疗无效的患者，约 30% 可获不同程度疗效。

三、成功救治卫视主播——传为佳话

周德安教授的座右铭是“德高术精，从医之本”。2002 年 5 月，凤凰卫视女主播刘海若在英国遭遇车祸致脑部严重创伤，周德安教授受宣武医院凌峰教授之邀三次前往会诊，针灸治疗对于促进患者从昏迷到苏醒、改善肢体运动和面瘫、治疗尿失禁、治疗失眠与抑郁焦虑等方面发挥了重要作用。2003 年春刘海若出院后一直追随周德安教授针灸治疗，2007 年 4 月份重返凤凰卫视。这是周德安教授临床五十余年来诸多针灸治疗病案中的一则，也是对他座右铭的最好诠释。

四、致力针灸两岸交流——蜚声宝岛

2005年应台湾长庚纪念医院之邀赴台学术交流，交流期间共授课30学时，听课人数达600余人次，获得热烈反响，博得了医院的高度赞扬，并被授予台湾长庚纪念医院客座教授称号，宝岛民众还给予“金针济世”“术精德厚”“杏林之光”的美誉。

五、国际传播扩大影响——名扬海外

周德安教授曾代表中医界参加抗美援越及赴非援助等国际医疗队，作出过卓越贡献；自20世纪80年代至今，远赴新加坡、德国、日本、韩国等十几个国家进行学术交流与讲学活动，被外国患者誉为“东方神医”；曾承担国际针灸培训中心的教学工作，培养国外弟子百余人。周德安教授作为中医药海外传播的使者，为发扬传统针灸技艺作出了特殊贡献。

六、不遗余力薪火传承——继往开来

2009年国家中医药管理局批准成立周德安名医工作室，2014年北京市中医管理局批准成立周德安名医传承工作站，近年来在北京、山东、河南等5家医院成立传承工作站。北京中医医院针灸科门诊建立了“头面痛专台”“失眠专台”“耳聋耳鸣专台”和“帕金森病专台”，影响力已逐渐扩大至全国范围，传承团队进行深入的科学研究，开展国家自然科学基金、省部级课题30余项。

目录

第一章 腧穴发微

第一节 对常用单穴的认识及经验

穴位，专业术语称为腧穴，是人体脏腑经络之气输注于体表的特殊部位，是疾病的反应点及针灸的施术部位。

腧穴包括362个经穴、奇穴、阿是穴。腧穴的治疗作用可概括为“腧穴所在，主治所在。经脉所通，主治所及”。现代将其治疗作用分为近治作用、远治作用及特殊作用。近治作用，即腧穴具有治疗其所在部位局部及邻近组织、器官病证的作用，是一切腧穴主治作用的共同和最基本特点。远治作用是治疗本经循行所到达的远端部位、脏腑、组织、器官的病证，尤其是十二经脉中位于四肢肘膝关节以下的经穴，远治作用尤为突出。此外，某些腧穴还具有双向的良性调节作用和相对的特异治疗作用。现临床应用腧穴进行治疗时，常以脏腑经络理论为中心，根据病机证候，结合腧穴功能的特点，进行配伍组方来治疗疾病。

在十四经腧穴中，特定穴有着重要的临床意义，其有特定名称和特殊治疗作用，包括五输穴、原穴、络穴、背俞穴、募穴、八会穴、郄穴、下合穴、八脉交会穴、交会穴。

周老博览群书，精研内难，勤于临证，经验丰富，擅用针灸治疗各系统疾病及疑难杂症；在取穴用穴上简单凝练，灵活精准，配伍得当，善用特定穴，效专力宏；深谙穴位内涵要义，如善用络穴止痛、“神”字穴治神，取得了满意的临床疗效。

一、手太阴肺经腧穴

（一）列缺穴

此穴位于腕部，在前臂桡侧缘，桡骨茎突上方，腕横纹上1.5寸，当肱桡肌与拇长展肌腱之间，有如裂隙处，故名。出自《灵枢·经脉》，其中对其定位进行了记载："起于腕上分间……去腕一寸半。"

本穴主治病证在历代医籍中有不少记载，如半身不遂、项强、咳嗽、口眼㖞斜、手腕无力等。《针灸甲乙经》录："热病先手臂瘛疭，唇口聚，鼻张目上，汗出如转珠，两乳下二寸坚，胁满，悸，列缺主之。"《肘后歌》载："或患伤寒热未收，牙关风壅药难投，项强反张目直视，金针用意列缺求。"《针灸大成》又见："偏风，口面㖞斜，手腕无力，半身不遂，掌中热，口噤不开，寒热疟，呕沫，咳嗽，善笑，纵唇口，健忘，溺血，精出，阴茎痛，小便热，痫惊，妄见，面目四肢臃肿，肩痹，胸背寒栗，少气不足以息，尸厥寒热，交两手而瞀。实则胸背热，汗出，四肢暴肿。虚则胸背寒栗，少气不足以息。"

列缺穴归属于手太阴肺经，亦是八脉交会穴（通于任脉），具有通经活络之效，可治疗循经病证如上肢不遂、手腕无力、疼痛等。肺经不上头面，但列缺却能治疗头项、颜面疾患，是因为此穴为肺经络穴，联络手阳明大肠经，可通调两经经气，治疗两经病变。大肠经上行头面，其支脉通项后大椎，故列缺具有清热散风、通络止痛之功，既可治疗外感风邪之头痛项强，又可治疗经气阻滞、气血运行不畅的头痛项强，还可通过疏解面齿风邪，治疗口眼㖞斜、齿痛等。列缺穴尚有宣肺解表、通调任脉的作用，临床上主要用于治疗咳嗽、气喘、头痛等病证，是治疗伤风外感病的要穴。列缺亦可以治疗膀胱疾患，因肺为水之上源，肺气可通调水道，下输膀胱，且为八脉交会穴之一，可以治疗任脉病变，故可用于治疗遗尿、尿血、阴茎痛等膀胱、前阴疾患。

按：周老善于治痰，认为痰饮形成与肺、脾、肾等诸多脏腑相关，周老针灸治痰方法中的针灸化痰方包括列缺穴，其方由中脘、内关、列缺、丰隆共同组成，可用于中风、眩晕、呼吸系统疾病、梅核气等各种与痰饮相关的病证。周老在痛证的治疗中也常取列缺穴，他认为疼痛病因虽然很多，但其中实痛成因不外乎气血瘀滞、寒痰阻滞、食积虫积或外伤等，虚痛通常为气血亏虚、经脉失养所致，因此要根据疼痛部位和虚实论治。绝大部分的疼痛是由于气滞，而气滞通常因肝气郁结所致，故而对肝气郁结进行相应治疗即可起到止痛的效果。周老结合这一理论，自创周氏"调气止痛方"，即列缺、丰隆、蠡沟。因三穴均是络穴，也称为周氏"络穴止痛方"，广泛应用在多种疼痛的治疗中。治疗时向上斜刺 0.2 ～ 0.3 寸，局部酸胀、沉重，或针感向肘、肩部放散；或向下斜刺 0.3 ～ 0.5 寸。

（二）经渠穴

经渠穴为手太阴肺经穴。经，动而不居；渠，沟渠。其脉气流行不止，又当桡骨茎突内侧与桡动脉之间，形成凹陷处，如沟渠之水，故名。

本穴主治病证在历代医籍中有不少记载，如《针灸甲乙经》载："胸中膨膨然，甚则交两手而瞀，暴痹喘逆。"《备急千金要方》载："咳逆上气喘，手掌热，肘中痛。"《外台秘要方》载："疟寒热，胸背痛，腹中膨膨然，心痛欲呕。"《针灸资生经》载："足心痛。"《扁鹊神应针灸玉龙经》载："热病喘逆。"《针灸大成》载："疟寒热，胸背拘急，胸满膨，喉痹，掌中热，咳逆上气，伤寒，热病汗不出，暴痹喘促，心痛呕吐。"

经渠穴为肺经经穴，五行属性属金，肺经肺脏本身属金，"经主喘咳寒热"，故经渠具有疏风解表、宣肺理气、清肺降逆之功，可用于治疗宣降失常所致的发热恶寒，咳嗽气喘，胸闷胸痛，以及肺热上壅咽喉的肿痛；因经渠位于腕关节处，故有舒筋利节的近治作用。

按：周老将此穴位作为治疗戒烟的常用穴位，以其为肺经经穴，又邻近戒烟经验穴甜美穴。常常配合百会、神庭、攒竹以镇静安神；眼周的穴位攒竹（双侧）、承泣或四白（双侧），鼻周的穴位迎香（双侧），口周的穴位下关（双侧）、地仓或颊车（双侧）等局部取穴以调节感官；配合合谷、太冲能有效治疗戒断症状。

（三）太渊穴

太渊穴，属手太阴肺经的输穴、原穴，八会穴之脉会。位于腕掌侧横纹桡侧，桡动脉搏动处。出自《灵枢·本输》，别名鬼心、太泉、大泉、天泉。

本穴主要治疗痛证、肺系疾病、鼻目疾病、无脉症、膈肌痉挛。对痛证的治疗，以头痛、肢体痛、心胸痛、胃腹部疼痛及牙痛为主；可治疗风痰咳嗽、久嗽不愈、咳唾血痰、寒痰咳嗽、干咳、喘、肺胀等肺系疾病，以及鼻流清涕、喷嚏不止、鼻窒、鼻痔、眼痛及目赤肤翳等鼻目之疾。

按：周老在临证中多取本穴以补气，因太渊穴是全身诸脉精气汇集之所，又是肺脏真气所注之处。常配伍太白穴（脾经原穴）以补益脾肺之气，用于治疗脾肺两虚的患者；也可配伍太溪穴（肾经原穴）以治疗肺肾两虚所致肾不纳气的咳喘、呃逆；由于太渊穴为脉会，故周老也经常用其作为治疗无脉症的首选穴。太渊穴位置特殊，在针刺时应避开桡动脉，直刺 0.3 ～ 0.5 寸，也可艾灸。周老在针刺本穴时，多采用 1 寸毫针浅刺。有时在不方便取中脘、气海等腹部穴位补气时，也可针刺本穴。

二、手阳明大肠经腧穴

（一）三间穴

三间穴，属手阳明大肠经，输（木）穴。位于手背第二掌骨桡侧，掌骨小头后方凹陷处，握拳取穴。本穴主治咽喉肿痛，齿痛，目痛，胸腹满，气喘，热病，手背红肿等。

按：三间穴为周老治疗不寐病的经验穴位，常在其独创的针灸“四神方”中加用此穴。“四神方”其构成为：百会、神庭、四神聪、本神、神门。神庭、四神聪、本神、神门，都有神字，治神取用神字穴，主要根据古人的经验，这些神字穴都具有镇静安神的作用。百会穴又名三阳五会，既可益气升阳，又可降上逆之火，是调节元神的要穴。诸穴配伍，可镇静安神，宁心定志。此外，周老治疗不寐往往还加攒竹、内关、三阴交、照海、安眠等穴位。

（二）合谷穴

合谷穴，为手阳明大肠经原穴。在手背第一二掌骨间，当第二掌骨桡侧的中点处。出自《灵枢·本输》，别名虎口。合，汇也，聚也。谷，两山之间的空隙也。

本穴长于清泄阳明之郁热，疏解面齿之风邪，通调头面之经络，是治疗热病及头面五官各种疾患之要穴，《四总穴歌》中将这一功效主治特点归纳为“面口合谷收”。由于大肠经与肺经相表里，肺主皮毛，大肠经是肺经的表经，而且合谷与肺经的络脉直接相通，故此穴可以宣肺理气，疏风解表，调汗泄热，是治疗表证的要穴。对于汗证，此穴有双向调理作用，无汗补之可发汗，汗多泻之可止汗。另外合谷的泄热作用还可用于疟疾发热。此穴为大肠经原穴，为大肠经原气所输注之处，大肠经络肺过胃属大肠，故可调节胃肠功能，具有和胃降气、调中止痛、通腑泄热之功，治疗各种胃肠道疾患。此穴居于虎口，为人身气血之大关，又善息风镇痉，醒脑开窍，故常用于治疗惊风、抽搐、癫狂诸疾。阳明经多气多血，此穴是阳明经之原穴，又位关口，是调理人体气机之大穴，通过调气，以达理血活血，通经止痛之效，故可用于治疗妇产科各种气血不和之疾患。肺主皮毛，与大肠相表里，所以热毒郁滞皮肤之疾患可通过泻合谷，以调肺气、解热毒，祛邪毒外出。此穴通经活络、舒筋利节之力甚强，亦可治疗大肠经循经部位的疼痛、麻木、冰冷、发热、瘫痪等。

按：周老认为该穴具有清热解表、通经活络、镇静止痛的功效，临床常用该穴主治发热，头痛，目赤肿痛，鼻衄，咽喉肿痛，齿痛，耳聋，面肿，口眼㖞斜，中风口噤，热病无汗，多汗，消渴，黄疸，痛经，经闭，滞产等。周老除循经、辨证应用合谷穴外，常根据不同病证与他穴相配合使用，如与太冲穴配对使用，组成“四关穴”，发挥其镇静安神、行气止痛之功，治疗情志相关疾病、各类疼痛等；配颊车、迎香，有通经活络止痛作用，主治牙痛，面痛，面瘫；配列缺，为原络配穴法，有疏风解表、宣肺利窍作用，主治感冒，头痛，发热，鼻塞；配风池、大椎，有清热凉血、截疟作用，主治皮肤瘙痒，荨麻疹，疔疮，疟疾；配三阴交，有调经活血催产作用，主治月经不调，痛经，经闭，滞产。治疗时直刺 0.5 ～ 0.8 寸，局部酸胀，可扩散至肘、肩、面部；或深刺 2 ～ 3 寸，透劳宫或后溪时，出现手掌酸麻并向指端放射。

（三）阳溪穴

阳溪穴，为手阳明大肠经经穴。位于腕区，腕背侧远端横纹桡侧，桡骨茎突远端，解剖学“鼻烟窝”凹陷中。出自《灵枢·本输》，别名中魁。《医经理解》云：“阳溪，在手腕上侧，两筋间陷中，溪为水所行，此则阳脉所经之溪也。”

阳溪穴可清热解毒，安神定志，舒筋活络，主治头痛、目赤肿痛、耳聋、手腕痛。《会元针灸学》载：“阳者阳经之阳，溪者水也。小水沟而伏阳气，故名阳溪。”《新针灸学》载：“腕的桡侧两肌之间正对合谷。”

按：周老认为该穴恰在腕关节桡侧两筋之间，局部取穴可近治腕关节疼痛；该穴为手阳明大肠经的经穴，因手阳明经“循臂上廉，入肘外廉，上臑外前廉，上肩”，循行于肩关节，故周老常常使用阳溪穴作为远端循经取穴，配合“三肩穴”之肩前、肩髃、肩髎穴治疗肩周炎等肩部疾患。

（四）手三里穴

手三里穴，位于前臂，肘横纹下 2 寸，阳溪与曲池连线上。出自《针灸甲乙经》:“腰痛不得卧，手三里主之。”里，邑、居之意，亦可作寸解；三里，指穴内气血物质所覆盖的范围；手三里即在肘端（肱骨外上髁）下 3 寸处，正居大脉之处，故名手三里穴。

本穴具有疏风清热、通经活络、理气通腑的功效，主治齿痛，颊肿，手臂麻痛，上肢不遂，腹痛泄泻等。

按：周老认为该穴具有舒筋活络、通达阳气之效，临床上多与足三里配对使用，属于同名经上下配穴，两穴同用可充分发挥阳明经多气多血的特性，在治疗瘰疬、痿证、癫狂、肩背痛、腰腿痛等疾病中均有应用，亦常与中脘、阳陵泉等穴位配合使用。

（五）曲池穴

曲池穴，为手阳明大肠经合穴。在肘区，尺泽穴与肱骨外上髁连线的中点处。曲，屈之意；池，水池之意。本穴为手阳明之合穴在肘外辅骨曲骨之中，当脉气流注其穴时，似水注入池中，且取穴屈曲之时，穴处（横纹头处）有凹陷，形似浅池，故名之曲池穴。

按：周老认为该穴具有疏风清热、通络止痛之效，可广泛用于治疗头面五官病、中风偏瘫、肩痛、腹痛、月经病、湿疮、缠腰火丹等多种疾病，常与合谷、阳陵泉、血海、三阴交等穴位配合使用。曲池透臂臑是王乐亭先生治疗瘰疬（淋巴结核）的经典处方，周老沿用此方，并加以发扬、传承。曲池透臂臑之法用一针透三穴，即曲池、手五里、臂臑，三穴均为手阳明大肠经穴，阳明经为多气多血之经，透此三穴，可达行气活血、疏通经络、逐痛散结、化腐生肌之功。

（六）臂臑穴

臂臑穴，位于人体的臂外侧，三角肌止点处，当曲池穴与肩髃穴连线上，曲池穴上七寸处。臂，指穴所在的部位；臑，动物的前肢，为灵巧、好动之意。出自《针灸甲乙经》:“寒热，颈疬，适肩臂（痛）不可举，臂臑主之。”

本穴主治肩臂疼痛、颈项强急、瘰疬等，如《类经图翼》记载：“臂痛无力，寒热瘰疬，颈项拘急。”但是唯独少有眼目之疾的记载。

按：周老临床上继承国医大师贺普仁教授的经验，将此穴位作为治疗眼目之疾的常用穴位。《针灸甲乙经》谓臂臑穴为“手阳明络之会”，《针灸聚英》谓之“手足太阳、阳维之会”。此穴乃手阳明、手足太阳、阳维之会穴，可通阳泄热、疏通经气，使气血流畅，眼目得养。周老认为阳明经多气多血，手阳明之络脉入耳中，与耳目所聚集之脉（宗脉）汇合，故可治疗目疾，如眼肌麻痹、结膜炎、动眼神经麻痹、外展神经麻痹、近视及结膜炎等，尤其是动眼神经麻痹导致的复视（视物成双），必取此穴，同时配合承光、承泣、养老、光明等穴。治疗时可直刺或向上斜刺：直刺 0.5 ～ 1 寸，局部酸胀；或向上斜刺 1 ～ 2 寸，透入三角肌中，局部酸胀，可向整个肩部放散。

（七）肩髃穴

肩髃，为手阳明大肠经腧穴，又是手阳明与阳跷脉之交会穴。在肩部，三角肌上，臂外展或向前平伸时，当肩峰前下方凹陷处。

本穴具有疏风活络、散邪解热、调和气血、通利关节、止痛止痒之功，以散经络之邪为主。主治风热瘾疹，中风偏枯，上肢不遂，肩臂酸困疼痛等。

按：周老在临床上用此穴治疗肩臂疼痛，经常将肩髃与曲池伍用。此对穴取自《标幽赋》：“肩井、曲池，甄权刺臂痛而复射。”周老认为此处肩井即肩髃穴，因本穴又名中肩井。《旧唐书》载：“甄权，午州扶沟人也……随鲁州刺史库狄嵚苦风患，手不得引弓，诸医莫能疗。甄权曰：但将弓箭向垛，一针可以射矣。针其肩髃一穴，应时即射。”可见周老擅于从古籍中借鉴经验用于临床实践。

三、足阳明胃经腧穴

（一）大迎穴

大迎穴位于下颌角前方，咬肌附着部前缘，当面动脉搏动处。出自《灵枢·经脉》：“胃足阳明之脉，起于鼻之交頞中……出大迎，循颊车，上耳前，过客主人，循发际，至额颅；其支者，从大迎前下人迎。”

大迎穴属足阳明胃经，《针灸大成》云：“主风痉，口噤不开，唇吻瞤动，颊肿牙疼，寒热，颈痛瘰疬，口㖞，齿龋痛，数欠气，恶寒，舌强不能言，风壅面浮肿，目痛不得闭。”主要治疗颊肿、口噤、口㖞等。

按：周老利用本穴祛风通络、消肿止痛的作用，常用于治疗齿痛、面瘫、面痛、面肌痉挛等，如三叉神经痛中的下颌支疼痛，常选用大迎、颊车、承浆、外关、足临泣等穴位。治疗时斜刺或平刺 0.3 ～ 0.5 寸，或沿皮刺 0.5 ～ 1 寸，注意避开血管。

（二）头维穴

头维穴为足阳明胃经在头角部的腧穴，是足阳明胃经与足少阳胆经、阳维脉之交会穴。位于头侧部，当额角发际上 0.5 寸，头正中线旁 4.5 寸。出自《针灸甲乙经》："寒热，头痛如破，木痛如脱，喘逆烦满，呕吐，流汗难言，头维主之。"《针灸大成》云："主头痛如破，目痛如脱，目瞤，目风泪出，偏风，视物不明。"元代王国瑞《玉龙歌》载："眉间疼痛苦难当，攒竹沿皮刺不防，若是眼昏皆可治，更针头维即安康。"

按：周老借鉴古代医籍中的经验，认为本穴为足少阳、足阳明、阳维之会，具有清头明目、安神利窍、止痛镇痉之效，主治偏正头痛、喘逆烦满、呕吐流汗、迎风流泪、目视不明、精神分裂症、高血压、结膜炎、目眩等。周老将此穴作为治疗头痛的常用穴，因不同部位头痛所属经脉不同，前额痛多责之于阳明经，故临床上常用头维搭配内庭治疗前额痛。治疗时向后平刺 0.5 ～ 1 寸或横刺透率谷。

（三）天枢穴

天枢穴，在腹部，横平脐中，前正中线旁开 2 寸。"天枢"一词首见于《素问·六微旨大论》："天枢之上，天气主之；天枢之下，地气主之；气交之分，人气从之，万物由之。"天枢用于穴名则记录于《针灸甲乙经》中："冬日重感于寒则泄，当脐而痛，肠胃间游气切痛，食不化，不嗜食，身肿，夹脐急，天枢主之……女子胞中痛，月水不以时休止，天枢主之。"

天枢位于脐旁两寸，恰为人身之中点，如天地交合之际，升降清浊之枢纽。人的气机上下沟通，升降沉浮，均过于天枢穴。《丹溪心法》记载："善治痰者，不治痰而治气，气顺则一身之津液亦随气而顺矣。"治气则诸痰可消，故针刺天枢穴能通过理气而间接达到化痰的目的。天枢穴本身即可治疗痰凝气结之癥瘕痞块，《针灸大成》中记述天枢穴主治“妇人女子癥瘕，血结成块，漏下赤白，月事不时”。

按：周老善治痰证，创立化痰法、消痰法、涤痰法和豁痰法四法，祛痰作用依次增强。其中涤痰法比较峻烈，多用于实证，如痫证等，具有荡涤顽痰之功。与涤痰法相对应的即为针灸涤痰方，该方由化痰方加天枢穴组成。针灸涤痰方多用于痰火互结、腑气不通之癫痫抽搐、腹胀腹痛、大便秘结、子宫肌瘤、月经失调等病证。《灵枢·本输》载：“大肠、小肠，皆属于胃。”周老认为本穴解剖位置接近胃肠，为大肠的募穴，是大肠经气汇集之处，故可调理胃肠，善治大肠腑证，临床常用于治疗急慢性胃炎、急慢性肠炎、肠麻痹、菌痢、痛经、月经不调等。治疗时直刺 1 ～ 1.5 寸，局部有酸胀感，可扩散至同侧腹部，可灸。

（四）水道穴

水道穴，在下腹部，脐中下 3 寸，前正中线旁开 2 寸。出自《针灸甲乙经》：“水道，在大巨下三寸，足阳明脉气所发。”穴位深部相当于小肠并靠近膀胱，属下焦，为水道之所出，善治各种水肿病，故名水道。

《素问·灵兰秘典论》载：“三焦者，决渎之官，水道出焉。”《针灸甲乙经》载：“三焦约，大小便不通，水道主之；小腹胀满，痛引阴中，月水至则腰脊痛，胞中瘕，子门有寒，引髌髀，水道主之。”《铜人腧穴针灸图经》载：“治膀胱有寒，三焦结热，小便不利。”

按：周老认为水道乃长养万物之大道，水道穴近迩膀胱，为水之通路，故能行水利尿，主治膀胱热结，小便不通，或膀胱虚寒，痛引阴中。故此穴可以利水消肿，调经止痛，通经活络，利尿通淋，常配合水分、阴陵泉、蠡沟等穴位，用于治疗水肿、小便不利、痛经、疝气、小腹胀满、腰背强直、慢性盆腔炎、肾炎、膀胱炎、腹水等疾患。治疗时直刺 1 ～ 1.5 寸，局部酸胀，向阴部放散，可灸，孕妇禁针。

（五）足三里穴

足三里为足阳明胃经的合穴、下合穴，位于小腿外侧，犊鼻下 3 寸，犊鼻与解溪连线上。出自《灵枢·五邪》：“邪在脾胃，则病肌肉痛，阳气有余，阴气不足，则热中善饥；阳气不足，阴气有余，则寒中肠鸣腹痛。阴阳俱有余，若俱不足，则有寒有热。皆调于三里。”三里即三寸也，与手三里同意。所谓三里者，下膝三寸也。

按：周老认为足三里穴可以生发胃气、燥化脾湿，临床应用十分广泛，为针灸治疗大穴，同时又为保健强壮要穴。周老临证中尤其注重调理脾胃，沿袭了王乐亭先生“以胃为先”的学术思想，将足三里穴用于治疗胃肠病证、下肢痿痹、神志病、外科疾患、虚劳诸证等。中脘、关元、气海、太渊、足三里、三阴交是周老经过多年临床实践创立的针灸“补中益气方”，有良好的益气活血作用，其中足三里为足阳明胃经合穴，阳明为多气多血之经，脾胃为气血生化之源，常将足三里与手三里相配，可健脾和胃，化生气血，用于扶正补虚。

（六）丰隆穴

丰隆穴为足阳明胃经的络穴，在小腿外侧，外踝尖上 8 寸，胫骨前肌的外缘，因该处肌肉丰满而隆起，故名丰隆。丰隆穴之上是大肠的下合穴上巨虚，其下为小肠的下合穴下巨虚，故此穴为胃肠的气血汇聚之所。

本穴具有健脾化痰、和胃降逆、疏经活络的功效，为化痰要穴。主治腹痛腹胀，便秘，咳嗽痰多，哮喘，头痛，眩晕，癫痫狂，下肢痿躄等。

按：周老认为中医的痰是中医理论中所特有的一种物质，故必须对其在疾病发生发展过程中的地位有深刻认识，周老结合其特点创建了一套行之有效的针灸治疗方法。周老提出，痰的成因是由于机体内气血失衡所致，直接原因即体内水湿运化失去调节。痰邪主要影响肾、脾、肺，性阴，黏腻，故而易阻塞气血经脉，进而产生各类型甚至周身疾病，不易治疗。周老认为“百病兼痰”“怪病多痰”，制定了针灸治痰四法，其中针灸化痰方为祛痰基本方，由丰隆和中脘、列缺、内关、公孙共同组成，可用于中风中经络、眩晕、呼吸系统疾病、梅核气等多种与痰饮相关的病证。周老善治痛证，其“络穴止痛方”中亦包含丰隆穴，广泛应用在多种疼痛的治疗中。

四、足太阴脾经腧穴

（一）隐白穴

隐白穴最早记载于《灵枢·本输》中，“脾出于隐白，隐白者，足大趾之端内侧也，为井木”，不仅指出足太阴脾经起于隐白穴，且指出隐白位于足大趾的内侧。《针灸大成·孙真人针十三鬼穴歌》中记载：“三针足大趾甲下，名曰鬼垒入二分。”因此，隐白穴还有“鬼垒”“鬼眼”之称。

按：周老认为本穴具有宁神定志、平肝息风之功，常用于治疗癫狂痫、心烦不寐、痴呆、脏躁等神志病。因足太阴脾经注心中，与手少阴心经相交接，故隐白也能通行手少阴心经之经气，调节心经之气血，从而治疗心系病证。心主神明，当小儿受外界刺激，致心气逆乱，神明受扰，可发为小儿客忤，当脾胃受损，运化失司，痰浊内生，郁久化热，上蒙神窍，可发为癫狂、梦魇等神志疾病，故隐白穴可作为鬼眼及十三鬼穴之鬼垒，配合其他鬼穴一起治疗上述神志疾病。正如《针灸大成·孙真人针十三鬼穴歌》云：“百邪癫狂所为病，针有十三穴须认，凡针之体先鬼宫，次针鬼信无不应，一一从头逐一求，男从左起女从右……三针足大趾甲下，名曰鬼垒入二分。”此即为鬼门十三针。患者哭笑无常时，常用水沟、少商、隐白连用，可通调阴阳、通瘀开窍，是治疗神志病、意识障碍的急救要穴。若正值发病期选用艾灸，治疗效果会更佳。如《针灸大成·心邪癫狂门》云：“狐魅神邪迷附癫狂：以两手、两足大拇趾……灸三壮（即鬼眼穴）。”《针灸大成·经外奇穴》曰：“鬼眼四穴……又二穴在足大趾，取穴亦如在手者同。治五痫等症，正发疾时，灸之效甚。”另外，隐白作为脾经井穴，具有健脾和胃、益气摄血的作用，除治疗脾胃系疾病外，周老还常用于治疗女子崩漏或月经淋漓不尽，如《针灸资生经·月事》云：“隐白治月事过时不止，刺之立愈。”

（二）公孙穴

公孙穴，在足内侧，第1跖骨底的前下缘赤白肉际处。出自《灵枢·经脉》：“足太阴之别，名曰公孙，去本节之后一寸，别走阳明；其别者，入络肠胃。厥气上逆则霍乱，实则腹中切痛，虚则鼓胀，取之所别也。”

本穴为脾经的络穴，也是八脉交会穴之一（通于冲脉），具有健脾化湿、和胃理中、降逆止呕的功效，主治胃痛、呕吐、腹痛、腹泻、痢疾等脾胃肠腑病证，亦可治疗心烦、失眠、狂证等神志病证。

按：周老每于疾病辨证属脾胃虚弱、肝胃不和、气机上逆、心神不宁时，常取公孙治疗，发挥其健脾胃、调气机、宁心神等作用，配伍中脘、内关、太冲等穴位应用；此外，周老针灸化痰方中常用公孙与丰隆相配，两穴分别为脾经和胃经的络穴，可共奏健脾胃、化痰湿的功效。

（三）三阴交穴

三阴交是足太阴、厥阴、少阴交会穴，位于人体的小腿内侧，内踝尖上3寸，胫骨内侧缘后际。“三阴交”穴名最早见于《黄帝明堂经》，而与今之三阴交定位相同的古代针灸文献记载最早见于唐代《千金翼方·针灸》：在内踝上三寸骨下陷者中。

本穴主治妇科、脾胃病证，常用于月经不调，崩漏，带下，子宫脱垂，不孕，难产；腹胀，肠鸣，泄泻；遗精，阳痿，遗尿，小便不利，疝气；下肢痿痹等。《铜人腧穴针灸图经》载：“治痃癖，腹中寒，膝股内痛，气逆，小便不利，脾病身重，四肢不举，腹胀肠鸣，溏泄食不化，女子漏下不止。”

按：三阴交是周老临证中常用腧穴，因其为肝脾肾三经交会穴，取一穴而可调补三经，针对辨证有阴阳不调及气阴不足之证，多取三阴交以滋补肝肾，养阴和营。其中一法为若有失眠健忘，以“四神方”配以三阴交，可调和营卫，养血安神。此外，周老根据金针王乐亭的“老十针”加减化裁而来的“补中益气方”由百会、中脘、气海、太渊、足三里、三阴交组成，长于治疗以中气不足、气血亏虚证的疾病，其中三阴交为足三阴经交会穴，可健脾益气、补血调经，兼补脾肾之阴。周老临证重视针感柔和，尤其是在治疗不寐及情志疾患时，强调避免过强的针感加重患者焦虑不安情绪，因此针刺三阴交时要轻柔温和，避免过重的手法。

（四）地机穴

地机穴，在小腿内侧，当内踝尖与阴陵泉的连线上，阴陵泉下3寸。出自《针灸甲乙经》，“在膝下五寸”，别名脾舍。本穴为足太阴之郄穴，即气血深聚之要穴，故名地机。

《针灸大成》云：“主腰痛不可俯仰，溏泄，腹胁胀，水肿腹坚，不嗜食，小便不利，精不足。”本穴主治痛经，崩漏，月经不调等妇科病；腹痛，腹泻等脾胃病证；疝气；小便不利，水肿等脾不运化水湿病证。

按：周老多用地机穴治疗妇科疾病，如月经不调，痛经，功能性子宫出血，阴道炎等，尤其善用该穴治疗痛经。痛经患者常可在地机穴附近找到明显痛点，取其调理脾经经气、行气活血之效，发挥地机作为阴经郄穴擅长治疗急性疼痛之特长。治疗时多用灸法：直接灸 3 ～ 5 壮；温和灸 10 ～ 15 分钟。刺法：直刺 1 ～ 2 寸，酸胀感有时可扩散至小腿部。

（五）阴陵泉穴

阴陵泉归于足太阴脾经，首见于《灵枢·本输》："脾出于隐白……入于阴之陵泉，阴之陵泉，辅骨之下，陷者之中也，伸而得之，为合。"穴为足太阴之合，属水，故谓之阴陵泉。

脾主运化，阴陵泉为脾经合穴，五行属水，合穴可以治疗脏腑功能异常疾病。《针灸大成·通玄指要赋》曰："阴陵开通于水道。"故而本穴可以治疗运化功能失调所致津液异常病证，还可以治疗本脏腑及脏腑相关病证。现代常用于治疗急慢性肠炎、细菌性痢疾、尿潴留、尿失禁、尿路感染、阴道炎、膝关节及周围软组织疾患。

按：周老认为阴陵泉穴有类似中药白术健脾利湿的功效。因脾主肌肉及四肢，故针刺阴陵泉可调和气血，除湿散寒，疏经通络，对该穴施以补法可健脾温阳，施以泻法可化湿利水。临证配足三里、上巨虚主治腹胀、腹泻；配中极、膀胱俞、三阴交主治小便不利；亦常取阴陵泉，向阳陵泉方向进行透刺，治疗膝痛、肩痛等。

（六）血海穴

血海穴，在大腿内侧，髌底内侧端上 2 寸，当股四头肌内侧头的隆起处。另说在膝上二寸半（《针灸甲乙经》）；在膝上三寸（《备急千金要方》）；在膝上一寸（《类经图翼》）。本穴出自《针灸甲乙经》，别名百虫窠。血海穴名意指本穴为脾经所生之血的聚集之处。

《针灸甲乙经》曰："若血闭不通，逆气胀，血海主之。"《针灸大成》曰：血海主"暴崩不止"。《类经图翼》曰："主带下，逆气，腹胀。"本穴主治月经不调、经闭、暴崩、漏下恶血等妇科疾病，荨麻疹、湿疹、皮肤瘙痒等皮肤科疾病以及贫血等血液系统疾病，亦可用于治疗疮疡。

按：周老非常赞同《千金翼方》中"凡诸孔穴，名不徒设，皆有深意"的观点，故擅用血海穴治疗一切血证，或补或泻，血虚或血瘀者皆可随证用之，在临床上用该穴治疗周身疼痛、月经不调、痛经、郁证、瘰疬、荨麻疹等，常与足三里、三阴交、曲池等穴位配伍使用。治疗时直刺 1 ～ 1.5 寸。艾炷灸 3 ～ 5 壮；或艾条灸 5 ～ 10 分钟。

五、手少阴心经腧穴

神门穴

神门穴，位于腕横纹尺侧端，尺侧腕屈肌腱的桡侧凹陷中。《针灸甲乙经》中“神门，掌后锐骨端”，明确了神门的定位。神，气也；门，取门户出入之意。心经的气血津液在此交于体表经脉，此处有一个凹陷孔隙与心经经脉相通，故命名“神门”。

神门穴是手少阴心经之原穴，有补益心气、安心宁神的功效，治疗范围广泛。《针灸大成》记载“主疟心烦，甚欲得冷饮，恶寒则欲处温中。咽干不嗜食，心痛数噫，恐悸，少气不足，手臂寒，面赤喜笑，掌中热而哕，目黄胁痛，喘逆身热，狂悲狂笑，呕血吐血，振寒上气，遗溺，失音，心性痴呆，健忘，心积伏梁，大小人五痫”，指出神门穴的主治疾病涉及各个系统。

按:《素问·宝命全形论》云“凡刺之真，必先治神”，强调了治神的重要性，周老基于“治病先治神”学术思想，强调治神在针刺治疗中的重要性，治神是针刺施治的基础和前提，创立了以神门穴为基础的“四神方”，为治神基本方。周老认为心主血，主神志，因此神门具有养血安神之功，配伍诸穴，可镇静安神、补元益智。在临床上周老常用该穴主治惊悸不寐、健忘善恐、心烦意乱、阿尔茨海默病、小儿智力低下、癫狂痫、郁证等病证。

六、手太阳小肠经腧穴

（一）后溪穴

后溪穴是手太阳小肠经的输穴，又是八脉交会穴，通于督脉。微握拳，位于第 5 指掌关节后尺侧的远端，掌横纹头赤白肉际处。后，与前相对，指穴内气血运行的人体部位为后背督脉之部；溪，穴内气血流行的道路。后溪名意指穴内气血外行于腰背的督脉之部。

《难经·六十八难》曰："输主体重节痛。"《灵枢·经脉》中提及手太阳经"出肩解，绕肩胛，交肩上"，在面颊部分出一支脉连接足太阳经，"还出别下项，循肩髆内，夹脊抵腰中"。且其通于督脉，督脉为阳脉之海，可调节阳经气血。《针灸甲乙经》载："颈项强，身寒，头不可以顾，后溪主之。"《针灸大全》言："头项痛，拟后溪以安然。"综上述古籍记载，后溪穴在治疗颈肩疼痛方面疗效确切。

按：周老在临床上常用该穴治疗颈项及腰背疼痛，发挥其连同足太阳经及督脉的作用，多配合颈四针、腰五针、曲池、外关、合谷、风池、天宗等穴；尤其擅用此穴治疗腰扭伤、落枕等急性软组织疼痛，单取后溪穴，边行针边嘱患者活动患处，效果可立竿见影；还主治耳聋耳鸣、目赤肿痛等五官科疾病及癫狂痫、癔症等神经系统疾病。治疗时直刺 0.5 ～ 1 寸，治手指挛痛可向合谷穴透刺。

（二）养老穴

养老穴为手太阳小肠经郄穴，在前臂背面尺侧，当尺骨小头近端桡侧凹陷中。出自《针灸甲乙经》："养老，手太阳郄，在手踝骨上一空，腕后一寸陷者中。"此穴善治目花、耳聋、腰酸和身重等老年疾患，故名养老。

本穴主治病证在历代医籍中有不少记载，如《黄帝明堂经》载："主肩痛欲折，臑如拔，手不能自上下。"《针灸大成》载："主肩臂酸疼，肩欲折，臂如拔，手不能自上下，目视不明。"《针灸甲乙经》载："肩痛欲折，臑如拔，手不能自上下，养老主之。"《扁鹊神应针灸玉龙经》载："肩背强急，眼痛。"《类经图翼》载："张仲文传灸治仙法，疗腰重痛，不可转侧，起坐艰难，及筋挛，脚痹不可屈伸。"养老穴有清头明目、舒筋活络的作用，可治疗老年阳气不足诸证，如目视不明，白内障，急性角膜炎，视神经萎缩，近视眼，腰痛，急性腰扭伤，落枕，肩臂部神经痛等。

按：周老常将养老作为治疗急性腰扭伤的特效穴，临床上针刺一侧养老穴，嘱患者活动腰部，往往取得良好效果。此外，周老认为养老为历代医家治疗目疾之经验穴，可能与小肠的消化吸收功能、运输气血至周身有关，肝开窍于目，肝受血而能视，常配合睛明、承泣、承光、臂臑、光明等穴以治疗近视眼、老花眼、迎风流泪、视神经萎缩、白内障等目疾。治疗时一般直刺 0.3 ～ 0.5 寸，掌心向胸时，向肘方向斜刺 0.5 ～ 0.8 寸，手腕有酸麻感，可向肩肘放散，凡用本穴，补多泻少。

（三）颧髎穴

颧髎穴，在面部，当目外眦直下，颧骨下缘凹陷处。出自《针灸甲乙经》："𩕳肿，唇痈，颧髎主之。目赤黄，颧髎主之。"此穴在颧部骨隙中，故名颧髎。

本穴为手少阳三焦经、手太阳小肠经的交会穴，具有通经活络、散风止痛之功效。《针灸大成》云："主口㖞，面赤目黄，眼瞤动不止，𩕳肿齿痛。"现代颧髎穴主要用于面部疾患，如面赤、目黄、齿痛、眼睑瞤动；神经系统疾病，如面神经麻痹、面肌痉挛、三叉神经痛；五官科系统疾病，如鼻炎、鼻窦炎、牙痛等。

按：周老治疗三叉神经痛时，常用局部取穴法，以颧髎穴为主，配合大迎、下关、承浆等穴位，同时配合循经取穴和辨证取穴以止痛；治疗面瘫时亦多取此穴，旨在疏通面部经气。

七、足太阳膀胱经腧穴

（一）睛明穴

睛明穴，位于目内眦内上方眶内侧壁凹陷处。睛，指穴所在部位及穴内气血的主要作用对象为眼睛；明，光明之意。本穴为太阳膀胱经之第一穴，膀胱经之血由本穴提供于眼睛，眼睛受血而能视，变得明亮清澈，故名睛明。

本穴具有泄热明目、祛风通络的功效。《针灸大成》载："主目远视不明，恶风泪出，憎寒头痛，目眩，内眦赤痛，䀮䀮无见，眦痒，淫肤白翳，大眦攀睛胬肉侵睛，雀目，瞳子生瘴，小儿疳眼，大人气眼冷泪。"刺之可活局部气血，通眼部经络，用于治疗一切目疾。

按：周老在临床中常用承泣向睛明穴透刺，并配合球后、养老、光明、太冲、太溪和臂臑等穴位治疗儿童近视、弱视、视网膜色素变性等眼部疾患。周老强调针刺睛明穴时要严格遵循操作要点，嘱患者闭目，医者用押手向外轻轻固定眼球，刺手持针，于眶缘和眼球之间，缓缓直刺 0.3 ～ 0.8 寸，不宜提插捻转，若施法不得当会徒增患者痛苦。

（二）攒竹穴

攒竹穴，当眉头陷中，眶上切迹处。出自《针灸甲乙经》:“在眉头陷者中。”别名始光、夜光、明光（《针灸甲乙经》)，眉本、眉头（《素问·气府论》)，光明（《铜人腧穴针灸图经》)。该穴在眉头，眉如竹叶簇聚，故名攒竹。

本穴主治病证在历代医籍中有不少记载,《针灸甲乙经》载:“头风痛、鼻鼽衄、眉头痛、善嚏、目如欲脱、汗出寒热、面赤、颊中痛、颈椎不可左右顾、目系急、瘛疭，攒竹主之。痔痛，攒竹主之。小儿痫发、目上插，攒竹主之。”攒竹穴有清热明目、祛风通络的作用，为治疗眼疾和面瘫的常用穴。同时它位于足太阳膀胱经，其经脉循行过于腰部，根据“经脉所过，主治所及”的原理，故可治疗腰部疾病。

按：周老对攒竹穴的功效有不同的认识，攒竹不仅作为眼周的穴位可以治疗目疾，也是治疗急性腰扭伤的常用穴，而且作为重要的镇静安神穴位应用，同时也是治疗呃逆的要穴。周老治疗腰痛（急性腰扭伤）的诊疗经验是令患者站立，予以针刺攒竹（双侧)、养老（双侧）或后溪（双侧)，留针时令患者活动腰部，并于每 5 ～ 10 分钟行针一次，针刺过程中患者活动腰部时通常会感到疼痛减轻，活动范围增大。养老、后溪也是治疗急性腰扭伤的特效穴，故周老常配合使用，除此之外，水沟、龈交、委中也是治疗急性腰扭伤的特效穴，可于临证时选择使用。此外，周老认为攒竹是镇静安神的有效单穴，配合百会、神庭，三穴作为针灸临证中独创镇静安神之处方，效果奇佳。治疗时一般斜刺或沿皮刺 0.3 ～ 0.5 寸，治疗眼病，可向下斜刺 0.3 ～ 0.5 寸，治疗头痛面瘫可平刺透鱼腰 0.5 ～ 0.8 寸，局部有麻胀感并向眼眶放散；或用三棱针点刺出血。

（三）承光穴

承光穴，在头部，当前发际正中直上 2.5 寸，旁开 1.5 寸。《经穴解》载:“承者，以下承上之象；光者，指百会穴而言也。百会在人顶上，有人君北辰之象，此穴在其左右之下，有人臣侍君之象，故曰承光。”

本穴主治病证在历代医籍中有不少记载，如《黄帝明堂经》载:“主风眩头痛，欲呕烦心。青盲，远视不明。”《针灸大成》载:“主风眩头痛，呕吐心烦，鼻塞不闻香臭，口㖞，鼻多清涕，目生白翳。”《针灸甲乙经》载:“青盲，远视不明，承光主之。”《采艾编》载：“承光，似言上穴通天之牖，此是承光照也。”《医经理解》载：“承光，在五处上一寸五分，言其高将及天，可承天光也。”《铜人腧穴针灸图经》载：“鼻塞不闻香臭，口㖞，鼻多清涕。”

按：周老临床上常用此穴治疗目视不明等眼疾，多与眼周的承泣穴配伍应用，形成具有特点的经验对穴。

（四）肺俞穴

肺俞穴，在脊柱区，第3胸椎棘突下，后正中线旁开1.5寸。首见于《灵枢·背俞》：“肺俞在三椎之旁。”

本穴为肺的背俞穴，可养阴润肺，清热补虚，开窍醒神，临床上亦常用于治疗咳嗽、气喘、咯血、骨蒸潮热、盗汗、瘙痒、瘾疹等。《针灸甲乙经》载：“肺寒热，呼吸不得卧，咳上气，呕沫，喘，气相追逐，胸满胁膺急，息难，振栗，脉鼓，气膈，胸中有热，支满不嗜食，汗不出，腰脊痛，肺俞主之。”

按：周老根据《灵枢·本神》“凡刺之法，先必本于神”，并结合自身临床经验总结提出“针灸治神”这一学术思想。《金匮要略·脏腑经络先后病脉证》载：“若五脏元真通畅，人即安和。”五脏功能正常，人体各项功能才能正常运转，身安和，神调畅。针灸治疗亦遵循《灵枢·终始》：“凡刺之道，毕于终始，明知终始，五脏为纪。”注重通过调理五脏治疗周身疾病。周老传承针灸大师金针王乐亭的学术思想，沿用“五脏俞加膈俞”方，此方由膀胱经背俞穴中的肺俞、心俞、肝俞、脾俞、肾俞与膈俞组成，具有补益五脏、益气养血、扶正固本、调理阴阳的功能。脏腑、阴阳调和则神志安宁，从而发挥治神的作用。此外，周老根据肺脏的生理特点，如肺主气司呼吸、肺主一身之表、肺与大肠相表里等，临床应用肺俞穴治疗咳嗽气喘、外感表证、痤疮、荨麻疹、老年便秘等病证，常与大椎、风门、定喘、膈俞、肾俞、大肠俞等穴位配合使用。治疗时禁直刺、深刺，以免刺伤肺脏，宜斜刺0.5～0.8寸。

（五）心俞穴

心俞穴，在脊柱区，第5胸椎棘突下，后正中线旁开1.5寸。首见于《灵枢·背俞》：“心俞在五椎之旁。”《针灸甲乙经》载：“心胀者，烦心，短气，卧不得安，心俞主之。”

本穴为心的背俞穴，故可治疗与神志及血脉相关的病证。《素问·痿论》载："心主身之血脉。"《素问·六节藏象论》载："心者……其充在血脉。"《针灸大成》载："狂走发痫，语悲泣，心胸闷乱，咳吐血，黄疸，鼻衄，目瞤目昏，呕吐不下食，健忘。"《备急千金要方》载："吐逆，呕不得食，灸心俞百壮。中风心急，灸心俞百壮，当权其缓急可也。"若遇呕吐、中风等急证，可在心俞穴上行艾灸治疗，用以缓急。心俞可配合巨阙主治心痛，配合大椎主治癫痫。

按：周老临床常将心俞穴用于治疗心脏相关疾患、肋间神经痛、精神疾患等，常以"五脏俞加膈俞"作为针刺处方一并使用，单独使用常治疗心性痴呆。

（六）肝俞穴

肝俞穴，在脊柱区，第9胸椎棘突下，后正中线旁开1.5寸。本穴首见于《灵枢·背俞》载："肝俞在九椎之旁。"《针灸甲乙经》载："痓，筋痛急互引，肝俞主之。"本穴内应肝，为肝脏之气输注之处。

此穴为肝的背俞穴。《素问·阴阳应象大论》云："人有五脏化五气，以生喜怒悲忧恐。"五脏功能盛衰影响情志，周老重视脏腑与情志的相互关系。《素问·宣明五气》载："五脏所藏：心藏神、肺藏魄、肝藏魂、脾藏意、肾藏志，是谓五脏所藏。"五脏藏五志，一方面，五脏虚实变化可导致相应情志失调，一脏病变可累及他脏，导致气血不和，阴阳失衡，亦可影响他脏所关情志，出现"神无所藏"的情志心理问题和躯体症状。

按：周老认为针刺五脏俞穴能够调脏腑、平气血，五脏安气血和，心神得安，志神得定。另一方面，根据经脉循行，五脏俞穴属足太阳膀胱经，膀胱经循行"从巅入络脑"，脑为"元神之府"，与心共同主宰人的精神、意识、情绪。周老临床上常将肝俞穴用于治疗抑郁状态、乳腺增生等情志相关疾病，亦可用于治疗黄疸、胁痛等肝胆疾病以及目赤肿痛、视物模糊、夜盲、迎风流泪等目系疾患，同时也可缓急止痛，治疗背脊痛、拘挛，对于癫狂痫证、吐血衄血等急症也有很好的作用。

（七）脾俞穴

脾俞穴，在脊柱区，第11胸椎棘突下，后正中线旁开1.5寸。本穴最早在《灵枢·背俞》中记载："脾俞在十一椎之旁。"

本穴为脾的背俞穴，内应脾脏，是脾气转输、输注之所，可利湿升清，健脾和胃，益气壮阳，为治疗脾胃疾病的要穴。周老按照经验选用中脘、足三里、内关、太溪、脾俞、肾俞，用以健脾益肾，化痰消浊。《针灸甲乙经》载："腹中气胀，引脊痛，食饮多身羸瘦，名曰食晦，先取脾俞，后取季胁。大肠转气，按之如覆杯，热引胃痛，脾气寒，四肢急，烦不嗜食，脾俞主之。黄瘅善欠，胁下满欲吐，脾俞主之。"临床常用于治疗胃溃疡、胃炎、胃痉挛、神经性呕吐、肠炎等胃肠道相关疾病。

按：周老常用"五脏俞加膈俞"与六腑俞交替应用，用于治疗慢性脾胃病等中焦病变，发挥其调节脏腑气血、补中益气、疏肝和胃、健脾化湿、理腑助消的作用。

（八）肾俞穴

肾俞穴，在脊柱区，第2腰椎棘突下，后正中线旁开1.5寸。该穴首见于《灵枢·背俞》："肾俞在十四椎之旁。"肾俞意指肾脏的寒湿水气由此外输膀胱经。

本穴为肾的背俞穴，具有益肾助阳、强腰利水、调肾气、聪耳目的作用。可补肾填精，主治腰膝酸软、头昏耳鸣、遗精、阳痿、小便频数、月经不调。《针灸大成》载："主虚劳羸瘦，耳聋肾虚，水脏久冷，心腹䐜满胀急，两胁满引少腹急痛。"《针灸甲乙经》载："寒热、食多身羸瘦、两胁引痛……久喘咳、少气、溺浊赤，肾俞主之。骨寒热、溲难，肾俞主之。"常用于治疗肾炎、肾绞痛、性功能障碍、月经不调、腰部软组织损伤等。

按：周老临床上常配伍肺俞、心俞、肝俞、脾俞和膈俞，组成"五脏俞加膈俞"方，用以补益五脏，调整气血，安神定志。治疗时直刺0.8～1寸，勿深刺，不可向外侧或上外侧刺入。可用灸法，每次灸5～15分钟，可治肾虚导致的腰腿酸痛。

（九）大肠俞穴

大肠俞，在脊柱区，第4腰椎棘突下，后正中线旁开1.5寸。本穴首见于《脉经》："大肠俞在背第十六椎。"本穴是大肠之气转输于后背的部位，故名大肠俞。

《灵枢·本输》载:“大肠者，传道之腑。”大肠俞作为大肠之气输注于体表的穴位，可以调节大肠的功能，使之恢复正常。《医学入门》载:“主腰脊痛，大小便难，或泻痢。”《备急千金要方》载:“大肠俞、八髎主大小便不利。”大肠俞有通调大肠之功，主治大肠疾患，如肠鸣泻痢、绕脐切痛、腰痛、腹胀、食不化、大小便难，诸症之关于大肠者，皆可取此穴。

按：本穴位于腰脊部，属周老常用经验方“腰五针”之一，故可就近治疗腰脊疼痛。周老将大肠俞多用于治疗肠腑疾病、腰部软组织损伤、骶髂关节炎、坐骨神经痛等。治疗时直刺 0.8 ～ 1.2 寸，局部有酸胀感，可有触电感向臀部及下肢放射，可灸。

（十）膀胱俞穴

膀胱俞，在骶区，横平第 2 骶后孔，骶正中嵴旁开 1.5 寸。本穴首见于《脉经》:“膀胱俞在背第十九椎。”本穴为膀胱之背俞穴，内应膀胱，是膀胱之气转输、输注之所，为治膀胱疾患要穴。

膀胱俞位于骶正中嵴旁，与膀胱腑内外相应，又是膀胱之气转输之处。膀胱为州都之官，主藏津液，故膀胱俞有疏调膀胱、通利水道、清热利湿、通经活络的作用，用于遗尿、遗精、癃闭、小便不利、泄泻、腰骶部疼痛等症。《针灸甲乙经》载:“腰脊痛强引背少腹、俯仰难、不得仰息、脚痿重、尻不举、溺赤、腰以下至足清不仁、不可以坐起，膀胱俞主之。”

按：周老多用膀胱俞治疗膀胱炎、尿道炎、性功能障碍、腰骶神经痛等。治疗时直刺 0.8 ～ 1.2 寸，局部有酸胀感，可向下肢放散，也可经臀部向腘部放散，针前排空小便，针刺宜缓慢，以免刺伤膀胱，可灸。

（十一）委中穴

委中穴，居于腘横纹中点，是膀胱经合穴、下合穴，足太阳经气血汇聚盛大之所。该穴名意指膀胱经的湿热水气在此聚集。穴在腘窝横纹中央，委屈而取之，适当本穴。

《四总穴歌》记载“腰背委中求”，《针灸大成·席弘赋》记载“委中专治腰间痛”，强调了委中穴在治疗腰部疾病中的重要作用，针之有活血化瘀、舒筋通络之功。委中穴主治腰背痛、下肢痿痹等腰及下肢病证；腹痛、急性吐泻；小便不利、遗尿；丹毒等不同系统疾病。

按：周老在急性胃肠病、腰背痛等疾病中常取委中治疗，急性腰扭伤时在委中穴放血，泻瘀祛邪，以达“通则不痛”之效。治疗时直刺 1 ～ 1.5 寸；或用三棱针点刺腘静脉出血。针刺不宜过快、过强、过深，以免损伤血管和神经。

（十二）秩边穴

秩边，在臀部，平第 4 骶后孔，骶正中嵴旁开 3 寸，出自《针灸甲乙经》。秩边名意指臀部外散的水湿之气由此传于膀胱经。

《针灸甲乙经》载：“主腰痛骶寒。”《备急千金要方》载：“癃闭下重，大小便难。”秩边穴是治疗腰脊疾患、泌尿生殖系统疾患及妇科病证的重要腧穴。本穴为足太阳经腧穴，主要有壮腰补肾、疏通经络、舒利肝胆、清热除湿、调理下焦的作用。

按：作为“腰五针”的穴位之一，周老在临床上常用秩边穴治疗虚寒型痛经、寒湿型腰痛等各型腰痛、坐骨神经痛等，在泌尿生殖系统疾病中亦有应用。治疗时直刺 2 ～ 3 寸。艾炷灸 3 ～ 7 壮；或艾条灸 5 ～ 15 分钟。

（十三）承山穴

承山穴，在小腿后面正中，委中与昆仑之间，当伸直小腿或足跟上提时腓肠肌肌腹下出现尖角凹陷处。

承山作为膀胱经之要穴，是经脉阳气汇聚之所，针刺此穴可促进经脉之气流通，缓解经脉瘀滞引起的痛证，如腰腿痛、转筋、下肢痿痹等。又因膀胱经经别别入于肛，因此对于肛周疾病有佳效。《马丹阳天星十二穴治杂病歌》载：“善治腰疼痛，痔疾大便难，脚气并膝肿，辗转战疼酸，霍乱及转筋，穴中刺便安（针七分，灸五壮）。”《针灸大成·灵光赋》载：“承山筋转并久痔。”

按：周老根据古籍中对承山穴主治的详细记载，在临床上常用此穴治疗痔疮、腰腿痛等，效果显著。正如《针灸大成》云：“主大便不通，转筋，痔肿，战栗不能立，脚气膝肿，胫酸脚跟痛，筋急痛，霍乱，急食不通，伤寒水结。”

（十四）膈俞穴

膈俞穴位于第 7 胸椎棘突下旁开 1.5 寸处。《针灸大成》载：“七椎下两旁相去脊各一寸五分，正坐取之。”

《针灸大成》载：“主心痛，周痹，吐食翻胃，骨蒸，四肢怠惰，嗜卧，痃癖、咳逆呕吐，膈胃寒痰，食饮不下，热病汗不出，身重常温，不能食，食则心痛，胁腹满，自汗，盗汗。”《针灸逢源》载：“此为血之会，治诸血证及胸胁心痛，吐食反胃，腹胀痃癖。”当代针灸学各家认为膈俞穴具有养血和营、理气宽胸、活血通脉、祛风止痒等多种功效。

按：金针王乐亭的五脏俞加膈俞方中对膈俞即有明确认识：“膈俞为八会穴之一，亦即血会膈俞。膈膜居于胸腹之中间，分理胸腹上下，针刺膈俞，则有理血调气、升清降浊、疏通气血、统治一切血病之功。”周老在临床诊疗中尤为重视对膈俞的应用。他认为，膈俞为八会穴之血会穴，其位正当胸腹上下之间，既有阳和气的功能，又有阴和血的功能。概括地说，既可以补五脏，又可以调六腑，既能调和营卫，又可活血化瘀，既可祛风散寒，又可养阴清热，既可止痒，又可镇痛。临床多应用于颈椎病、腰腿痛、痛经、各种皮肤病、不寐等情志病，更将王老的五脏俞加膈俞作为治神方之一，即补益安神方。

（十五）譩譆穴

譩譆穴，在人体背部，当第 6 胸椎棘突下，旁开 3 寸。譩譆者，压按本穴病者呼出之声也，无他意。譩譆穴主治咳嗽，气喘，疟疾，热病，肩背痛。

按：周老在临床上继承了国医大师贺普仁的临床经验，认为譩譆穴可理气止痛，清热宽胸，常配合心俞应用，治疗精神、神经疾患。治疗时一般向上或向下斜刺 0.3 ～ 0.5 寸。

八、足少阴肾经腧穴

（一）大钟穴

大钟一名太钟，为足少阴肾经络穴，位于太溪穴下 0.5 寸稍后，跟腱内侧前方凹陷中。大钟穴出于《灵枢·经脉》：“足少阴之别，名曰大钟，当踝后绕跟，别走太阳。”

本穴具有补肾纳气、益肺平喘、坚骨止痛、健脑益智、和血调神、通调二便等功效，正如《针灸甲乙经》云：“腰脊相引如解，实则闭癃，凄凄腰脊痛，嗜卧，口中热，虚则腰痛，寒厥烦心闷，大钟主之。”又云：“大便难，大钟主之。咳，喉中鸣，咳唾血，大钟主之。”《备急千金要方》云：“大钟、郄门，主惊恐畏人，神气不足；大钟、太溪主烦心满呕。”上述功能表明大钟可治疗小便不通、癃闭、遗尿、咳嗽、气喘、咽痛、咳血、腹胀、便秘、惊恐不安、不寐、心烦、腰膝酸痛、足跟痛等。

按：周老临床上常用此穴治疗阿尔茨海默病及小儿发育迟缓。痴呆主要病位在于脑部，脑为髓之海，肾为藏精之脏，生髓充脑，故肾精足则髓化有源，上窍得养则神足，若脑髓空虚，可能发展为痴呆。痴呆属于络病病证，周老认为大钟为足少阴肾经络穴，肾主骨生髓补充于脑，所以是首选之穴；其在踝后绕跟后别走太阳，并上走于心包下，贯腰脊，此表明大钟穴是通过相表里的足太阳膀胱经入络于脑；且又并走于心包下，心包有代心受邪和代心行令之说，心主神明，肾主骨生髓通于脑。故选择大钟穴既调心神，又外贯腰脊，可通脑髓之功。其理论来自《标幽赋》：“端的处，用大钟治心内之呆痴。”

（二）照海穴

照海穴，位于足内踝下缘凹陷中，是八脉交会穴之一，通阴跷脉。出自《素问·气府论》：“足少阴舌下，厥阴毛中急脉各一，手少阴各一，阴阳跷各一，手足诸鱼际脉气所发者，凡三百六十五穴也。”《针灸甲乙经》云：“照海，阴跷脉所生，在足内踝下一寸，刺入四分，留六呼，灸三壮。”故别名“阴跷”。

《针灸甲乙经》载：“疝，四肢淫泺，心闷，照海主之。卒疝，少腹痛，照海主之，病在左，取右，右取左，立已。惊，善悲不乐，如堕坠，汗不出，面尘黑，病饥不欲食，照海主之。偏枯不能行，大风默默，不知所痛，视如见星，溺黄，小腹热，咽干，照海主之。女子不下月水，照海主之。”本穴具有养阴清热、补虚益损之功。主治咽喉肿痛，心痛气喘，便秘，肠鸣泄泻，月经不调，痛经，赤白带下，失眠痫症，惊恐不安，目赤肿痛，阴挺，阴痒，疝气，小便频数，不寐，脚气等。

按：周老运用照海穴治疗失眠、咽痛、足跟痛、便秘等疾病均有很好疗效，其中治疗咽痛常配伍鱼际，作为对穴，治疗便秘多配伍支沟以润肠通便，其治疗足跟痛特色突出，采用照海透足跟的方式，效果非常好。中医认为足跟痛是肾虚的表现。针刺照海不仅可直接疏通局部气血，通经止痛，同时照海为足少阴肾经穴，通于阴跷脉。足少阴肾经循行通过足跟，《灵枢·经脉》载“肾足少阴之脉……循内踝之后，别入跟中”，《难经·第二十八难》中也记载“阴跷脉者，亦起于跟中，循内踝上行……”故针刺照海还可调补肾气，通经止痛。治疗时可直刺 0.3 ～ 0.8 寸，局部有酸麻感，可扩散至整个踝部；周老也常向下平刺 1 ～ 1.5 寸。需要注意的是，照海针刺时，针尖不宜偏向后侧，以免刺破胫后动、静脉。

（三）太溪穴

太溪穴，位于足内侧，内踝的后方，当内踝尖与跟腱之间的凹陷处。此穴为足少阴肾经之原穴，出自《灵枢·九针十二原》：“五脏有疾也，应出十二原……阴中之太阴，肾也，其原出于太溪。”

按：本穴有治疗失眠健忘、咳嗽气喘、月经不调、牙痛、阳痿等作用。除上述病证外，周老常用太溪穴作为配穴之一治疗耳聋耳鸣。他把耳聋耳鸣分为虚实两型，实证属肝胆火旺，虚证属肾精不足。肾精不足型主要表现为病程较长，耳鸣耳聋呈逐渐加重之势，每于操劳过度时加重，耳鸣声细，伴有头晕眼花，腰酸肢软，男子遗精，女子带下，少寐或夜寐多梦，舌质红而少苔，脉虚细或两尺虚大。虚证的耳聋耳鸣，周老针刺治疗用“聪耳方”，组方包括百会、神庭、耳门透听会、翳风、内关、神门、太冲、太溪等，取太溪滋养肾阴的作用。

（四）复溜穴

复溜穴，位于太溪上两寸，跟腱内前缘。为足少阴肾经五输穴之经穴，五行属金。《灵枢·本输》云：“复溜，上内踝二寸，动而不休，为经。”

本穴常单独针刺或配伍治疗水肿、盗汗、肠鸣倾泻等病候。汗证为人体腠理不固，营卫不和，引起汗液外泄失常；肺失通调、脾失转输、肾失开合、膀胱气化不利可致水肿；寒湿留而不去，传舍于肠胃，则肠鸣飧泄。《景岳全书》指出“凡水肿等证……盖水为至阴，故其本在肾；水化于气，故其标在肺”，故三者从经络学辨证均属于足少阴肾经之病变。此外还可治疗肾炎、睾丸炎、尿路感染等泌尿生殖系统疾病，小儿麻痹后遗症、脊髓炎等神经系统疾病，以及功能性子宫出血、腹膜炎、痔疮、腰肌劳损等。

按：周老认为复溜穴具有补肾益阴、通调水道之效，常用于汗证、失眠、郁证等治疗中，如治疗阴虚盗汗，强调补复溜穴，常同时配合补阴郄、泻合谷。治疗时直刺 0.8 ～ 1 寸，局部酸胀，有麻电感向足底放散。灸法：艾炷灸或温针灸 3 ～ 5 壮，艾条温灸 5 ～ 10 分钟。

（五）筑宾穴

筑宾穴，位于小腿内侧，当太溪穴与阴谷穴的连线上，太溪穴上 5 寸，腓肠肌肌腹的内下方。出自《素问 · 刺腰痛》："在内踝上五寸，少阴之前，与阴维之会。"

本穴主治病证在历代医籍中有不少记载，如《针灸大成》载："主癫疝，小儿胎疝，痛不得乳，癫疾狂易，妄言怒骂，吐舌，呕吐涎沫，足腨痛。"筑宾穴主治神志和少腹部等疾患，如癫疾、疝气、不孕、呕吐涎沫、腹痛、脚软无力、腿痛等。

按：周老认为肾开窍于耳，针刺肾经的筑宾穴，乃周老取自国医大师贺普仁之宝贵经验，可具通耳开窍之效。筑宾又为阴维脉之郄穴，为气血深聚之处，活血化瘀力最强，而郄穴主治急证，又因与肾经相交，肾开窍于耳，尤其适于突发性耳聋。治疗时一般直刺 0.8 ～ 1.2 寸，局部酸胀，可向上扩散至大腿，或向下扩散至足底。需要注意的是，筑宾不可深刺，以防刺伤胫后动、静脉。

九、手厥阴心包经腧穴

（一）天池穴

天池穴，位于第 4 肋间隙，乳头外 1 寸，前正中线旁开 5 寸。

本穴主治病证在历代医籍中有不少记载，如《针灸甲乙经》载："寒热胸满头痛，四肢不举，腋下肿，上气胸中有声，喉中鸣，天池主之。"《铜人腧穴针灸图经》载："治寒热胸膈烦满，头痛，四肢不举，腋下肿，上气胸中有声，喉中鸣。"

按：周老将此穴位作为治疗乳腺疾患的常用穴位，可以局部取穴，常常配合膻中、屋翳、膺窗。斜刺或平刺 0.3 ～ 0.5 寸，不可深刺，以免伤及心肺。

（二）内关穴

内关穴，位于人体的前臂内侧，腕横纹上 2 寸，掌长肌腱与桡侧腕屈肌腱之间。首见于《灵枢·经脉》:“手心主之别，名曰内关，去腕二寸，出于两筋之间，循经以上，系于心，包络心系。”

本穴主治心痛、心悸等,《黄帝明堂经》记载:“主面赤皮热，热病汗不出，中风热，目赤黄，肘挛腋肿，实则心暴痛，虚则烦，心惕惕不能动，失智。”

按：周老对有心悸气短兼证的患者，在原有针灸处方的基础上往往会加用内关穴。周老认为内关穴为手少阴心包经的络穴，心为君主之官，包络为心之宫城，既可代君行令，亦可代君受邪，可开胸顺气，清心安神，是治疗心脏相关疾病的常用穴。在治疗不寐时，常加用内关穴以加强宁心安神之功。此外，周老创立的针刺理气化痰方的祛痰针穴组方中也有内关穴，内关为手厥阴心包经络穴，八脉交会穴，通于阴维脉，同时与手少阳三焦经相连，本身具有和胃降逆、稳定情绪、宁心安神、宽胸理气的功用。周老认为内关穴既可清心开窍，又可宽胸理气，痰为阴邪，其性黏滞，内关可加强中脘、公孙等穴原有的开胃化痰之功，在治疗“痰膈涎闷”“水膈酒痰”“胸闷痰膈”等多种痰证的时候，多使用内关作为配穴。

十、手少阳三焦经腧穴

（一）外关穴

外关穴，位于腕背侧远端横纹上2寸，尺骨与桡骨间隙的中点。此穴为手少阳三焦之络穴，与阳维脉相通，且别走心主厥阴，穴位在前臂外侧，与内关相对，为主治头肢、躯干疾患之要穴，故名外关。

本穴具有解表清热、聪耳明目的功效。现代临床常用于治疗偏头痛、高热、神经性耳聋、落枕、急性腰扭伤等。

按：周老常取外关穴作为配穴治疗耳聋耳鸣。周老将耳聋耳鸣分为虚、实两型，实证常因外感或内伤情志、饮食，痰湿内生，肝郁化火，循经上扰，蒙蔽清窍所致；虚证多久病体虚、气血不足、劳倦纵欲、肾精亏耗，精血不能上承，耳窍失养所致。实证属肝胆火旺，虚证属肾精不足。其中肝胆火旺型的主要表现为暴病耳聋，耳内轰鸣，耳部胀痛，每于暴怒之后加重，伴胸胁胀满，面红目赤，咽干口苦，烦躁易怒，夜寐不宁，大便秘结，小便短赤，舌红苔薄，脉多弦数。治疗原则为清泄肝胆，通利耳窍，针刺治疗用“通耳方”，组成为百会、神庭、耳门透听会、翳风、外关、足临泣等。

（二）角孙穴

角孙穴，为手太阳，手、足少阳之会。在头部，折耳郭向前，当耳尖直上入发际处。出自《灵枢·寒热病》:“足太阳有入頄遍齿者，名曰角孙。”

本穴具有清热消肿、散风止痛之功效。《针灸甲乙经》云:“齿牙不可嚼，龈肿，角孙主之。”《针灸大成》载:“主目生翳肤，齿龈肿，唇吻强，齿牙不能嚼物，龋齿，头项强。”现代多用角孙穴治疗腮腺炎、视神经炎、视网膜出血及偏头痛等。

按：周老治疗耳聋耳鸣时，常用耳门透听会配翳风、角孙穴，充分发挥近治作用以通利耳窍。同时周老治疗三叉神经痛中的上支痛取用角孙、丝竹空、外关、足临泣等穴位，疗效显著。

（三）耳门穴

耳门穴，在面部，当耳屏上切迹的前方，下颌骨髁状突后缘，张口有凹陷处。出自《针灸甲乙经》:“耳鸣聋，头颔痛，耳门主之。”

本穴主治病证在历代医籍中有诸多记载，如耳鸣、耳聋、聤耳、齿痛等。《针灸大成》云:“主耳鸣如蝉声，聤耳脓汁出，耳生疮，重听无所闻，齿龋，唇吻强。”《类经图翼》载:“主治耳聋，聤耳脓汁。”肾开窍于耳，耳还是心之窍。肾主水，心主火，心藏神，肾藏精，神藏则耳聪，精为神之本，神生于精。因此耳窍通于心，肾介于水火之间。少阳主火，根于肾水，少阳具有水火双重属性，因此耳门出自手少阳三焦经，主耳道不通、经气阻滞所致的诸症。

按：周老治疗耳鸣耳聋必用耳门透听会，这是周老多年的宝贵临床经验，也是保证疗效的重要因素。耳门、听会属于手足少阳经，听宫为手太阳经与手足少阳经之交会穴，三穴同用疗效好于仅单用其中一穴。周老针刺时令患者张口，用1.5寸针，进针角度约30°从上至下，一针贯穿耳门、听宫、听会三穴。

（四）翳风穴

翳风穴，位于人体颈部，耳垂后方，乳突下端前方凹陷中。出自《针灸甲乙经》:“翳风，在耳后陷者中，按之引耳中，手、足少阳之会，刺入四分，灸三壮。口僻不正，失欠口不开，翳风主之。”

本穴主治病证在历代医籍中有不少记载，《针灸资生经》载：“暴喑不能言，翳风、通里。”《针灸大成》载：“主耳鸣耳聋，口眼㖞斜，脱颔颊肿，口噤不开，不能言。”临床常用主治耳鸣、耳聋、口眼㖞斜、口噤、颊肿、牙痛、瘰疬、暴喑、耳中湿痒、耳红肿痛、视物不清。

按：周老在治疗耳鸣耳聋、面瘫时必用翳风穴，尤其在周围性面瘫急性期，翳风穴直刺或者刺络放血拔罐可解表祛风，较好提高疗效，缩短疗程。治疗时可直刺 0.5 ～ 1 寸，局部酸胀；亦可刺络放血拔罐。

十一、足少阳胆经腧穴

（一）听会穴

听会穴，在面部，当屏间切迹的前方，下颌骨髁状突的后缘，张口有凹陷处。出自《针灸甲乙经》：“听会，在耳前陷者中，张口得之，动脉应手。”

足少阳胆经入耳中，听会穴位于耳前，近于齿部，穴下正是颞颌关节，故可治疗耳、齿、口、面及颞颌关节部位疾病，如耳鸣、耳聋、聤耳、耳底痛、眩晕、口噤、喑哑、齿痛、腮肿、口眼㖞斜等。《针灸大成》云：“主耳鸣耳聋，牙车臼脱，相离一二寸，牙车急不得嚼物，齿痛恶寒物，狂走，瘛疭，恍惚不乐，中风口㖞斜，手足不遂。”听会穴具有开窍聪耳、通经活络的功效。

按：周老治疗耳鸣耳聋，根据急性期、慢性期分期治疗，基础穴为百会、神庭、攒竹、耳门透听会、角孙、翳风、外关、中渚、合谷、绝骨、太冲；急性期加足临泣、丘墟；恢复期加太溪、筑宾。现代又多用听会穴治疗外耳道炎、中耳炎、聋哑、神经性耳聋、咀嚼肌痉挛、腮腺炎、下颌关节炎、突发性耳聋、外耳道疖、颞下颌关节功能紊乱、颞颌关节疼痛、颞颌关节脱臼、牙痛、面神经麻痹、脑血管后遗症等。治疗时张口取穴，直刺 0.5 ～ 0.8 寸。

（二）本神穴

本神是足少阳胆经与阳维脉的交会穴，在头部，当前发际上 0.5 寸，神庭旁开 3 寸，神庭与头维连线的内三分之二与外三分之一的交点处。出自《针灸甲乙经》：“头痛，目眩，颈项强急，胸胁相引，不得倾侧，本神主之。”

本神穴具有祛风定惊、安神止痛之功效，《针灸大成》云："主惊痛，吐涎沫，颈项强急痛，目眩，胸相引不得转侧，癫疾呕吐涎沫，偏风。"足太阳起于目内眦，足少阳起于目外眦，足阳明之承泣在目下，足少阳之阳白在目上，手少阳之上关在目外，手太阳由目锐眦入耳中，由目内眦斜络颧，手阳明止于迎香，接近四白、承泣。手足三阳经气，俱会于目也。又目之精气为神为光，亦神之本也。本穴旁近之穴，为头临泣、目窗、正营、承光，均治目病及惊痫，诸有关神明之症，本神穴统能治之。

按：周老临床常用该穴治疗神经性头痛、脑血管病、神经衰弱、小儿大脑发育不全等。本神穴是周老"四神方"主穴之一，具有镇静安神、健脑益智等功效。周老治疗神志病以及情志病必用"四神方"为基础方，并针对症状选取相应配穴，取得显著临床疗效。治疗时向后平刺 0.5 ～ 0.8 寸。

（三）风池穴

风池穴，在项部，当枕骨之下，与风府相平，胸锁乳突肌与斜方肌上端之间的凹陷中。该穴见于《灵枢·热病》："所谓五十九刺者，两手外内侧各三，凡十二痏……颠上一，囟会一，发际一，廉泉一，风池二，天柱二。"

本穴是足少阳经与阳维脉之交会穴，阳维脉维系诸阳经，主表，故具祛风解表、清头明目之功，是祛外风之要穴，可治疗恶寒、发热、头痛、鼻塞等外感表证，灸风池穴还可预防感冒。同时风池穴又是足少阳胆经的腧穴，位于头项部，足少阳之脉"上抵头角，下耳后，循颈"，故对偏正头痛、颈项强痛等均有良效。

按：周老认为风池具有通经络、息内风、清头目的作用，常用于治疗肝风内动之半身不遂、口眼㖞斜、眩晕、失眠、耳鸣、耳聋、震颤、咽喉肿痛、吞咽困难等症。周老以风池穴配用风府、脑户、昆仑治疗后头痛。治疗时针尖微下，向鼻尖斜刺 0.8 ～ 1.2 寸；或平刺透风府穴。本穴深部中间为延髓，必须严格掌握针刺的角度与深度。

（四）肩井穴

肩井穴，是手少阳三焦经、足少阳胆经、足阳明胃经、阳维脉的交会穴。位于肩胛区，第 7 颈椎棘突与肩峰最外侧点连线的中点。出自《素问·气穴论》，原称肩解，《针灸甲乙经》始名肩井。《针灸甲乙经》载："肩井，在肩上陷者中，缺盆上大骨前。”

本穴主治项背、胎产、神志等疾病，现代多用肩井穴治疗乳腺炎、功能性子宫出血、乳腺增生、滞产、产后血晕、颈淋巴结结核、项强、肩背痛、高血压、脑卒中、神经衰弱、副神经麻痹、落枕、颈项肌痉挛、中风后遗症、小儿麻痹后遗症等。古有井田之法，“井开四道，而分八宅”，即四通八达也。古者日中为市，交易者汇集于井，故后人称通衢为市井。本经通过肩部与诸阳经交会，其所治证，极为复杂，有如各病之市集，所治以风证居多，如中风、痰喘、头痛、臂痛、劳伤、气逆、产后等涉及于风者，均可酌用。以风为阳邪，症从其性也。《针灸大成》谓：“若针深闷倒，急补足三里。”

按：周老在临床上常用本穴以三棱针点刺出血，配合耳尖、太阳、印堂点刺出血治疗目赤肿痛，也可治疗肩痛，效果显著。治疗时一般直刺 0.3 ～ 0.5 寸，局部酸胀感明显，向四周扩散。注意肩井穴深部正当肺尖，不可深刺，孕妇禁针。

（五）环跳穴

环跳穴，在臀区，股骨大转子最凸点与骶管裂孔连线的外 1/3 与内 2/3 交点处。出自《针灸甲乙经》：“在髀枢中，侧卧伸下足屈上足取之。”

本穴为足少阳、足太阳经交会穴，足太阳经“主筋所生病”，足少阳经“主骨所生病”，共同维系着人体的运动功能，其位居臀部，为肢体运动之枢纽。临床上常用于治疗腰臀部和下肢疼痛、痿痹不遂等病证。《针灸大成》记载：“主冷风湿痹不仁，风疹遍身，半身不遂，腰胯痛蹇，膝不得转侧伸缩。”除此以外，因足少阳胆经“循胁里，出气街，绕毛际，横入髀厌中”，足少阳经别“绕髀入毛际，合于厥阴”，足厥阴肝经“入毛中，环阴器”，环跳穴一方面是通过相表里的足厥阴肝经与“阴器”相联系，另一方面肝肾经交会于三阴交穴，肾藏精主生殖，故常用于治疗遗精、阳痿、不孕不育等生殖系统病证。《黄帝内经素问集注》云：“前阴者，宗筋之所聚……入房太甚则宗筋弛纵，发为阴痿。”阴茎属宗筋，本病与筋有明确关系。

按：周老认为环跳具有通达气机、缓急止痛、通经活络之效，在临床上常用此穴治疗腰腿疼痛、生殖系统疾病、中风等，常配伍阳陵泉等穴位使用。治疗时以芒针直刺 1.5 ～ 2.5 寸，有向下肢放电感为佳，可灸。

（六）阳陵泉穴

阳陵泉，在小腿外侧，当腓骨头前下方凹陷处，别名阳陵、阳之陵泉，最早见于《灵枢·九针十二原》:“疾高而外者，取之阳之陵泉也。”

历代针灸医家将之列为要穴，亦与其主治有关。如《灵枢·邪气脏腑病形》，“胆病者，善太息，口苦，呕宿汁，心下澹澹，恐人将捕之，嗌中吤吤然，数唾，在足少阳之本末，亦视其脉之陷下者灸之，其寒热者，取阳陵泉”，此是治疗胆腑病证。阳陵泉又治筋病，如《难经·四十五难》有“筋会阳陵泉”。《马丹阳天星十二穴治杂病歌》载:“膝肿并麻木，冷痹及偏风，举足不能起，坐卧似衰翁，针入六分止，神功妙不同。”现多用于坐骨神经痛、肝炎、胆囊炎、胆道蛔虫症、小儿舞蹈病等。

按：阳陵泉为胆经合穴、胆之下合穴，故周老在临床上常用该穴施以泻法，治疗目赤肿痛、胁肋痛、带状疱疹及胆腑疾患；又因阳陵泉为八会穴之“筋会”，足少阳胆经“主骨所生病”，故治疗坐骨神经痛、膝关节痛、全身风湿痛等效果显著。治疗时直刺 0.8 ～ 1.2 寸。可灸。刺法：直刺或斜向下刺 1 ～ 1.5 寸，深刺可达 3.5 ～ 4.5 寸，透阴陵泉（注意从胫骨后方刺），局部酸胀，有麻电感向下放散。灸法：艾炷灸或温针灸 5 ～ 7 壮，艾条灸 10 ～ 20 分钟。

（七）光明穴

光明穴，位于小腿外侧，外踝尖上 5 寸，腓骨前缘。《经穴解》载:“光明之义，无所发明，岂阳有络以通于阴，以气相通，有光明之可见耶？”

本穴主治病证在历代医籍中有不少记载，如主治目痛、夜盲、近视、目花、胸乳胀痛、乳少、下肢痿痹。《黄帝明堂经》载:“主身懈㑊，寒，少气，热甚，恶人，心惕惕然，取光明及绝骨、跗上临泣，立已，淫泺胫酸，热病汗不出。狂疾。虚则痿躄，坐不能起，实则厥，胫热膝痛，身体不仁，手足偏小，善啮颊，痓。”《针灸甲乙经》载:“胫热肘痛，身体不仁，手足偏小，善啮颊。”《针灸大成》载:“主淫泺，胫酸胻疼，不能久立，热病汗不出，卒狂。与阳辅疗法同，虚则痿躄，坐不能起，补之。实则足胻热膝痛，身体不仁，善啮颊，泻之。”

按：周老临床上常用光明穴治疗一切目疾，多与睛明、承光、承泣、臂臑、养老、太冲等穴配伍使用。

（八）悬钟穴

悬钟即绝骨穴，位于小腿外侧，足外踝尖上三寸，腓骨前缘处。绝骨一名首见于《灵枢·本输》："胆……行于阳辅，阳辅，外踝之上，辅骨之前及绝骨之端也，为经。"悬钟一名首见于《针灸甲乙经》："悬钟，在足外踝上三寸动者脉中，足三阳络，按之阳明脉绝乃取之。"

按： 绝骨穴具有清肝明目、平肝息风、泄髓热的功效，周老临证治疗脑鸣必用之。在西医理念中，脑鸣通常于耳鸣之后形成，是耳鸣中枢化的表现。周老认为脑鸣和耳鸣不能截然分开，因此在针刺取穴治疗上有很多相似性，就脑鸣而言，周老一般会选择绝骨穴，因绝骨乃髓之会。其髓（分为脊髓、骨髓及脑髓）存于骨内且由精所生，髓存于骨内又为其供给营养。脑乃髓海，若其空虚即会导致脑鸣，于此而形成的脑鸣，周老一般选取百会、神庭、角孙、翳风、耳门透听会、外关、中渚、筑宾、太溪、太冲、丘墟等穴位，除此之外，还会取绝骨穴以获补益髓海之功效。此取穴思路反映了周老在针灸临床施治中所秉承的脏腑辨证理论。绝骨也是周老治疗阿尔茨海默病和儿童发育迟缓（五迟、五软）的常用穴，皆因绝骨为髓会穴，髓海不足，脑髓空虚而导致痴呆、健忘、儿童发育迟滞。

（九）侠溪穴

侠溪穴，位于人体的足背外侧，当第四、五趾间，趾蹼缘后方赤白肉际处。首见于《灵枢·本输》，胆经经气如被夹于渠道之中由此下传足窍阴穴，故名。

本穴为足少阳胆经之荥穴，《难经·六十八难》中记载"荥主身热"，故侠溪穴具有清泻肝胆实火、疏散少阳风热、清利头目官窍、利胆清肝、消肿止痛的功效。

按： 周老常用此穴治疗面痛，效果显著。临床还常用来治疗由于肝气郁结化火，上扰清窍所致的中风、眩晕、头痛等病，发挥其疏肝理气、清火泄热、醒脑通络作用。治疗时配合百会、风池、颔厌、合谷、足三里、阳陵泉、太冲等穴位。

（十）丘墟穴

丘墟穴，胆经原穴，位于足外踝的前下方，当趾长伸肌腱的外侧凹陷处。

据历代针灸文献记载，该穴主治颈项痛、腋下肿、胸胁痛、下肢痿痹、外踝肿痛、疟疾、疝气、目赤肿痛、目生翳膜、中风偏瘫等。配昆仑穴、绝骨穴治踝跟足痛；配中渎穴治胁痛；配大敦穴、阴市穴、照海穴治卒疝；配日月穴、期门穴、肝俞穴、胆俞穴、阳陵泉穴、腕骨穴治黄疸、胆道疾患。

按：周老认为此穴为胆经原穴，性寒凉，为清利肝胆之火的要穴，常用于治疗肝胆火旺循经上扰耳窍之耳聋，以及肝胆湿热郁结于少阳经循行部位的缠腰火丹等症。此外，周老继承国医大师贺普仁丘墟透刺照海的经验，常用丘墟穴向足跟透刺，治疗足跟痛证，效果显著。

十二、足厥阴肝经腧穴

（一）行间穴

行间穴，在足背侧，当第一、二趾间，趾蹼缘的后方赤白肉际处。出自《灵枢·本输》，“溜于行间，行间，足大趾间也”，为肝经荥穴。

《针灸甲乙经》云其“在足大指间动脉陷者中”，阐明了行间的具体位置。《高式国针灸穴名解》提出“足之用为行”，行走时行间为着力点，气行则通，滞行则解，着重用泻法可使郁气通行，病得通行方愈也。行间取穴简便，易于操作，且针刺感应强，为临床常用穴位之一。

按：周老创立“治神十法”，临床上应用“四神方”时，常配用行间穴，疗效显著。周老认为该穴可以疏肝利胆、清泄肝火、镇肝息风，常与太冲、内关、三阴交等配合使用。还常用于宿醉不适、眼部疾病、腿抽筋、夜尿症、肝脏疾病、腹气上逆、肋间神经痛、月经过多、黏膜炎等。治疗时取毫针略向上斜刺该穴 0.5 ～ 1 寸，使局部酸胀感向足背放射。

（二）太冲穴

太冲穴，位于足背第一、二跖骨间，跖骨结合部前方凹陷中，或触及动脉搏动处。提步抬足，首当其冲，为要冲之穴，穴处脉气充盛，故名。

本穴为足厥阴肝经的原穴，又是输穴，是肝经经气渐盛之穴。《难经·六十六难》云：“五脏六腑之有病者，皆取其原也。”本穴为肝经的重要穴位，肝主风，风善行数变，肝风内动，易见头晕目眩、头痛、小儿惊风病证；肝藏血，主疏泄，若肝不藏血，疏泄不利，冲任失调，则出现各种妇科疾患。

按：周老善用太冲穴，在中风、眩晕、月经不调、痛经、黄疸、胁痛、癃闭等疾病中多有应用。周老常以太冲穴与合谷穴组成“四关穴”，发挥镇静安神、行气止痛之功，用于治神、治痛。

（三）蠡沟穴

蠡沟穴，为足厥阴肝经的络穴。在小腿内侧，当足内踝尖上 5 寸，胫骨内侧面的中央。首见于《灵枢·经脉》：“足厥阴之别，名曰蠡沟。”

本穴主治病证在历代医籍中有不少记载，如《灵枢·经脉》载：“其病气逆则睾肿卒疝，实则挺长，虚则暴痒，取之所别也。”《西方子明堂灸经》载：“主卒疝，少腹肿，时少腹暴痛，小便不利如癃闭，数噫，恐悸，少气不足，腹中痛，悒悒不利，咽中闷，如有息肉状，背拘急不可俯仰，女子赤白淫下，时多时少，暴腹痛刺。”《针灸取穴纲要》记载，一宫颈癌患者阴道奇痒，针入蠡沟即止。现代多用于治疗阴挺、阴痒、月经不调、赤白带下等妇科病证，另外还可治疗小肠疝气、睾丸疼痛等疾病。

按：周老认为该穴为行气之要穴，为疏肝止痛的关键主穴。气滞不行，不通则痛，故创立“调气通络止痛方”，通过调畅肝经气机，以达到通络祛痛的目的。久病入络，气滞痰凝，配合列缺、丰隆，三穴行气化痰，通络止痛。治疗时一般沿皮平刺 0.3 ～ 0.8 寸，局部有胀重感；或沿胫骨后缘向上斜刺 1.0 ～ 1.5 寸，酸胀感可放散至膝。

十三、督脉腧穴

（一）长强穴

长强穴为督脉与足少阴肾经、足少阳胆经之会，位于尾骨尖端下，尾骨尖端与肛门连线的中点处。

《针灸甲乙经》载：“痓反折，心痛，气短，尻澹，小便黄闭，长强主之。腰痛上寒，实则脊急强，长强主之。癫疾发如狂走者，面皮厚敦敦，不治，虚则头重，洞泄，淋癃，大小便难，腰尻重，难起居，长强主之。小儿惊痫，瘛疭脊强，互相引，长强主之。"《针灸大成》载："主肠风下血，久痔瘘，腰脊痛，狂病，大小便难，头重，洞泄，五淋，疳蚀下部，小儿囟陷，惊痫，瘛疭，呕血，惊恐失精，瞻视不正。"临床可以用来治疗痔疮、脱肛、泄泻、便秘，也可治疗腰痛、脊强反折、骶尾疼痛、癫狂、癃淋、阴部湿痒等。

按：周老认为，长强穴作为督脉的起始穴位，亦是王乐亭经典针灸处方"督脉十三针"的首个穴位。根据《灵枢·经脉》所言"督脉之别，名曰长强……实则脊强，虚则头重，高摇之。"临证时常取该穴治疗癫狂痫、帕金森病、小儿抽动症、多动症等，取其益阳通督、重镇安神之功。治疗时紧靠尾骨前面斜刺0.8～1寸；不宜直刺，以免伤及直肠。

（二）筋缩穴

筋缩穴，在背部，当后正中线上，第9胸椎棘突下凹陷中。穴当肝俞中央，肝属木，在体主筋，该穴主治狂痫瘛疭、痉挛抽搐诸疾。

按：周老认为筋缩穴位于两侧肝俞之间，《素问·至真要大论》云，"诸风掉眩，皆属于肝"，故筋缩穴善于治疗抽动之症，周老临床上常应用筋缩穴配合肝俞穴治疗动证（包括小儿抽动症、小儿多动症）、痫证、痉证等。治疗时向上斜刺0.5～1寸。艾炷灸3～5壮；或艾条灸5～10分钟。

（三）至阳穴

至阳穴，在背部，当后正中线上，第7胸椎棘下凹陷中。出自《针灸甲乙经》："至阳，在第七椎节下间，督脉气所发，俯而取之，刺入五分……"

本穴主治黄疸、咳喘、脊强、胸背痛等，具有宽胸利膈、消热化湿功效。如《针灸大成》记载："主腰脊痛，胃中寒气，不能食，胸胁支满，身羸瘦，背中气上下行，腹中鸣，寒热解㑊，淫泺胫酸，四肢重痛，少气难言，卒疰忤，攻心胸。"

按：周老认为至阳位处横膈，为中上焦之分界，阴阳交界处，是调节阴阳、气血上下的通路，治疗颈、腰椎病常有效。以颈椎病为例，周老治疗颈椎病以"颈四针"为主方，治疗肝肾不足型颈椎病时，根据肾主骨、肝主筋理论，常配合针刺肾俞、命门、肝俞、筋缩补益肝肾，壮骨强筋，同时针刺膈俞、至阳以沟通督脉、膀胱经上下之气血，提高疗效。治疗时向上斜刺 0.5～1 寸，局部酸胀，可向下背或前胸放散。注意：至阳穴不宜针刺过深，以防刺伤脊髓，刺椎间腧穴有麻电感时应立即拔针或停止深刺。

（四）大椎穴

大椎穴，位于人体背部第七颈椎棘突下凹陷中，后正中线上，因其椎骨最大而突出，故名大椎，也是督脉与膀胱经背俞穴标志性取穴之一，是手足三阳与督脉交会穴。

本穴主治作用非常广泛，如《针灸大成》说："主肺胀胁满，呕吐上气，五劳七伤，乏力，温疟痎疟，气注背膊拘急，颈项强不得回顾，风劳食气，骨热，前板齿燥。"《针灸逢源》说："大椎，一名百劳，在脊骨第一椎上陷中。一曰平肩。手足三阳、督脉之会，针五分，灸随年壮，治五劳七伤，乏力痎疟，肺胀胁满，背膊拘急。"现代针灸对大椎穴的功用、主治等方面的记载则更加丰富，既可祛风散寒，又可清热解表；既可宣肺化痰，又可止咳定喘；既可截疟止痛，又可通督健脑。现代研究还显示大椎穴可减轻放化疗的副作用，增强人体的免疫功能。其主治范围包括呼吸系统疾病的外感发热、咳嗽、气喘，骨伤科疾病如颈椎病、落枕、颈肩综合征等，神经科疾病如癫狂痫、小儿惊风、不寐等亦有较好疗效，因其能祛风、止痛、止痒，还可治疗风疹、痤疮、带状疱疹等皮肤病。

按：诸位针灸名家对大椎穴的应用各有所长。金针王乐亭所创"督脉十三针"即有大椎穴在内；国医大师贺普仁教授治疗不寐，即以大椎和长强二穴为主；周老常用的"颈四针"也包含颈七椎体棘突下（即大椎穴），治疗颈椎病疗效显著，治疗表证如感冒发热、咽喉肿痛、皮肤病等，以三棱针点刺放血，也有立竿见影之效。周老拟重镇安神法，用"督脉十三针"治疗各种情志病，如不寐、焦虑症、抑郁症、小儿多动与抽动症、脏躁等。其刺法视病情而定，如颈椎病、情志病等，可向上斜刺 0.5～1 寸；感冒发热、头痛、咽痛、皮肤病等，可用三棱针点刺拔罐出血；保健强身，可以用艾条悬灸 15～30 分钟。

（五）百会穴

百会穴为督脉经穴，位于人体头部，前发际正中直上 5 寸，当两耳尖直上，头顶正中处。《黄帝明堂经》载："百会，一名三阳五会，在前顶后一寸五分，顶中央旋毛中，陷可容指，督脉、足太阳之会。"

头为诸阳之会，百脉之宗，百会穴居人体至高正中之处，联系脑部，其深处即为脑之所在，且百会为督脉经穴，督脉又归属于脑，根据"气街"理论，"头气有街""气在头者，止之于脑"(《灵枢·卫气》)，即经气到头部的（手、足三阳经）都联系于脑。根据"四海"理论，脑为髓海。杨上善注说："胃流津液渗入骨空，变而为髓，头中最多，故为海也。是肾所生，其气上输脑盖百会穴，下输风府也。"可见，百会穴与脑密切联系，是调节大脑功能的要穴。百会穴又为各经脉气会聚之所，穴性属阳，又于阳中寓阴，故能通达阴阳脉络，连贯周身经穴，对于调节机体的阴阳平衡起着重要的作用。其主治范围广泛，历代医籍中记载颇多，如《备急千金要方》载："狂痫不识人，癫病眩乱。"《太平圣惠方》载："头目眩痛，少心力，忘前失后，心神恍惚……小儿脱肛。"《玉龙歌》载："中风不语最难医，发际顶门穴要知，更向百会明补泻，即时苏醒免灾危。"《铜人腧穴针灸图经》载："（百会）治小儿脱肛久不瘥。"现临床用于治疗各种头目、五官、心神病证及脱肛、子宫脱垂等其他病证。

按：百会穴是周老临床上最常用的穴位之一。周老常言"施针用药如用兵"，只有"知彼知己"，方能"百战不殆"。在明确诊断达到"知彼"的基础上，只有对腧穴的特性了解清楚，并且熟练运用补泻手法，达到"知已"，方能左右逢源，得心应手。周老认为该穴"可升""可降""可动""可静"，既可醒脑开窍、安神定志，又可升阳举陷、通督定痫。

"针灸六治"理论是周老多年经验积累形成的针灸学术精华，周老强调"神"在疾病发生发展和"治神"在疾病治疗中的重要作用，故将"治神"作为六治之首，提出"治病先治神"理论，创"四神方"：百会、神庭、本神、四神聪和神门。其中百会、神庭均为督脉经穴，百会穴具有安神镇静、益气升阳和清热泻火之功，与神庭穴相配，可发挥较强的镇静安神、开窍醒神和益气健脑作用。周老"治神"主穴正是百会、神庭，几乎针灸临证必用，比如周老以善治抽动症和耳鸣耳聋症见长，即"治动""治聋"，而他在治疗这两个病证时都贯穿着"治病先治神"之思想。在治疗抽动症方面，周老临床上常用的穴位为百会、神庭、攒竹、内关、合谷、太冲、丰隆、绝骨，其中百会、神庭、攒竹三穴为周老独创镇静安神之处方。百会可与风府、大椎、陶道、身柱、神道、至阳、筋缩、脊中、悬枢、命门、腰阳关、长强组成“督脉十三针”。“督脉十三针”方出自针灸大师金针王乐亭，原方主要用于治疗瘫痿、半身不遂、癫狂痫等病证。周老深刻领会奇经八脉生理功能的临床意义，根据督脉循行入属于脑，用以治疗精神情志相关疾病。百会是手、足三阳经与督脉的交会穴，故而针刺用补法时，具有良好的升阳举陷、益气固脱的作用。临床中因为中气下陷所导致的脱肛、胃下垂、肾下垂、子宫下垂、眩晕、头痛等证，周老常选用百会穴为主，配合其他穴位进行治疗。例如对于中气下陷所致的脱肛，可以选用百会、长强、大肠俞、脾俞、气海，均用补法；配合足三里、中脘、建里、气海，对于因中气下陷所致的胃下垂具有较好疗效。百会穴用泻法具有良好的平肝潜阳、镇肝息风的功效，所以临床中周老对于因肝阳上亢、肝火上炎、肝风内动或者厥阴寒气上逆所致的眩晕、恶心、颠顶痛、中风、昏迷等症，百会穴常用泻法，配合其他穴位进行治疗。例如配合太冲、头维、太阳、风池治疗肝阳头痛；配合谷、太冲、十宣或者十二井穴放血治疗中风、神志昏迷抽搐等。治疗时直刺或平刺 0.5 ～ 0.8 寸。升阳举陷可用灸法。

（六）神庭穴

神庭穴，在头部，当前发际线正中直上 0.5 寸。出自《针灸甲乙经》:“头脑中寒，鼻衄，目泣出，神庭主之。痎疟，神庭、百会主之。寒热头痛，喘喝，目不能视，神庭主之。风眩，善呕，烦满，神庭主之。癫疾呕沫，神庭及兑端、承浆主之。”

本穴可清头散风，镇静安神，主治头痛、眩晕、癫痫、惊悸、失眠、鼻渊等。中医学认为心藏神、心主神明，主司人的精神、意识、思维及心理活动的功能。《素问·灵兰秘典论》中提出，若心主神明之功能失常，失去主宰与调节，则会“主不明则十二官危”。

按：周老认为治病当先治神，治病不要只看到躯体生理、病理的层面，更要着重考虑患者的精神、心理因素。“针灸治神”不但包括治医者之神，要求医者自身“必一其神”，而且包括治患者之神，调治患者精神、心理状态，同时还包括调动患者元神的整体调控作用。“四神方”是周老治神的代表处方，由百会、神庭两穴与本神、四神聪、神门共同组成，用来作为针灸治神的基本方。其中神庭、本神、四神聪、神门四个穴名都带有“神”字，这些带有“神”字的穴位都具有醒脑开窍、镇静安神、填髓益智之作用。“四神方”广泛用于各类疾病的治疗中，不仅是头痛、眩晕、不寐、郁证、癫狂、痴呆、小儿多动等神志相关疾患，也包括痹证、痿证、缠腰火丹等各系统疾病。治疗时可平刺0.3～0.5寸，局部酸胀；也可用中指指尖掐按神庭穴，每次3～5分钟，可缓解和调理由重感冒或晕车等引起的头昏、呕吐等症状。

十四、任脉腧穴

（一）中极穴

中极穴，是膀胱募穴，足太阴脾经、足少阴肾经、足厥阴肝经、任脉的交会穴。本穴位于人身上下左右之最中间，故名中极。

本穴主要有培元益精、补肾调经、清热利湿、理血暖宫的作用，主治泌尿及生殖系统等疾患。《针灸甲乙经》载：“足三阴、任脉之会。主治脐下疝，绕脐痛，冲胸不得息，中极主之。奔豚上抢心，甚则不得息，忽忽少气，尸厥，心烦痛，饥不能食，善寒中，腹胀引䐜而痛，小腹与脊相控暴痛，时窘之后，中极主之。”

按：周老常用于治疗尿频尿急、阳痿、痛经等病证，强调在针刺治疗前应排空小便，以免膀胱受刺激。针刺时放射至会阴部，疗效方佳。

（二）关元穴

关元穴，为足三阴、任脉之会，在下腹部，前正中线上，当脐中下3寸。出自《灵枢·寒热病》：“身有所伤，血出多，及中风寒，若有所堕落，四肢懈惰不收，名曰体惰。取其小腹脐下三结交。三结交者，阳明太阴也，脐下三寸关元也。”

关元穴具有培补元气、通利小便的功效。主治中风脱症、肾虚气喘、腹痛、泄泻、痢疾、遗精、阳痿、疝气、遗尿、淋浊、尿频、尿闭、尿血、月经不调、痛经、经闭、带下、崩漏、神经衰弱、晕厥、休克等诸症，并有强壮作用。

按：周老取关元补益元气的作用，在痹证、痿证、痴呆、月经类病等多种疾病中均有应用。治疗时直刺1～1.5寸。艾炷灸7～10壮或艾条灸15～30分钟。

（三）气海穴

气海穴归为任脉经穴，定位在前正中线上，脐下 1.5 寸。出自《灵枢·九针十二原》:“肓之原，出于脖胦，脖胦一。”《针灸大成》中提出“气海，一名脖胦，一名下肓”。

《医学入门》载:“气海多灸能令人生子。主一切气疾，阴证痼冷，及风寒暑湿，水肿，心腹鼓胀，胁痛，诸虚，癥瘕，小儿囟不合。”《针灸大成》载:“一切气疾久不瘥，肌体羸瘦，四肢力弱……四肢厥冷，大便不通，小便赤，卒心痛，妇人临经行房羸瘦，崩中，赤白带下，月事不调，产后恶露不止，绕脐疼痛，闪着腰痛，小儿遗尿。”

按：气海是周老临床的常用穴，认为其既可补气，又可理气，在多种疾病中辨证使用。周老在治疗神志病时常加用气海穴，如郁证、不寐、痴呆等。

（四）中脘穴

中脘穴，在上腹部，脐中上 4 寸，前正中线上。出自《针灸甲乙经》:“腹胀不通，寒中伤饱，食饮不化，中脘主之……溢饮胁下坚痛，中脘主之。”

《医学纲目》云:“一切痰饮，丰隆、中脘。”《循经考穴编》一书对中脘穴功用的评价很高，提出“一切脾胃之疾，无所不疗”。用于治疗胃脘痛、腹胀、呕吐、呃逆等脾胃相关疾病，以及癫狂痫证、失眠、心悸等多种疾病。

按：中脘是周老化痰针灸处方的重要组成部分。周老以临床为基础，在针灸实践中形成了独特的针灸治痰之法，创立了系列化痰针灸处方，其中化痰方便为行之有效的一例针灸处方。化痰方，即中脘、内关、公孙、列缺、丰隆。中脘为胃之募穴，又为腑会穴，具有健脾和胃、行气化痰之功；内关为心包经络穴，可宽胸理气，加强中脘开胃化痰作用；公孙为脾经络穴，为八脉交会穴之一，与内关相配，可治胃、心、胸之疾，“脾为生痰之源”，公孙健脾促进运化，以治痰之本源；列缺为肺经络穴，因“肺为储痰之器”，可宣通肺气，达到理气化痰之效；丰隆为胃经络穴，可调脾胃二经，健脾和胃祛痰湿。

（五）膻中穴

膻中穴，位于胸部，横平第 4 肋间隙，前正中线上。膻中一词最早见于《灵枢·根结》："厥阴根于大敦，结于玉英，络于膻中。"

《针灸甲乙经》载："咳逆上气，唾喘短气不得息，口不能言，膻中主之。"《针灸大成》载："主上气，短气，咳逆，噎气，膈气，喉鸣喘嗽，不下食，胸中如塞，心胸痛，风痛，咳嗽，肺痈唾脓，呕吐涎沫，妇人乳汁少。"此穴为气会，心包募穴，足太阴少阴、手太阳少阳、任脉交会穴，可通乳降气，理气宽胸，清肺化痰。主治咳嗽气喘、咳唾脓血、胸痹心痛、心悸心烦、产妇少乳、呃逆、呕吐。

按：周老发挥膻中八会穴之气会的作用，用以调理一身之气机，常常与邻近的肝之募穴期门配伍应用。治疗时平刺 0.3 ～ 0.5 寸，局部有酸胀感，可扩散至前胸部。艾条灸膻中穴 5 ～ 10 分钟，治疗产后乳汁不足。

（六）承浆穴

承浆穴是任脉与足阳明胃经的交会穴，在面部，当颏唇沟的正中凹陷处。承浆穴近于口，《针灸甲乙经》载其为"足阳明、任脉之会"。

《通玄指要赋》载："头项强，承浆可保。"《百症赋》载："承浆泻牙疼而即停。"《针灸聚英》载："若一向灸，恐足阳明脉断，其病不愈。停息复灸，令血脉通宣，其病立愈。"本穴主治口眼㖞斜，唇紧，面肿，齿痛，齿衄，龈肿，流涎，口舌生疮，暴喑不言，消渴嗜饮，小便不禁，癫痫。配委中穴治衄血不止；配风府穴治头项强痛、牙痛。

按：周老认为该穴有镇静、镇痛的作用，主治口及邻近部位的病证。又因"任脉者，起于中极之下"，故周老临床上常应用此穴配合夜尿点治疗小儿遗尿，取"下病治上"之意。治疗时可两指捏起唇下皮肤，直刺 0.1 ～ 0.3 寸。

十五、奇穴

（一）四神聪穴

四神聪穴，在百会前、后、左、右各开 1 寸处，共有四穴。四神聪穴名最早见于《银海精微》，原载在百会四边各开 2.5 寸。本穴具有安神定志、醒神益智等功效。《太平圣惠方》载："神聪四穴，理头风目眩，狂乱疯痫，针入三分。"

按：周老在多年针灸实践中形成了"治病先治神"的学术思想。《素问·宝命全形论》说："凡刺之真，必先治神。"《灵枢·本神》亦云："凡刺之法，先必本于神。"另外《灵枢·官能》亦云："用针之要，无忘其神。"其意都是在于强调治神在针刺治疗中的重要性，治神是针刺施治的基础和前提，居首要地位。为此周老设立针灸"四神方"。该方由百会以及神庭、本神、四神聪、神门四个穴名含有"神"的穴位组成，具有镇静安神、健脑益智等功效，是针灸治神的主方，广泛用于治疗各类身心疾病。周老常选四神聪穴与百会同用，治疗神经性头痛、脑血管病、高血压、失眠、神经衰弱、小儿多动症、小儿发育迟缓、阿尔茨海默病等。配神门、三阴交主治失眠；配太冲、风池主治头痛、头昏。治疗时针尖可朝向百会穴，也可向后平刺 0.5 ～ 0.8 寸。

（二）安眠穴

安眠穴，在项部后枕区，三焦经翳风穴与胆经风池穴连线中点处。出自《常用新医疗法手册》，认为其主治失眠、偏头痛、精神分裂症等。

本穴位于阳跷脉分布循行所过之处，能够沟通阴跷阳跷脉，使经气运行，具有养心安神、镇静催眠之功。主治失眠、眩晕、头痛、心悸、精神类疾病等。

按：周老治疗失眠时以"治病先治神"为先，运用"四神方""四关方""五脏俞加膈俞方""督脉十三针"等针刺处方为基础，再辅以安眠穴治疗失眠。

（三）龙眼穴

龙眼穴，位于手小指尺侧第二、三骨节之间，握拳于横纹尽处取穴，是金针王乐亭、国医大师贺普仁治疗带状疱疹的临床经验穴。

本穴位于手太阳小肠经经脉线上，小肠与心经相表里，心经属火，主血脉，刺之能泻心火而清血热，根据"菀陈则除之"的原理，放血又可祛瘀通络，故有清热利湿、活血化瘀之功。

按：周老治疗带状疱疹初起时，对龙头、龙尾及龙眼以三棱针放血为主，配以经验穴百会、神庭、攒竹镇静安神；列缺、丰隆、蠡沟活血化瘀，行气止痛，获得显著疗效。即使带状疱疹后遗神经痛的患者行针灸治疗，亦可使症状明显改善。治疗时局部常规消毒后，用三棱针点刺，然后进行挤压，挤出 2 ～ 3 滴血液。

（四）颈、腰夹脊穴

夹脊穴是常用的经外奇穴，相传是华佗所创立。通常是从第1胸椎至第5腰椎的34个穴，称为华佗夹脊穴。《素问·缪刺论》载："从项始数脊椎侠背，疾按之应手如痛，刺之旁三痏，立已。"杨上善注："脊有二十一椎，以两手夹脊当推按之，痛处即是足太阳络，其输两旁，各刺三痏也。"《华佗别传》载："又有人病脚躄不能行……后灸愈。灸处夹脊一寸上下行，端直均调如引绳也。"颈、腰夹脊穴均属于华佗夹脊穴的一部分，从第1颈椎到第7颈椎旁开0.5寸，定为颈夹脊穴；从第1腰椎到第5腰椎旁开0.5寸，定为腰椎夹脊穴。

夹脊穴恰处督脉与足太阳膀胱经经气重叠之背俞功能带处，为沟通二者之枢纽，针之可同调二经。督脉沿脊柱而上，总督一身之阳，为阳脉之海，又与阴脉之海（任脉）及十二经之海（冲脉）同源相通；足太阳膀胱经为一身巨阳，循行于六阳经与六阴经交会之头背部，一身经脉之气皆通过其会合、转输、通达。因此，夹脊穴联通督脉与足太阳膀胱经，针其可平衡全身阴阳，通调脏腑气血。此外，背俞穴内应脏腑，外注背部，是人体脏腑之气输通出入之处，夹脊穴与背俞穴位置毗邻、主治相近，故夹脊穴亦能反映脏腑功能的变化，可作为内脏的体表反应点，联通机体内外之气，发挥内调脏腑之功，外络阴阳之效。

按：周老临床上常在"颈四针"基础上，加用颈夹脊穴治疗头痛、头晕、颈椎病等疾病；在"腰五针"基础上，加用腰夹脊穴治疗腰椎间盘突出症等疾病。

（五）十七椎穴

十七椎穴，在腰部，当后正中线上，第5腰椎棘突下，俯卧取之。穴位首见于唐代《千金翼方》，明代《类经图翼》始用此穴名。本穴主治腰骶痛，腰腿痛，下肢瘫痪，崩漏，痛经，月经不调，遗尿，转胞，胎位不正。

按：周老认为十七椎穴位于第5腰椎棘突下，属于督脉，督脉贯脊属肾，腰为肾之府，故该穴可以强腰壮脊，补肾散寒。第5腰椎为腰部最易受损之处，故周老临床上用此穴治疗腰痛，体现在周老创立的针灸处方"腰五针"中，"腰五针"包括双侧大肠俞、十七椎、双侧秩边共三穴五针。此外，周老亦常用此穴治疗妇科疾病如痛经等。

第二节
对常用对穴的认识及经验

所谓对穴，是针灸临床应用中的一种腧穴配伍形式，是指在中医基础理论及经络学说的指导下，将两个主治、功效相关的腧穴配伍使用，即两两相配，共同治疗同一病证的一种配穴方法。施以相同或不同的操作手法，使其发挥开合相济、动静相随、升降相承等治疗作用，以取得比单独使用其中一穴疗效增加的功效。

有关对穴的应用，古人早有记述，如《针经指南》的八脉交会穴，《标幽赋》的“四关穴”，《百症赋》里的对穴则更多。后世医家在前贤理论的指导下不断发挥，创立了俞募配穴法、原络配穴法、根结配穴法等，都是二穴相配、协同治病的典范。

实践证明，对穴具有选穴少、配对灵活、效专力宏、患者更易接受、医者操作简便等优点。二穴既可有相同的功用，也可以起相互协调、相互为用的作用。

一、合谷与太冲

合谷属手阳明大肠经，其所属大肠经属金，即此穴为阳明燥金，以降为顺。合谷位于上肢的末端，上举及天，居于天位，本穴又处于阳经，其所禀者，天气之降也，从天气而下降于地。

太冲属足厥阴肝经，其所属肝经属木，即此穴为厥阴风木，以升为顺。太冲位于下肢的末端，下踏于地，居于地位，本穴又处于阴经，其所禀者，气之气也，从地气而上升于天。

合谷、太冲即“四关穴”，是广大针灸医师常用的针灸成方之一，古今医籍多有记载。“四关”之名最早见于《灵枢·九针十二原》:“十二原出于四关，四关主治五脏，五脏有疾，当取之十二原。”《针灸大成》云：“四关，四穴，即两合谷、两太冲穴是也。”《经穴纂要·人有四关论》说：“合谷太冲，是曰四关。”《标幽赋》说：“拘挛闭塞，遣八邪而去矣，寒热痹痛，开四关而已之。”《腧穴学概论》说：“四关治风寒湿痹。”《针灸经外奇穴图谱》说：“四关主治四肢寒战、喑哑，并可起镇静作用。”

按：根据周老的临床经验，由“治神十法”中引申出的“四关穴”不仅可以治疗痹证，还可广泛用于镇静安神、止痛急救等。合谷穴是大肠经的原穴，太冲穴是肝经的原穴，均位于虎口（下虎口）的部位，是手足经脉同四肢相交会的重要地带。使用针灸治疗这两个穴位，能够控制上疏下导，使气血在体内畅行，引起类似开关作用，故而又名“开四关”。合谷居阳，主气，位置较高，针刺之可有清热、解表、祛风、通降之功效。太冲居阴，主血，位置较低，针刺之可有调节气血、平肝潜阳、清利湿热之功效。两穴一阴一阳，一气一血，一升一降，是一组具有阴阳经相配、上下配穴、首尾相应、气血同调等特点的对穴。对四关穴进行针灸治疗，能够同时兼顾气血，并起到调节气血、调畅气机、平肝潜阳、开关宣窍、祛风止痛、活血通络等功效。

二、百会与神庭

百会穴在人体至高正中之处。百，数量词，多之意。会，交会也。百会名意指手足三阳经及督脉的阳气在此交会。《针灸大成》云：“犹天之极星居北。”头乃手足三阳与督脉之会也，故曰头为诸阳之会。《道藏》云“天脑者，一身之宗，百神之会”，故名“百会”。所谓“天”者，以其居人身之最上也。所谓百神者，有关全身之神识也。本穴处人身最上，四围各穴罗布有序，大有百脉朝宗之势，犹地理学之世界屋脊，在人身则总摄阳经之汇也。后世以为治疗头部诸病之总穴。

神庭穴别名发际（《普济本事方》）、天庭（《针灸杂志》）、督脉（《备急千金要方》），属督脉，是足太阳膀胱经、足阳明胃经、督脉的交会穴。神即神明，庭即前庭，“脑为元神之府”，神在此指脑，此穴在前额部，如脑室之前庭，故名神庭。

按：百会、神庭穴同属督脉经穴。周老认为，神庭穴是机体内神所汇聚的地方，神在神庭则神志安定，神离开神庭则神志不安；百会穴具有安神镇静、清热泻火的功效；主神庭、副百会以此取穴，有良好的醒神安神等功用。四神方是周老“治病先治神”理论在临床应用的最主要针灸处方，被广泛应用于各类疾病的治疗，而周老目前在临床上常用简化“四神方”（百会、神庭）以“治神”，此二穴相合，具有镇静安神的作用，几乎针灸临证必用。

三、中脘与足三里

中脘为胃的募穴、腑会，任脉、小肠经、胃经交会穴，具疏利中焦气机、补益中气、和胃之功效，通治一切腑病，尤以胃腑疾病为先。募穴乃脏腑之气结聚于胸腹部的腧穴，“募”有结聚、汇集之意，意指脏腑之气血由内向外结聚汇集于此。募穴属阴，古代即有“阳病行阴”“从阴引阳”的文献记载，因而募穴之治偏于阳病，即腑病，在《针灸甲乙经》有记载：“寒热，腹胀膜，怏怏然不得息，京门主之。”《难经·四十五难》还有记载，“腑会太仓”，其“太仓”指的是中脘穴，因为胃为水谷之海，六腑之大源，故名曰腑会。通过对中脘穴的古今应用与研究进行整理归纳，进一步论证指出中脘穴尤其适宜治疗脾胃功能失调病证。

足三里为胃的下合穴、胃经合穴，通治一切六腑疾病，具有调理脾胃、扶正培元、通经活络、扶正祛邪的作用，是临床治疗胃腑疾病的主穴之一，《灵枢·邪气脏腑病形》云“此阳脉之别，入于内，属于腑者也”，说明手足六阳经的经气从六腑之下合穴处别入于内以分属于六腑。《灵枢·四时气》记载“胃气逆则呕苦……取三里以下胃气逆”，此外尚有“合治内腑”“合主逆气而泄”等记载，这些文字均说明足三里是治疗脾胃病的主穴，因此古人将足三里穴列入《四总穴歌》中，所谓“肚腹三里留”者，强调了足三里穴的调理脾胃的作用。临床凡是脾胃功能失调导致的腹胀、呕吐、腹痛、胃痛、泄泻等，取足三里穴均可收效。

按：周老认为中脘穴配伍足三里其疗效会大大增加，足三里与中脘穴的配伍方式称为“合募配穴”法。“合募配穴”是将本腑募穴与本腑下合穴相配伍的腧穴配伍方法，因募穴与下合穴皆具有治疗腑病的特点，故合募配穴是取两穴在主治上的共性，协同增效，以治疗腑病为主的一种腧穴配伍方法。在主治上，下合穴偏重内腑，重在通降，募穴亦偏于内腑或阳经病邪，二者相配，更适于治疗腑病、实证、热证。在部位上，下合穴在下，位于下肢，与脏腑有纵向联系，募穴在上，位于胸腹部，与脏腑有横向联系，二者相伍属上下近远配穴。两穴一升一降，升降相合，纵横协调，气机通畅，阴阳相续，则腑病可除。

四、血海与风市

血海穴，又名血郄、百虫窠。屈膝，在大腿内侧，髌底内侧端上2寸，当股四头肌内侧头的隆起处，为足太阴脾经腧穴。乃本经脉气所发，为脾血归聚之海，并善治血分病证，故名血海。本穴具有祛风清热、调和气血之功。用于治疗月经不调、痛经、经闭、崩漏、阴部瘙痒疼痛、气逆腹胀、湿疹、荨麻疹、丹毒。

风市穴，为足少阳胆经腧穴，在大腿外侧的中线上，当腘横纹上7寸。市，指市集、集聚，因该穴主治腿软无力、浑身瘙痒等风证，故命为“风市”。功专祛风化湿，疏通经络。用于治疗中风半身不遂、下肢痿痹、脚气、浑身瘙痒等症。

按：风市与血海伍用，出自《金针王乐亭》：“风市与血海相配，能养血祛风，专治血虚受风诸证。”周老继承王乐亭老前辈的经验，在临床中亦常用风市穴配合血海穴，主治风疹、瘖瘤（荨麻疹）等瘙痒类疾病。周老认为风市偏走气分以祛风止痒为主，血海偏走血分以活血止痒为要，二穴伍用，一气一血，养血化湿、祛风止痒之力益彰。周老体会，为增强利湿之功，宜与阴陵泉、三阴交伍用。

五、迎香与印堂

印堂位于督脉上，督脉被称为阳脉之海，故针刺印堂穴能激发督脉阳气，且鼻柱为督脉所过之地，为治鼻病之要穴。《针灸大成》云：“印堂，一穴，在两眉中陷中是穴。针一分，灸五壮。治小儿惊风。”又说：“醉后头风：印堂、攒竹、三里。”

迎香为手阳明大肠经腧穴，位于鼻翼外缘中点旁，是鼻部局部治疗之要穴，迎香穴所属的大肠经与肺经相表里，其可宣肺通鼻，为治疗鼻鼽的经验穴位。《针灸大成》云："手足阳明之会，针三分，留三呼，禁灸。"又云："主鼻塞不闻香臭，偏风口㖞，面痒浮肿，风动叶落，状如虫行，唇肿痛，喘息不利，鼻㖞多涕，鼽衄骨疮，鼻有息肉。"《针灸甲乙经·血溢发衄》中又言："鼻鼽不利，窒洞气塞……鼽衄有痈，迎香主之。"

按：周老在针灸中常二穴相伍应用，迎香透鼻根（上迎香）、印堂（向鼻透刺），具有清热凉血、镇静安神、通经活络、息风开窍等作用，在临床中主治鼻塞衄血，鼻流清涕或浊涕，打喷嚏，面瘫口㖞，头痛，眩晕，失眠，小儿惊风等。

六、下关与足三里

下关属足阳明胃经，出自《灵枢·本输》："刺下关者，欠不能欠。"为足阳明、少阳之会，《针灸甲乙经》载："下关，在客主人下，耳前动脉下空下廉，合口有孔，张口即闭，足阳明、少阳之会。"本穴有消肿止痛、聪耳通络、疏散风邪、通窍利关的作用。

足三里属足阳明胃经，为本经合穴及下合穴，是全身重要强壮穴之一。《灵枢·本输》记载："胃出于厉兑……入于下陵，下陵，膝下三寸，胻骨外三里也，为合。"足三里具有消食化积、补中益气、养血荣筋、强身健体的功效，是治疗胃肠病证、下肢痿痹、神志病、虚劳诸证和本经脉循行病变之常用穴。

足阳明胃经"起于鼻，交頞中，旁纳太阳之脉，下循鼻外，入上齿中，还出夹口，下交承浆，却循颐后下廉，出大迎，循颊车，上耳前，过客主人，循发际，至额颅……"足阳明经脉及其经筋布于面颊部，循经所过，主治口面部疾患。

按：周老认为，下关、足三里相伍属于同经配穴、上下配穴，治疗面部疾病属于远端取穴，相互促进，相互作用，具有健脾和胃、调和气血、宣通筋络、散瘀定痛之功，为周老治疗面痛的常用对穴，收效快捷。

七、合谷与复溜

合谷为手阳明大肠经之原穴，与手太阴肺经相表里。肺主卫，外合皮毛，风邪侵袭，肺卫首当其冲，风寒外袭，卫阳被寒郁阻，腠理闭合不开，故无汗；风热袭表，营卫不和，腠理开泄而汗出；肺气虚弱，卫外不固，腠理开泄，营阴不守则津液外泄而多汗。合谷穴具备了发汗与止汗双重功效。针刺合谷穴，可疏通表里，散寒通络而发汗，可祛风清热，调和营卫而止汗，亦可调补肺卫，固表止汗，使皮腠开阖有度。另外，合谷为手阳明经原穴，是脏腑原气经过和留止的部位，三焦主气，为原气的别使，故合谷是人体调气最重要的腧穴之一。针刺合谷穴可通过增强气的升降输布，从而影响津液的代谢。

复溜穴为足少阴肾经经穴，五行属金，金生水，故为肾经母穴，有补益肾阴的作用。复溜也是一个既可止汗又可发汗的腧穴，《针灸甲乙经》云："骨寒热无所安，汗出不休，复溜主之。"阴精亏虚、虚火内生、迫津外泄的汗证，取之可协调阴阳，培补肾精，滋阴摄阳。另一方面，足少阴经与足太阳经相表里，太阳经为人身之藩篱，主一身之表，针刺复溜穴通过表里经的联系调固膀胱经气，使腠理开阖有度而治疗汗证。

合谷位于上肢，经络循行联系头面；复溜位于下肢，经络循行联系腹胸部。二经脉气沟通人体上下内外，且均与主皮毛的"肺"相络属，故能理汗治汗；在阴阳属性上，合谷属阳主表，复溜属阴主里；在治汗特点上，合谷以治表证为主，复溜以治里证为主。二穴配合应用，相辅相成。

按：周老常用合谷配复溜治疗汗证。周老认为，伤寒汗不止，应该补合谷，是因伤于卫表，表虚则卫气不固，腠理不密，补合谷益气固表而止汗。汗多伤阴液，亦伤阴血，宜泻复溜敛阴，以防多汗亡阳。两穴合用，补合谷、泻复溜而止汗。

八、内关与公孙

内关穴为手厥阴心包经之络穴，其支脉走胸腹，又为阴维脉之会，别走手少阳三焦。《灵枢·经脉》载："手心主之别，名曰内关，去腕二寸，出于两筋之间，循经以上，系于心，包络心系。”补之，能养心血，安心神，宁心定志，且能通心阳，利水道，通瘀塞；泻之，则能清心除烦，泻火清热，宽胸理气，疏通三焦气机，主治胸腹诸疾，即所谓“心胸若有病，速与内关谋”之意。

公孙穴为足太阴脾经之络穴，可沟通、联系足太阴脾经与足阳明胃经两经经气，又为八脉交会穴之一，可通于冲脉。首见《灵枢·经脉》：“足太阴之别，名曰公孙，去本节之后一寸，别走阳明；其别者，入络肠胃。厥气上逆则霍乱，实则腹中切痛，虚则鼓胀，取之所别也。”

内关为心包之络，既可清心开窍，又可宽胸理气。脾为生痰之源，公孙为脾经络穴，为八脉交会穴之一，可健脾养胃，促进运化，减少生痰之源，实乃治痰之本。

按：周老认为，公孙与内关相配，可治胃、心、胸之疾，尤擅理气化痰，在其自创的“化痰方”中亦有配伍应用。

九、内关与神门

内关穴是手厥阴心包经的常用腧穴之一。《针灸甲乙经》载：“心澹澹而善惊恐，心悲，内关主之。”《备急千金要方》载：“凡心实者，则心中暴痛，虚则心烦，惕然不能动，失智，内关主之。”《针灸大成》载：“主手中风热，失志，心痛，目赤，支满肘挛。实则心暴痛泻之，虚则头强补之。”本穴主治心痛、心悸、胸闷、胸痛等心胸病证；胃痛、呕吐、呃逆等胃疾；失眠、癫痫等神志病证；上肢痹痛、偏瘫、手指麻木等局部病证。现代常用于治疗心绞痛、心肌炎、心律不齐、胃炎、癔症等。

神门穴是手少阴心经的穴位之一。主治心痛、心烦、惊悸、怔忡、健忘、失眠、痴呆、癫狂痫、晕车等心与神志病证。现代常用于治疗高血压、心绞痛、无脉症、神经衰弱、癔症、精神分裂症等。

按：周老认为，神门穴为手少阴心经之原穴，本身即是治神要穴，周老自己创立的治神之针灸处方“四神方”为百会、神庭、四神聪、本神、神门，神门穴是“四神方”组成之一；而内关为手厥阴心包经之络穴，具有宁心安神之功效，也善治失眠、癫痫等神志病证。两穴相配可以镇静安神，相需组合，相得益彰，是周老临床上治疗不寐的常用对穴。

十、列缺与丰隆

列缺穴属手太阴肺经之络穴，八脉交会穴之一，通于任脉。《灵枢·经脉》载“手太阴之别，名曰列缺。起于腕上分间，并太阴之经，直入掌中，散入于鱼际。其病实则手锐掌热，虚则欠故，小便遗数，取之去腕一寸半，别走阳明也”，故此穴可通行表里阴阳之气，具有疏风解表、宣肺理气、止咳平喘之功。

丰隆穴首见于《灵枢·经脉》，是足阳明胃经的络穴，具有调和胃气、祛湿化痰、通经活络、补益气血等功效，被古今医家公认为治痰之要穴。《扁鹊神应针灸玉龙经》云“痰多宜向丰隆寻”，明·楼英《医学纲目》指出“风痰头痛，丰隆五分，灸亦得，诸痰为病，头风喘嗽，一切痰饮，取丰隆、中脘”，《备急千金要方》云“丰隆主狂妄行，登高而歌，弃衣而走”，均指出丰隆穴为治痰之要穴，又是治疗因痰所致的癫狂、咳嗽、哮喘、头痛等病证的有效穴。

痰是水液代谢障碍所产生的病理产物，又是致病的因素之一。痰的产生主要与肺、脾、肾三脏关系密切，而首先责之于脾，故有“脾为生痰之源”“脾无留湿不生痰”之说。因为丰隆穴是足阳明胃经之络穴，别走于足太阴脾经，故可治脾胃二经疾患。针刺丰隆穴可通调脾胃气机，使气行津布，中土得运，湿痰自化。而百病皆由痰作祟，所以凡与痰有关的病证都可取丰隆穴治疗。列缺穴属手太阴肺经，即所谓上焦如雾，肺通过宣肺和肃降来通调水道，布散津液。故列缺与丰隆相伍，则是通过脾胃的运化，使得津液和调，痰无以生，共奏宣肺健脾、止咳化痰之功。

按：周老临床上尊崇“百病多由痰作祟”的观点，认为许多顽难疾病都有“痰湿”作为病机或病理产物在其中发挥作用。“治痰”作为“针灸六治”之一，由此创立了“化痰方”“涤痰方”“豁痰方”等针灸处方，其中都有列缺与丰隆相伍作为基础穴位。此外，二穴也在周老自创的“络穴止痛方”中出现，可见周老在治痛时也强调“化痰”在通畅气机、通则不痛方面的作用。

十一、曲池与臂臑

曲池，手阳明大肠经穴，《灵枢·本输》中记载：“大肠上合手阳明……入于曲池，曲池，在肘外辅骨陷者中，屈臂而得之，为合，手阳明经也。”大肠主津，曲池透臂臑，具有调节津液代谢的功效，有助于化解痰瘀。手阳明大肠经与手太阴肺经互为表里，曲池透臂臑可调理肺气，布散津液，痰热随津液的输布而散去，是曲池臂臑透刺法疗效之一。

另外，曲池透臂臑由曲池穴进针，经肘髎穴、手五里穴，向臂臑穴透刺，此法有“一针四穴”的刺激效果。针灸古籍中也有记载曲池、手五里、臂臑这3个穴位治疗瘰疬的作用。其主要见于《类经图翼》，即曲池主治瘰疬、喉痹、不能言，臂臑主治痹痛无力、寒热瘰疬、颈项拘急，五里主治寒热瘰疬。《百症赋》中亦有“五里臂臑，生疬疮而能治”的记载。由此可知，这4个穴位都可治疗瘰疬。

按：采用金针曲池透臂臑透刺法，是针灸大家王乐亭先生的老师乔书阁先生口头所授。周老作为王乐亭先生的学生，继承和发扬了该学术观点，将此法应用于临床实践，在瘰疬、瘿病等颈部疾病，乳腺增生、子宫肌瘤等妇科疾病方面取得了较好的临床疗效。

十二、鱼际与照海

鱼际为手太阴肺经的荥穴，属火。《针灸大成》载：“主酒病，恶风寒，虚热，舌上黄，身热头痛，咳嗽哕，伤寒汗不出，痹走胸背痛不得息，目眩，心烦少气，腹痛不下食，肘挛肢满，喉中干燥，寒栗鼓颔，咳引尻痛，溺出呕血，心痹悲恐，乳痈。”

照海为足少阴肾经穴位，八脉交会穴之一，通阴跷脉，能滋肾养阴，利咽降火。足少阴肾经踝下各穴位各有不同，涌泉为水之初出，得然谷之热以化之，太溪虚象，有待容受，大钟盈象，有待发扬，水泉幽隐，得照海之阳以灼之，而能化气飞升。照海为阴经之阳穴，水中有火，照海达之，症之深而久者多宜之。《针灸甲乙经》载：“疝，四肢淫泺，心闷，照海主之。卒疝，少腹痛，照海主之，病在左，取右，右取左，立已。惊，善悲不乐，如堕坠，汗不出，面尘黑，病饥不欲食，照海主之。偏枯不能行，大风默默，不知所痛，视如见星，溺黄，少腹热，咽干，照海主之。女子不下月水，照海主之。妇人阴挺出，四肢淫泺，心闷，照海主之。”

按：周老常以鱼际配合照海来治疗咽喉炎，两穴都是治咽要穴，尤其适合慢性咽喉疾患属肾阴不足之虚证。周老认为照海为足少阴经和阴跷脉的交会穴，两脉均循行于喉咙，取之能调两经经气，足少阴肾经循行"循喉咙"，针刺照海具有滋阴降火、清热利咽之功；鱼际为手太阴经的荥穴，荥能泄热，咽喉为肺系，针刺鱼际具有清热泻火之功，擅治咽喉肿痛。鱼际以泻实清热为主，照海以滋阴补虚为主，二穴相伍，功专效彰，直达病所，使虚火得清，不致灼伤阴液。两穴相合具有滋补肾水、清肺止咳之功，治疗咽喉肿痛、梅核气、失音、口干舌燥、癫痫夜发、虚烦不寐等，较之八脉交会穴之列缺、照海应用频率更高。此外，周老治疗消渴病也常用这组对穴加上化痰的内关、中脘、丰隆。

十三、后溪与申脉

后溪，属手太阳小肠经，输（木）穴，八脉交会穴之一，通督脉。

申脉，属足太阳膀胱经，八脉交会穴之一，通阳跷脉。

按：周老认为后溪与申脉均是八脉交会穴，二者相配是八脉交会穴的经典配穴组合。后溪为手太阳小肠经穴，通于督脉；申脉为足太阳膀胱经穴，通于阳跷脉。两者合于目内眦、颈项、耳、肩，临床上常用于后头痛、颈椎病、落枕、精神与神经病、运动失衡、平衡失调。周老常将二穴用于"针灸六治"之"治动"中，治疗西医学中的锥体外系、小脑病变所导致的肌张力障碍、共济失调等病证。

十四、大椎与长强

大椎穴属于督脉之穴，位于第7颈椎棘突下凹陷中。大椎：大，多也；椎，锤击之器也，此指穴内的气血物质为实而非虚也。大椎名意指手足三阳的阳热之气由此汇入本穴并与督脉的阳气上行头颈。本穴物质一为督脉陶道穴传来的充足阳气，二是手足三阳经外散于背部阳面的阳气，穴内的阳气充足满盛如椎般坚实，故名大椎。本穴主治热病、疟疾、咳嗽、喘逆、骨蒸潮热、项强、肩背痛、腰脊强、角弓反张、小儿惊风、癫狂痫证、五劳虚损、七伤乏力、中暑、霍乱、呕吐、黄疸、风疹。

长强，别名气之阴郄、橛骨、气郄、为之、骨骶，属督脉，督脉之络穴。其在尾骨端下，当尾骨端与肛门连线的中点处。其解剖位置上附近布有尾骨神经后支，肛门神经，肛门动、静脉分支。循环无端为长，强有健运不息之意。穴在脊柱骨的尾端，是督阳初始之处。靠人体脊柱从颈到尾能自由转动弯曲，为荷重的主力，其气健运不息，循环无端，加之督脉阳气盛而强，故将督脉初始之处，名为长强。长强主治痔疮、脱肛、便血、便秘、遗精、遗尿、腹泻、痢疾、腰背强痛、癫痫，以及精神分裂症、前列腺炎等。

按：周老认为大椎与长强二穴均是督脉之穴，均为著名针灸处方“督脉十三针”组成穴位，而“督脉十三针”常常被周老用以重镇安神。大椎与长强这一对穴作为“督脉十三针”缩减版可以达到重镇安神之效，配合治神基本方“四神方”治疗不寐病效果更佳。

十五、合谷与曲池

合谷，为手阳明大肠经原穴，乃本经原气留止的部位，与三焦有着密切关系，是调整人体气化功能的要穴，具有通经活络、行气开窍、疏风解表、清热散寒、通降肠胃、镇静安神之功。

曲池，为手阳明大肠经穴，乃本经脉气所入，为合穴，按“合治内腑”的道理，本穴具有通调腑气、疏风解表、调和气血、消肿止痛之效。

合谷与曲池二穴相合，通经接气，清热散风，为清理上焦之妙法。盖轻清之气皆能上浮，头为诸阳之会，耳、目、口、鼻、咽喉为之清窍，禀清阳之气，曲池走而不守，合谷升而能散。以合谷之轻，载曲池之走，上行头面诸窍，以收其清散之功，故能扫荡一切邪秽，调整人体气化功能。用于治疗伤风、感冒、头痛、牙痛、喉痛、鼻衄证属风热为患、上扰诸窍者，以及上肢不遂，肘臂疼痛麻木，手指挛急，风疹块。

按：合谷、曲池伍用，出自《杂病穴法歌》：“头面耳目口鼻病，曲池、合谷为之主。”周老传承古人之法，常用合谷与曲池这一对穴治疗上焦、头面部之实热证。

十六、外关与足临泣

外关穴，是手少阳三焦经的常用腧穴之一。《针灸甲乙经》载："耳焞焞浑浑，（聋）无所闻，外关主之。"《铜人腧穴针灸图经》载："治肘臂不得屈伸，手五指尽痛不能握物，耳聋无所闻。"《八法八穴歌》载："伤寒自汗表烘烘，独会外关为重。" 本穴主治头痛、偏头痛、颊痛、目赤肿痛、耳鸣、耳聋等头面五官疾患；热病；胁肋痛，上肢痹痛，肘部酸痛，手臂疼痛，肋间神经痛；瘰疬。现代临床常用于治疗偏头痛、高热、神经性耳聋、肋间神经痛、落枕、急性腰扭伤等。

足临泣穴，为足少阳胆经上的主要穴位之一，主治头痛，目外眦痛，目眩，乳痈，瘰疬，胁肋痛，疟疾，中风偏瘫，痹痛不仁，足跗肿痛，以及胆经头痛、腰痛、肌肉痉挛、眼疾、胆囊炎、中风、神经官能症等。《针灸大成》载："乳肿痛，足临泣。"《类经图翼》载其主治"胸满气喘，目眩心痛，缺盆中及腋下马刀疡，痹痛无常"。《医宗金鉴》载："中风手足举动难，麻痛发热，筋拘挛，头风肿痛连腮项，眼赤而疼合头眩。"

足临泣通带脉，外关通阳维脉，两者合于目锐眦、耳后、颊、颈、肩，临床上常用于眼病、耳鸣、耳聋、偏头痛、高血压、胁肋痛、三叉神经痛及少阳所过之处的病变。

按：外关与足临泣这一对穴常常被周老用于治疗耳鸣、耳聋之症。周老认为手少阳三焦经、足少阳胆经循行均入络于耳中，外关为手少阳三焦经穴位，足临泣为足少阳胆经穴位，二穴属同名经的穴位，均为八脉交会穴，一上一下，共解少阳之郁热，尤与耳门透听会、翳风局部穴位相配，共奏启闭通窍之功，因而可治疗急性肝胆火旺之耳聋、耳鸣。周老创立的针灸"通耳方"中即有外关与足临泣这组对穴。

十七、太冲与光明

太冲，别名大冲，属足厥阴肝经。《灵枢·本输》载："太冲，行间上二寸，陷者之中也。"《子午流注·说难》载："太冲乃足厥阴肝所注之输穴，肝藏血，女子太冲脉盛，则月事以时下，太冲又为九针十二原之原穴，五脏禀受六腑水谷气味精华之冲衢，故曰太冲。”本穴主治中风、眩晕、月经不调、痛经、黄疸、胁痛、癃闭等。

光明，属足少阳胆经之络穴，有联络肝胆气血的作用。光明，光彻明亮也。本穴物质为阳辅穴传来的湿热风气，上至本穴后，此气吸热而变为纯阳之气，天部的水湿尽散并变得光彻明亮，故名。

按：周老在临床上常用太冲与光明这组对穴治疗各种目疾。周老认为太冲为足厥阴肝经之原穴，肝开窍于目，光明穴为足少阳胆经之络穴，胆经循行至目外眦后方，肝胆经互为表里经，太冲与光明为经典的原络配穴，理应成为治疗目疾的对穴。

十八、章门与合谷

章门穴，别名长平、季肋，隶属于足厥阴肝经，还是脾之募穴，八会穴之脏会，肝、胆经交会穴。《针灸甲乙经》载“腰痛不得转侧，章门主之”，《备急千金要方》言其“主食饮不化，入腹还出，热中不嗜食，若吞而闻食臭，伤饱，身黄，酸痛羸瘦”，《类经图翼》记载其“主治两胁积气如卵石，膨胀肠鸣，食不仅经，胸胁痛”，本穴主治腹痛腹胀、肠鸣泄泻、胁痛身黄、痞积痞块等。

合谷穴，属手阳明大肠经，为大肠经原穴，属阳主表，取清走衰，宣泄气中之热，升清降浊，疏风散表，宣通气血。主治发热、头痛、目赤肿痛、鼻衄、咽喉肿痛、齿痛、耳聋、面肿、口眼㖞斜、中风口噤、热病无汗、多汗、消渴、黄疸、痛经、经闭、滞产等。

按：王肯堂《证治准绳》载：“呃逆，即《内经》所谓哕也。”呃逆症是传统的针灸适应证之一。周老传承了金针王乐亭与国医大师贺普仁的临床经验，针灸治疗呃逆取穴往往以左侧章门、右侧合谷为对穴。脾主升清，章门为脏之会，脾之募穴，肝胆经之气交会于此，属周身气机之要塞，左升右降，故取左章门；合谷乃行气之大穴，降浊之功效卓越，故选取右合谷。清气升而浊气降，各行其道，气机调畅，则呃逆立止。周老针灸治疗呃逆取左侧章门、右侧合谷，往往配合百会、神庭、攒竹，必要时加用金针王乐亭“老十针”（即上脘、中脘、下脘、气海，双侧的天枢、内关、足三里）以和胃降逆，为了加强和胃降逆之功再加上双侧梁门、公孙。

十九、支沟与阳陵泉

支沟属手少阳三焦经，为手少阳三焦经之经穴。《针灸甲乙经》载："暴喑不能言，支沟主之。"《铜人腧穴针灸图经》载："治热病汗不出，肩臂酸重，胁腋痛，四肢不举，霍乱呕吐，口噤不开。"《类经图翼》载："凡三焦相火炽盛，及大便不通，胁肋疼痛者，俱宜泻之。"可清解少阳，通利耳窍，又有活络止痛、泄热通便之功。

阳陵泉属足少阳胆经，为足少阳胆经之合穴，还属八会穴之"筋会"。历代针灸医家将之列为要穴，亦与其主治有关。如《灵枢·邪气脏腑病形》载"胆病者，善太息，口苦，呕宿汁，心下澹澹，恐人将捕之，嗌中吤吤然，数唾，在足少阳之本末，亦视其脉之陷下者灸之，其寒热者，取阳陵泉"，此是治疗胆腑病证。该穴具疏泄肝胆、清热利湿、舒筋健膝之功，可治下肢痿痹、麻木、膝膑肿痛、脚气、胁肋痛、口苦、呕吐、黄疸、小儿惊风。现代多用于坐骨神经痛、肝炎、胆囊炎、胆道蛔虫症、膝关节炎、小儿舞蹈病等。

两穴均属于少阳经穴，同名经经气相通，且两穴均为两经要穴，"合主逆气而泄""输主体重节痛"，两穴相配，可增其疏肝利胆、泄热通便、解痉止痛、通利耳窍之功效。临床常用于治疗耳聋、耳鸣、胁肋疼痛、便秘热病、下肢痿躄疼痛、胆结石、胆囊炎、胆道蛔虫绞痛、口苦呕吐、小儿惊风等。

按：周老认为，二穴均具清热通下之功，可疏利三焦之气，"三焦主气所生病"，故此二穴相合可利三焦之气以通便、清少阳胆腑之火以利胸胁，因此周老常用此对穴与他穴相合治疗便秘、胸胁痛、带状疱疹等疾病。

二十、承光与承泣

承光为足太阳膀胱经的穴位，有清热凉血、明目止痒的作用。因该穴主要治疗眼部疾病，重新使眼部承受光明，故名承光。《针灸大成》云："主风眩头痛，呕吐心烦，鼻塞不闻香臭，口㖞，鼻多清涕，目生白翳。"

承泣为足阳明胃经的腧穴。本穴在瞳孔下，当人泣时，本处承受泪水，针此有收泪之效，故名承泣。阳明为多气多血之经，又为眼部邻近穴，目得血而视，故有养血明目之功。《针灸大成》云："主目冷泪出，上观，瞳子痒……眼赤痛，耳鸣耳聋。"

按：周老认为，两穴相配，虽非一经，但均为目之邻近穴，可共达清热祛风、凉血明目之效，兼可治鼻病及口眼㖞斜。周老临床常联合应用此二"承"穴，治疗目赤肿痛、目翳而痒、头痛目眩、夜盲近视、迎风流泪、伤风鼻塞、眼睑瞤动、口眼㖞斜等病证。

二十一、关元与归来

关元穴，属任脉，为足三阴、任脉之会，小肠募穴。位于脐下三寸处，有培元固本、补益下焦之功，凡元气亏损均可使用。《针灸大成》载："主积冷虚乏，脐下绞痛，流入阴中，发作无时，冷气结块痛；寒气入腹痛，失精白浊，溺血七疝，风眩头痛，转脬闭塞，小便不通黄赤，劳热，石淋五淋，泄利，奔豚抢心，脐下结血，状如覆杯，妇人带下，月经不通，绝嗣不生，胞门闭塞，胎漏下血，产后恶露不止。"

归来是足阳明胃经的腧穴，阳明经为多气多血之经，该穴位于下腹部，是泌尿生殖器官的邻近穴，因此该穴既有补肾固涩之功，又有养血调经之效。

按：关元配归来有补元益气、养血调经之功，主治妇科病（闭经、痛经、月经不调、不孕、阴挺带下等），男子阳痿、遗精、早泄多尿、尿闭、不育等，还可治疗腹痛、泄泻、疝气、脱肛等杂病。两穴相配，既补元气，又可养血，先后天相配，是周老在临床中治疗不孕不育的一组不可或缺的对穴，尤其在妇科病中应用更广。

二十二、梁门与梁丘

梁门属足阳明胃经，为腹部穴位。《针灸甲乙经》载："横木为梁，又迎前山岭为山梁，均含有横直之意。"《难经》记载："心之积名曰伏梁，起脐上，大如臂，上至心下。"梁门为治心下痞满积聚之伏梁病的常用穴，凡心阳失律、横胀塞满、类似潜伏之横梁者，可以取此，即破横亘之梁，开通澈之门，故称之"梁门"。其解剖位置上靠近脾、胃等脏，为足阳明胃经的常用腧穴，有温中散寒、健胃消食、理气止痛等功效。

梁丘属足阳明胃经，属足阳明胃经之郄穴，郄穴是各经脉在四肢部经气深聚的部位，多位于四肢肘膝关节以下，梁丘穴是16个郄穴中唯一一个在肘膝关节以上的郄穴，郄穴多用于治疗急症、痛证、血证。《针灸甲乙经》载："大惊乳痛，梁丘主之。"梁丘可用于治疗胃痛、膝痛、乳痈等。

按：两穴均为足阳明胃经要穴，共有一个"梁"字，便于一同记忆。两穴合用，有温中散寒、解痉止痛之功，善于治疗急性病证，尤善胃部之急症。周老临床常合用以治疗急慢性胃脘痛，如气滞型胃痛、恶心呕吐、胃腹胀满、食欲不振、乳痈乳痛等。

二十三、至阳与膈俞

至阳穴为督脉上的穴位，在第7椎节下，两膈俞之中间。背为阳，横膈以下为阳中之阴，横膈以上为阳中之阳，故该穴名为至阳。出自《针灸甲乙经》："寒热懈懒，淫泺胫酸，四肢重痛，少气难言，至阳主之。"

膈俞，属足太阳膀胱经，八会穴之血会。在背中，当第7胸椎棘突下，旁开1.5寸。在同一水平上居于至阳穴左右。《难经》载："血会膈俞。"疏曰："血病治此。盖上则心俞，心生血，下则肝俞，肝藏血，故膈俞为血会。又足太阳多血，血乃水之象也。"

按：周老认为至阳、膈俞位于胸膈之外，可交通上下，调节阴阳，理血调气，在临床过程中，二穴合用主治胸肋胀痛、腰脊疼痛、癫狂痫、小儿惊风、潮热盗汗、呕吐呃逆、胸痹心痛、一切血证及皮肤病等，常常取得满意疗效。

二十四、廉泉与天容

廉泉穴，位于颈前区，是任脉的主要穴位之一。出自《灵枢·热病》，廉，含清、洁之意，穴在结喉上，舌本下，因喻舌下腺体所出之津液，犹如清泉，故而得名。

天容穴是手太阳小肠经上常用的腧穴之一。天，天部也。容，容纳、包容也。该穴名意指小肠经气血在本穴云集汇合。

廉泉是任脉与阴维脉的交会穴，也是咽喉部的邻近穴，具有清热利咽，解语息风和通经活络之功；天容为小肠经的腧穴，又是双耳及咽喉部的邻近穴，有清解少阳、通利耳窍之效。

按：周老将两穴配伍而用，具有清热泻火、息风解语之功效，是临床上治疗中风失语、吞咽困难的一组常用对穴，称为“中风解语方”。两穴三针的针刺方向均是向舌根方向斜刺，针刺深度约1.2寸。除此之外，临床还用于治疗耳鸣耳聋、咽喉肿痛、暴喑失音、舌下肿痛、中风引起的舌缓流涎或舌强不语等。

二十五、神门与三阴交

神门，心藏神，穴为神所出入之门，故名神门。该穴为手少阴心经的原穴，具安神宁心、清火凉营、清心热、调气逆之功，可治疗心痛、心烦、惊悸、怔忡、健忘、失眠、痴呆、癫狂痫、晕车等心与神志病证，以及高血压、胸胁痛病证；现代常用于治疗心绞痛、无脉症、神经衰弱、癔症、精神分裂症等。

三阴交，为足太阴脾经常用腧穴之一，为足三阴经（肝、脾、肾）的交会穴，故名三阴交。该穴为足太阴、厥阴、少阴之会，可助运化、疏下焦、调血室、祛风湿。主治肠鸣、腹胀、腹泻、月经不调、带下、阴挺、不孕、滞产、遗精、阳痿、遗尿、心悸、失眠、高血压、下肢痿痹及血虚阴亏之证。

按：周老认为，神门为手少阴心经的原穴，具宁心安神、清火凉营之功；三阴交为足太阴脾经之腧穴、足三阴经（肝脾肾经）交会穴，具健脾补血之功。该二穴相合益气养血，宁心安神，故可用于心脾两虚型的不寐、惊悸等证。

二十六、太渊与太白

太渊穴，属于手太阴肺经腧穴，为输（土）、原穴。肺朝百脉，脉会太渊；肺主气、主呼吸，气为血之统帅，故太渊穴为补气复脉之要穴。《针灸甲乙经》云：“唾血振寒嗌干，太渊主之。”《玉龙赋》载：“咳嗽风痰，太渊、列缺宜刺。”《医宗金鉴》载：“主治牙齿疼痛，手腕无力疼痛，及咳嗽风痰，偏正头疼等症。”

太白穴，属足太阴脾经腧穴，为输（土）、原穴。作为输穴，“输主体重节痛”；作为脾经原穴，可健脾益气。本穴主治肠鸣、腹泻、腹胀、胃痛、便秘等脾胃病证。现代常用于治疗急慢性胃炎、急慢性肠炎、神经性呕吐、消化不良等。《针灸大成》云："主身热烦满，腹胀食不化，呕吐泄泻脓血，腰痛，大便难，气逆，霍乱腹中切痛，肠鸣，膝股胻酸转筋，身重骨痛，胃心痛，腹胀胸满，心痛脉缓。"《针灸甲乙经》云："身重骨萎不相知，太白主之。"

按：周老将太渊穴与太白穴配伍使用，多用于肺脾两虚，特别是气虚兼见脾虚证的患者。这类患者不一定有咳嗽、气喘的肺系症状，但是会有明显的脾胃虚弱、消化不良、腹胀纳差等表现，同时兼见倦怠乏力、出虚汗等气虚表现。

二十七、太溪与太冲

太溪穴为足少阴肾经的原穴、输穴，主治肾虚证，阴虚五官病证，肺系疾患，腰脊痛及下肢厥冷、内踝肿痛，消渴，小便频数，便秘。《针灸甲乙经》记载该穴可治疗"热病烦心，足寒清，多汗"。《针灸大成》云："主久疟咳逆，心痛如锥刺，心脉沉，手足寒至节。"《医宗金鉴》载该穴主"消渴，房劳，妇人水蛊，胸胁胀满"。《备急千金要方》载"太溪、少泽主咽中干，口中热，唾如胶"。

太冲穴为足厥阴肝经的原穴、输穴，主治头痛、眩晕、疝气、月经不调、癃闭、遗尿、小儿惊风、癫狂、痫证、胁痛、腹胀、黄疸、呕逆、咽痛嗌干、目赤肿痛、膝股内侧痛、足跗肿、下肢痿痹、夜晚磨牙。现代常用于治疗脑血管病、高血压病、青光眼、面神经麻痹、癫痫、肋间神经痛、月经不调、下肢瘫痪等。

按：周老在治疗失眠、耳鸣、高血压、头痛、眩晕等疾病时，会将两穴联合使用。太溪与太冲穴皆为本经原穴。原穴是脏腑的原气经过和留止的部位，故针刺二穴有补益肝肾、平肝潜阳之功。现代研究表明，针刺太冲配太溪穴能够激活右侧额叶、右侧颞叶、左侧海马、右侧小脑等多个脑功能区，证明通过多个脑功能区的协同作用，可治疗相关疾病。此外，在治疗月经不调等妇科疾病时，周老认为肾藏精为先天之本，肝藏血为血之所聚，遵循"肝肾同源"理论，取此二穴平补平泻，配合肝俞、肾俞以滋补肝肾而生精血，月经不调得愈。

二十八、中脘与气海

中脘穴属任脉，为任脉、手太阳与少阳、足阳明之会。本穴为胃之募穴、八会穴之腑会，别名上纪、太仓、胃脘，主治胃痛、呕吐、呃逆、反胃、腹痛、腹胀、泄泻、痢疾、疳疾、黄疸、水肿。现代常用于治疗胃炎、胃痉挛、胃溃疡、胃下垂、食物中毒、癫痫、精神病、神经衰弱等。《针灸甲乙经》载“胃胀者，腹满胃脘痛，鼻闻焦臭，妨于食，大便难”，“心痛有塞，难以俯仰，心病冲胃，死不如人”，“腹胀不通，寒中伤饱，食饮不化”。

气海穴同样属任脉，别名脖胦、下气海、下肓、丹田穴等，具有益气助阳、调经固经的作用。主治腹痛、泄泻、便秘、遗尿、疝气、遗精、阳痿、月经不调、经闭、崩漏、虚脱、形体羸瘦、儿童发育不良。本穴有强壮作用，为保健要穴。

按：周老认为中脘穴为胃之募，腑之会，又系手太阴少阳、足阳明、任脉之会所，故可用治一切腑病（胃、胆、胰腺、大小肠），尤以胃的疾患为先，有疏利中焦气机、补中气、疏理中气之效。中医认为脾胃为后天之本，中脘穴可作为调理后天之本的首选穴。气海是针灸保健要穴。《铜人腧穴针灸图经》载：“气海者，是男子生气之海也。”此穴有培补元气、益肾固精、补益回阳、延年益寿之功，可补益先天之本。此二穴联用，可以先后天之本同补同调，功显效专。

二十九、气海与三阴交

气海穴属奇经八脉之任脉穴，是人体保健穴之一。气海穴为先天元气汇聚之处，主一身之气机，故可补元气、益中气，还可行气。《胜玉歌》言：“诸般气症从何治，气海针之灸亦宜。”气海穴具有大补元气、升举阳气、补益肾气、调理下焦气机的作用，是治疗一切真气不足、中气下陷、久治不愈的慢性疾病和下焦气机失调之要穴。

三阴交穴属足太阴脾经，为脾经要穴，又为足太阴脾经、足少阴肾经、足厥阴肝经三阴经交会穴，故刺三阴交可疏肝理气、健脾补肾。脾肾双补，先后天相资共济，治疗范围广泛，同时还为十总穴之一，所谓“妇科三阴交”，说明三阴交穴本身在治疗妇科病方面疗效显著。《针灸大成》《针灸甲乙经》《铜人腧穴针灸图经》等经典都有许多关于三阴交穴主治的记载，不一一列举。临床多用于治疗妇科疾病、脾胃病、泌尿系等疾病。

按：气海与三阴交穴配合使用，可气血双补、益气养血、行气活血，是治疗男女科疾病常用的一对效穴。周老临床常用于治疗月经不调、痛经闭经、腹痛泄泻、虚脱汗出、遗精遗尿、阳痿早泄、失眠头晕、心悸气短等症。

三十、关元与足三里

关元穴，属任脉与足三阴经之交会穴，为小肠之募穴，临床应用广泛。《医经精义》云“元阴元阳交关之所”，故名关元。关即关藏，元即元气，为关藏人体元气之处。可见此穴的重要性。《针灸甲乙经》记载：“奔豚寒气入小腹，时欲呕，伤中溺血，小便数，背脐痛引阴，腹中窘急欲凑，后泄不止，关元主之。石水，痛引胁下胀，头眩痛，身尽热，关元主之。胞转不得溺，少腹满，关元主之。暴疝，少腹大热，关元主之。女子绝子，衃血在内不下，关元主之。”关元穴主治范围广，可治疗泌尿生殖系统、妇科、胃肠道、虚劳等多系统疾病，是人体保健要穴。本穴功可补元益气，温肾健脾、育阴潜阳，引火归原、补肾固脱，回阳救逆、温中散寒，理气止痛、补肾纳气，温阳利水。

足三里，为足阳明胃经合穴，胃之下合穴，为胃经要穴。《灵枢·四时气》载：“著痹不去，久寒不已，卒取其三里。肠中不便，取三里。”《针灸真髓》曰：“三里养先后天之气，灸三里可使元气不衰，故称长寿之灸。”足三里亦为人体补虚保健之大穴，临床主治范围广，善治胃肠道、虚劳、水肿、下肢痿躄等疾病。有补中益气、通经活络、疏风化湿、扶正祛邪等功用。

按：关元与足三里相配，是周老临床上常用于治疗虚劳诸证的对穴。关元为人体元气所出之处，为先天之本，可补元益气；足三里为足阳明胃经合穴，阳明经多气多血，为后天之本，可健脾和胃，培补后天生化之原。两穴相配，先后天相资共济，可治疗诸虚百损、真阳欲脱，还可保健延年。如张景岳在《类经图翼》中所言“关元主诸虚百损……但是积冷虚乏，皆宜灸，多者千余壮，少亦不下二三百壮，活人多矣。然需频次灸之，乃下兼三里，故曰：若要丹田安，三里不曾干”。

三十一、血海与膈俞

血海属足太阴脾经腧穴，有化血为气，运化脾血之功能，为人体足太阴脾经上的重要穴位之一。《素问·五脏生成》云："肝受血而能视，足受血而能步，掌受血而能握，指受血而能摄。" 血为人体重要组成物质，"血为气之母""治风先治血"，说明此穴的重要性。《针灸甲乙经》载："若血闭不通，逆气胀，血海主之。"《针灸大成》言血海主"暴崩不止"。《类经图翼》言："主带下，逆气，腹胀。" 总之，本穴有健脾化湿、通经活络、理血调经等功效。

膈俞属足太阳膀胱经，属于八会穴之血会，有养血和营、理气宽胸、活血通脉等作用。功擅活血、养血、理血，作用类似于中药当归。临床常用于治疗各种血证、膈肌痉挛、皮肤瘙痒等症。

按：周老认为，血海与膈俞都善于治血，两者又各有特点，血海治血偏补血养血，而膈俞偏向活血行血，两者相配，可起到互补作用，相互促进，调理周身气血，两穴共取可活血通络，养血润燥，凉血解毒，理气调经。周老临床上常二穴合用以治月经不调、崩漏带下、呃逆呕吐、气喘咳嗽、吐血衄血、潮热盗汗及各种皮肤病等。

第三节
常用针灸处方

针灸处方是指针对病情的需要，在中医基本理论的指导下，以辨证施治为原则，结合腧穴的功能特性，再选用具有一定协同作用的腧穴，严密组织，加以配伍而形成的一组穴位。穴位组方得当与否，直接关系到临床的治疗效果。因此，合理的组方要做到有法有方，有方有穴，穴位有主有从，方能协同增效。

一、四神方

组成：四神聪、神门、本神、神庭、百会。

功用：益气升阳，清热泻火，安神定志。

主治：可用以治疗一切情志病。

方义：百会穴，别名“三阳五会”，属督脉，位于前发际正中直上5寸，为手足三阳经及督脉的阳气交会之处。据《针灸大成》记载，百会又名三阳、五会、颠上与天满。百会有安神定志、安神镇静、益气升阳之功。如《针灸大成·心邪癫狂门》载，“多言：百会”“喜哭：百会、水沟”。神庭穴，属督脉，别名发际、天庭、督脉，是足太阳膀胱经、足阳明胃经、督脉的交会穴。此穴在前额部，如脑室之前庭，故名神庭。可安神定志，多用于不寐及郁证的治疗。百会、神庭均为督脉经穴，二者相配，可发挥较强的镇静安神、开窍健脑作用。本神，属足少阳胆经，是足少阳胆经、阳维脉的交会穴。本即根本，神即神志，神庭旁，内为脑之所在，脑为元神之府，主神志，为人之根本，故名本神。本穴常用于定惊安神、止痛解痉，主治神志、头项等疾患。四神聪为经外奇穴，有宁心安神、开窍醒神之功，主治情志神志相关及耳目不聪等病证，故名四神聪。神门为心经原穴，可治疗不寐、心烦、惊悸怔忡、健忘、痴呆等心与神志病证，具有补益心气、安定心神之功。

周老临证强调治病当先治神，不要只看到躯体生理、病理的表现，更要着重考虑患者的精神、心理因素。治患者之神，突出调治病者精神、心理状态和调动患者元神的整体调控作用，创立治神主方“四神方”作为针灸治神的基本方。其中神庭、本神、四神聪、神门四个穴名都带有“神”字，这些带有“神”字的穴位都具有醒脑开窍、镇静安神、填髓益智之作用。四神方是体现周老“治病先治神”理论的最主要针灸处方，被广泛应用于各类疾病的临床。周老认为，百会穴具有安神镇静、清热泻火的功效，与神庭有良好的醒神安神等功用。神庭穴则是机体内神所汇聚的地方，神在神庭则神志安定，该方是治疗不寐及情志病的主方，其目的是使人体“精神内守，真气从之”。周老临证中，凡出现以精神、情志、记忆、思维为主要病变的疾病，包括小儿多动症、抽动症、脑瘫、失眠、中风、眩晕、痴呆等，均将“四神方”作为主方。而耳聋耳鸣、各种疼痛、银屑病、湿疹、痤疮、带状疱疹、黄褐斑等多种皮肤病以及面肌痉挛、月经不调等多种妇科疾病，若病程日久也与精神、情志密切相关，在治疗原发病同时使用“四神方”亦往往获得佳效，充分体现了四神方的重要性。

二、重镇安神方

组成：百会、风府、大椎、陶道、身柱、神道、至阳、筋缩、脊中、悬枢、命门、腰阳关、长强、风池、后溪、申脉。

功用：重镇安神，强腰壮脊；通经活络，解痉息风。

主治：癫、狂、痫、烦躁、不寐、儿童多动症与抽动症、腰脊疼痛、下肢痿躄、项背拘急、角弓反张、颤证等。

方义：“督脉十三针”方出自著名针灸大师金针王乐亭，原方主要用于治疗瘫痿、半身不遂、癫狂痫、风寒湿痹等病证。周老深刻领会到督脉统领一身之阳气，通过选取督脉穴位以达到温阳散寒、镇静息风的目的。“督脉十三针”为周老临床常用重镇安神穴方，广泛应用于帕金森病、小儿抽动症、躁狂症、癫痫等疾病。因其温阳散寒作用较强，临床常用于背部畏寒患者。加风池穴以加强息风止痉的功效。后溪穴通督脉，取之可以加强温阳散寒之功，申脉为足太阳膀胱经穴位、八脉交会穴通阳跷脉，可以调节人体的运动功能。

三、补益安神方

组成：肺俞、心俞、肝俞、脾俞、肾俞、膈俞。

功用：补五脏，调气血，安神定志。

主治：心悸气短、腰酸乏力、失眠健忘、食欲不振、面色无华、月经量少、中风后遗症及一切虚劳损伤等。

方义：通过选取五脏的背俞穴达到补益脏腑气血、调节水液代谢、息风止痉的功效。原方出自著名针灸大师金针王乐亭，具有调气和血、调理阴阳、扶正固本的功能。临床广泛用于治疗虚损、不寐、中风、月经不调、癫狂痫等病证。周老根据中医学的藏象学说理论，进一步扩展了该方的应用范围，使之成为“治神”系列处方的组成部分。通过针刺五脏背俞穴和“血会”膈俞穴，调节脏腑气血，进而达到调节精神情志活动的目的。

四、颈四针方

组穴：颈椎第 4 ～ 7 椎棘突下。

功用：散寒解表，通经止痛。

主治：颈项、肩背脊痛，外感病证等。

方义：颈四针方中大椎穴与另三穴均位于督脉上，督脉为阳脉之海，针刺此方既可散寒解表，又可通经止痛。周老临床常应用“颈四针”穴方配合针刺天柱、落枕穴、风池、绝骨治疗头颈、项背、脊柱等部位的痛证，疗效显著。“颈四针”是周老长期临床工作中总结的治疗颈椎病的经验方。周老将颈四针定位于颈椎 7、6、5、4 椎体棘突下缘凹陷处，毫针直刺 1 寸左右。其中第 7 椎体棘突下即大椎穴，是三阳、督脉之会。该四穴均位于督脉循行部位之上，督脉为“阳脉之海”，针刺四穴可调督益肾、补阳益气、散风通络，治疗颈项强直、角弓反张、肩颈疼痛、颈肩部肌肉痉挛、颈椎病、落枕等颈肩部疾病可发挥重要作用，临床每获佳效。

五、腰五针

组成：大肠俞（双）、十七椎、秩边（双）。

功用：补肾散寒，解表通络，运行气血。

主治：腰肌劳损、腰骶神经根炎、强直性脊柱炎、腰椎骨质增生、腰椎间盘突出、腰部扭挫伤、腰腿风湿病及坐骨神经痛等。

方义：腰痛多因年老肾气虚衰，或久卧寒湿，或强努持重，扭挫外伤引起，主要症状为腰痛、腿痛或腰痛窜至腿部，轻者腰腿酸痛不舒，活动不受限制，重者不能俯仰，功能受限。本病多与天气变化有关，劳累后可加重。《素问·脉要精微论》云："腰者，肾之府。"足太阳膀胱经"抵腰中"，督脉"挟脊抵腰中"，可见腰痛与足太阳膀胱经、督脉关系密切。大肠俞位于第4腰椎棘突下，后正中线旁开1.5寸，属足太阳膀胱经，膀胱主表与肾相为表里，有补肾散寒、解表通络之功，在《铜人腧穴针灸图经》中记载该穴可治腰痛，该穴正当腰背筋膜、最长肌和髂肋肌之间，是腰痛、腰腿痛的好发部位，为局部取穴。十七椎位于第5腰椎棘突下，属督脉，故该穴可以强腰壮背，通督散寒，直达病所。秩边横平第4骶后孔，骶正中嵴旁开3寸，属足太阳膀胱经，是肾府的邻近穴，能补益肾气，祛散寒邪，《针灸甲乙经》记载其可治疗腰痛脊急，周老提出用其疏通经络止痛，可治疗腰部及下肢疾患，其功效比环跳穴更佳。三穴是腰部气血游行之处，刺灸三穴可以运行气血，通经活络，左右共五针治疗腰腿痛每每收到较好效果。应用腰五针治疗腰腿痛时手法用补法，局部可加灸。扭挫伤者施以泻法，局部可放血拔罐。

六、调气止痛方（络穴止痛方）

组成：列缺、丰隆、蠡沟。

功用：行气解郁，化痰通络，活血止痛。

主治：广泛应用于各种疼痛性疾病，如偏头痛、血管紧张性头痛、高血压头痛、三叉神经痛、胁肋痛、痛经、泌尿系结石绞痛、胆道蛔虫症、胆结石绞痛、胃痉挛疼痛等。

方义：列缺为手太阴肺经的络穴。《席弘赋》载："列缺头痛及偏正。"《灵光赋》曰："偏正头痛泻列缺。"肺主一身之气，参与宗气的形成，通过宗气调节各脏腑组织器官的功能活动。肺朝百脉，具有调节全身气血的作用。同时手太阴肺经又与手阳明大肠经相联络互为表里，阳明经系多气多血之经脉，因此列缺一穴，可通调一身之气，运全身之血，从而达到止痛的作用。丰隆为足阳明胃经的络穴，《针灸甲乙经》记载丰隆治"厥头痛"，《备急千金要方》又载，丰隆"主胸痛如刺，腹若刀切痛"。阳明经多气多血，丰隆不仅具有行气化痰之功，而且具有活血止痛之效。蠡沟为足厥阴肝经的络穴。肝为风木之脏，喜条达而恶抑郁，肝气郁结，最易导致气机不宣，血行不畅，从而发生经脉痹阻而出现多种痛证。肝主疏泄，通调人体气机，疏泄功能正常气机通畅，人的情志活动正常，既不过于兴奋，也不过于抑郁，故蠡沟可以调理气机，运行气血，化瘀止痛。该穴方选用三个络穴，故又称"络穴止痛方"。因络脉为经脉之次，有温煦濡养脏腑、排出代谢产物的作用。络脉中的气血具有双向流动的特点，既能离经脉方向流动而布散于脏腑组织、皮毛肌腠，又可以向经脉方向流动而注入经脉。络穴是络脉从经脉分出的部位，所以它具有联络表里两经的功能，对调节气血有着重要的作用。

周老以此为基础方，广泛应用于各种疼痛性疾病治疗中。周老认为诸多痛证中气滞者占十之七八，气滞的形成又多与肝气郁结有关。如头痛、胸胁痛以及妇女的月经痛等，都是由于肝气郁结、经脉闭阻而致。因此治痛的总则在于疏肝理气、活血化瘀，从而达到止痛之效。在长期临床实践中，其创造性地联合应用三络穴以疏肝理气，活血化瘀，通络止痛。周氏"调气止痛方"所选三穴位于人体四肢远端，取穴方便，皆为络穴，开辟了一种新的配穴方式，为临床医生治疗各种痛证提供了新的选穴思路。

七、针灸化痰方

组成：丰隆、中脘、列缺、内关、公孙五穴。

功用：理气化痰，健脾利湿。

主治：因脾虚气化不利、肺气失宣引起的各种痰证。

方义：针灸化痰方为祛痰的基本方，其中丰隆、中脘是主穴。明代楼英《医学纲目》中云："诸痰为病，头风喘嗽，一切痰饮，取丰隆、中脘。"丰隆穴是足阳明胃经的络穴，别走足太阴脾经，具有化痰的神效，化痰作用比较广泛，有形之痰与无形之痰均可应用。《玉龙歌》中云："痰多须向丰隆泻"；《玉龙赋》中云："丰隆肺俞，痰嗽称奇"。中脘为胃之募穴，八会穴之腑会。《医宗金鉴》载："中脘主治脾胃伤，兼治脾痛疟痰晕。"《行针指要歌》载："或针痰，先针中脘、三里间。"朱丹溪论痰最详，他认为痰乃脾失冲和、气阻津聚所致。若脾健恒常，气顺津畅，湿弗能聚，岂有成痰之理，从而主张"实脾土，燥脾湿"为治痰之本，"顺气为先，分导次之"为治痰之序。由此可知，"实脾燥湿"与"顺气"为治痰两大法则。周老秉承丹溪这一思想，因脾为生痰之源，故取足太阴脾经络穴公孙配合内关以实脾燥湿。又因肺主一身之气、肺为贮痰之器，故取手太阴肺经络穴列缺以理气化痰，针灸化痰方五穴主次分明、标本兼顾，成为针灸治痰之首方，临床上以此方化裁可适用于各种痰证。

八、针灸消痰方

组成：丰隆、中脘、列缺、内关、公孙，加上6寸金针曲池透臂臑，或在针灸化痰方基础上加上火针行速刺法点刺局部阿是穴。

功用：调气和血，消痰散结。

主治：适用于淋巴结核（瘰疬）、乳癖、子宫肌瘤、癥瘕痞块等痰凝气结之病证。

方义：6寸金针曲池透臂臑为一针透三穴，即曲池、手五里、臂臑，三穴均为手阳明大肠经穴，阳明经为多气多血之经，透此三穴，可起行气活血、疏通经络、逐瘀散结、化腐生肌之功。6寸金针曲池透臂臑原本只用于治疗淋巴结核（瘰疬），周老扩展到乳癖、子宫肌瘤、癥瘕痞块等病证。火针行速刺法点刺局部阿是穴治疗瘰疬、癥瘕、积瘤等为国医大师贺普仁所推崇，此法见诸古籍。《针灸聚英》载："破痈坚积结瘤等，皆以火针猛热可用。"《外科正宗》载："火针之法独称雄，破核消痰立大功。"火针行速刺法点刺局部阿是穴以治标，配合针灸化痰方以治本，标本兼治。

九、针灸涤痰方

组成：丰隆、中脘、列缺、内关、公孙、天枢，施以泻法而成。

功效：清热涤痰，理气通腑。

主治：多用于痰火互结、腑气不通之病证，如癫痫抽搐、腹胀腹痛、大便秘结等。

方义：针灸涤痰方穴位组成是在针灸化痰方基础上加上天枢，施以泻法而成。天枢穴属于足阳明胃经，位于脐旁两寸，恰为人身之中点，如天地交合之际，升降清浊之枢纽。人的气机上下沟通，升降沉浮，均过于天枢穴。《丹溪心法》记载："善治痰者，不治痰而治气，气顺则一身之津液亦随气而顺矣。"治气则诸痰可消。故针刺天枢穴能通过理气而间接达到化痰之目的。况且天枢穴为大肠之募穴，具有清泄阳明腑实之功。天枢穴本身即可治疗痰凝气结之癥瘕痞块，《针灸大成》中记述天枢穴主治妇人女子癥瘕，血结成块，漏下赤白，月事不时，主治病证大致相当于西医学的子宫肌瘤。综上所述，针灸涤痰方具有清热涤痰、理气通腑之效，多用于痰火互结、腑气不通之病证。

十、针灸豁痰方

组成：丰隆、中脘、列缺、内关、公孙、水沟、涌泉。

功效：清心泻火，豁痰开窍。

主治：多用于治疗中风昏迷、厥证、闭证、癫狂等痰蒙心窍之病证。

方义：针灸豁痰方穴位组成是在针灸化痰方的基础上加上水沟、涌泉，具有清心泻火、豁痰开窍之效。水沟为督脉穴，为清心泻火、镇静安神、开窍醒神之经验穴，是临床用于急救的要穴；涌泉为肾经井穴，具有滋水制火、醒神开窍之功。全方以针灸化痰方理气化痰，以水沟、涌泉开窍醒神，多用于治疗中风昏迷、厥证、闭证、癫狂等痰蒙心窍之病证。

清代医家何景才在《外科明隐集》中云"痰生百病形各色"，但是古今对于针灸治疗痰证少有论述。周老认为"百病兼痰""怪病多痰"，在多年针灸实践中逐渐形成了独特的"针灸治痰"四法和四方，这些构成了周老"针灸治痰"学术思想的核心，验之临床，多有奇效。

周老对于针灸治痰有其独到之处：其一，周老提出，痰的产生是湿聚而成，全身五脏六腑、上中下三焦与水液代谢息息相关的关键在于中焦、脾胃。“治病必求于本”，在这一主导思想指导下，周老通过多年临床经验的筛选，针对病机核心取穴，确定治痰的基本处方中主要穴位为中脘、内关、公孙、丰隆，这四个穴位无一不关乎中焦脾胃。其二，根据痰的部位、性质，设立了化、消、涤、豁四种治痰方法，并制定了针灸系列处方，其组方严谨，灵活变通，完全适用于临床需要。其三，周老在“化痰方”“消痰方”中列缺的应用，在“涤痰方”中天枢的应用，在“豁痰方”中水沟、涌泉的应用，都体现了他对穴位运用的娴熟，只有这样，才能真正做到“穴简而效宏”。

十一、针灸大承气方

组成：天枢、阳陵泉、足三里、丰隆。

功效：泄热通便，行气通腑。

主治：用于表邪入里化热，热盛灼津，炼津为痰，肠腑阻滞，腑气不通的实证便秘，症见腹胀腹痛、大便燥结不通、口干思饮、舌红苔黄腻、脉滑实有力等。

方义：方中天枢为大肠募穴，有调和肠胃、疏通大肠腑气之功，与丰隆配合，峻下泄热功力甚强。丰隆为胃经之络穴，其攻积通便之力最佳，不仅有攻逐顽痰之功，又具强力清热、导滞、降浊之效。阳陵泉是胆经合穴、胆之下合穴，针刺阳陵泉可清肝胆之热、疏肝胆之气，调和肠胃气机；足三里为胃经合穴，是治疗一切胃肠疾患的主穴，在本方中主要引气下行，降浊导滞，从而达到通便的作用，两穴相伍起到行气通腑的作用，助丰隆、天枢导滞通腑之效。四穴共奏泄热通便、通腑降浊、攻逐顽痰、消食导滞的功效。

十二、针灸润肠方

组成：天枢、支沟、照海、阳陵泉。

功效：升清降浊，润肠通便。

主治：主要用于老年或久病伤阴、气虚津亏之习惯性便秘者，症见腹胀便秘、气短乏力、食少纳呆等。

方义：方中天枢调肠胃、疏腑气；支沟为手少阳三焦经穴，疏通三焦气机以通腑气；阳陵泉为胆经合穴，疏通少阳气机以疏肝理气，支沟配伍阳陵泉加强运化和通便泻下作用；照海为肾经穴，肾主水，此穴可助水液蒸腾气化，以增液行舟之理，功专养阴生津润燥，与上述诸穴配伍，可达润肠通便之功。

十三、针灸补中益气方

组成：百会、中脘、气海、足三里、三阴交、太渊。

功效：调理脾胃，滋补肝肾，补益气血，升阳举陷。

主治：气虚血瘀之中风、胃脘痛、腹胀、腹泻、气短乏力、腰膝酸软、水肿、阴挺等。

方义：方中百会为督脉穴位，与手、足三阳经相交，总督一身之阳；气海为任脉穴位，总任一身之阴，为阴脉之海，为人体元气生发之处，有培补元气之效，与百会共用益气升阳；中脘为胃之募穴、腑会，又为手少阳、手太阳、任脉、足阳明经之会，脏腑精气会聚于此，足三里为胃之下合穴、胃经合穴，二穴相伍，健脾和胃，补益气血；太渊为肺经原穴，肺朝百脉，主一身之气，于本方中起行气活血之用，使气血补而不滞；三阴交为肝、脾、肾三条阴经的交会穴，可健脾益气、补血调经，兼补肝肾之阴，有培补精血、益阴助阳之用。

针灸补中益气方原为气虚血瘀型中风而设，后在治疗以中气不足、气血虚亏、气虚血瘀为病机的疾病时，常获得满意疗效，包括中气下陷之胃下垂、子宫脱垂、脾胃虚寒之过敏性结肠炎、脾肾两虚之水肿、甲状腺功能低下、重症肌无力、慢性支气管炎、慢性肝炎、肝硬化等长期慢性消耗性疾病、老年病、久病体弱等。此外，周老常加用绝骨穴补益髓海，治疗先天不足的智力低下、脑瘫，还常用于儿童抽动障碍的虚证患者，是中医异病同治法针灸临床应用的范例。

十四、醒神开窍方

组成：水沟、内关、涌泉、丰隆、手足十二井穴。

功用：豁痰息风，醒神开窍。

主治：中风闭证、神昏不语、高热便结、半身不遂。

方义：水沟是督脉与手足阳明经的交会穴，督脉起于胞中，上行入脑达颠，故针刺水沟可调督脉，御神机，疏通脑脉，开窍醒神，在颅脑损伤等神志类疾病中较为常用。涌泉穴为足少阴肾经，此穴位敏感度高，针之可开窍回阳，益髓滋阴，泄热启闭，醒神开窍。内关穴为八脉交会穴，手厥阴心包经络穴，络于手三阳经而通于任脉，合于阴维脉，刺之可调神开窍，益气行血，平衡阴阳，通调气血，化瘀通络，是治疗心、神志疾患及消化道疾患的常用穴，是"醒脑开窍法"的代表穴位之一，且该穴受刺激后可兴奋正中神经、脑干网状结构及丘脑下部，从而解除及减轻外伤引起的上行激动系统兴奋抑制状态，可改善脑循环，具有醒神开窍的功效。《扁鹊神应针灸玉龙经》载"痰多宜向丰隆寻"，丰隆穴是足阳明胃经络穴，沟通脾胃表里二经，有健脾调胃、化湿祛痰之效，为化痰要穴。手足十二井穴放血，按照十二经脉流注顺序依次点刺十二井穴，在从源头上调整脏腑功能、激发各经脉之气的同时，可通过指、趾端气血的交接逐渐串联起人体大循环中气血的运行，使全身的气血阴阳得以正常交接，从而达到治愈疾病的目的。放血疗法具有清热散肿、祛瘀生新，开窍泄热、疏利经气，和营调血、拔毒生肌的作用。《黄帝内经》有载"宛陈则除之者，去血脉也""病在经络痼痹者，取以锋针"。经络瘀阻不通的病证，应用刺血疗法可以起到活血化瘀、通经脉、调血气的作用，使旧血去而新血生，气血足而经行自利。放血疗法对于顽症痼疾具有良效，并且在中风病中应用较多。放血疗法在排除恶血、引邪外出、清除病理产物的同时，使新血复生、经气复行，兼具活血、生血、行气的三重功效，邪去经通、瘀去新生，则阴阳平衡、气血调和、经络得养。

十五、手足十二针

组成：曲池、内关、合谷、阳陵泉、足三里、三阴交。

功用：调和气血，通经活络，搜风祛邪，理痹止痛。

主治：高血压、中风偏瘫、痿证、四肢关节疼痛、屈伸不利等。

方义：曲池为手阳明大肠经之合穴，合谷为手阳明大肠经之原穴，本经多气多血，其气血壅滞不通，刺之可宣气行血。气血不足、运行无力者，又可助气行血。足三里为足阳明胃经的合穴，亦为多气多血之经，与曲池、合谷合用，同名相接，上下相通，助气运血，通经活络。阳陵泉为足少阳胆经的合穴，八会穴中的筋会穴，凡气血壅滞、经脉拘急之症，刺之均有舒利关节之效。内关为手厥阴心包经的络穴，具有开胸理气之功和镇静安神之效，特别是对中脏腑之闭证，尚有醒神开窍之用。三阴交为足太阴脾经之穴，为肝、脾、肾三条阴经的交会穴，与上述诸穴相合，实有从阳引阴、以阴配阳之意，既调气血，又通经络。上述六穴，左右同取，合之为十二穴，又都在肘膝关节以下，故名“手足十二针”，其组方之义，方名之妙，尽善尽美。本方常用于肝肾不足、气血衰少为主，加之风火相扇，痰湿壅盛，气血郁阻之上盛下虚、本虚标实之中风证，中经络之轻证，中脏腑之重证、闭证、脱证或中风先兆症状，或中风后遗症，均可通过不同手法应用于临床。遵“实则泻之，虚则补之”的原则，久病虚证用补法，宜轻刺激，进针深，留针时间长，出针快，出针后急按揉其穴；新病实证用泻法，重刺激，进针浅，留针时间短，慢出针，出针后勿按其孔。手法因人、因时、因病而定。

十六、回阳固脱方

组成：百会、素髎、神阙、关元、足三里。

功用：益气固脱，回阳救逆。

主治：中风脱证、神昏不语、肢冷汗出、二便失禁、呼吸微弱、半身不遂等，亦可用于中风恢复期、后遗症期久病瘫痪于床，脾肾阳虚证为主的面色不华、神疲少言、纳食不馨、大便溏薄、小便遗溺等患者。

方义：中风的基本病机总属阴阳失调，气血逆乱，病理基础则为肝肾阴虚，病理因素主要为风、火、痰、虚、瘀，若风阳痰火炽盛，耗灼阴精，阴虚及阳，阴竭阳亡，阴阳离决，则出现脱证。脑为元神之府，督脉入络脑，百会位于头顶，属督脉，内络于脑，醒脑开窍作用明显。素髎为督脉穴，督脉总督一身之阳，当人体阳气衰微欲脱之际，可益气升阳、固脱救逆，据西医学研究素髎有升压作用。神阙、关元为任脉穴，为人体阳气发出之处，有回阳救逆之效。足三里乃足阳明胃经的合穴，阳明胃经乃多气多血之经，后天之本，刺此者，不仅可以补益气血，而且有回阳之效，与上述诸穴相伍，可加强其救逆的作用。

十七、中风解语方

组成：廉泉、通里、天容、照海、中脘、内关、丰隆。

功用：化痰解语，息风通络。

主治：中风语言謇涩、吞咽困难、饮水发呛、半身不遂。

方义：廉泉、天容为咽喉部局部取穴，刺之可通调局部气血，使经脉畅通，而达言清语利之效。《针灸甲乙经》云："舌下肿，难以言，舌纵涎出，廉泉主之。"通里为手少阴心经络穴，心主血脉，为神明之府，开窍于舌，刺之可开窍醒神、解语通络。照海为足少阴肾经穴，肾经经脉"循喉咙，夹舌本……络心，注胸中"，通里、照海上下相应、水火相济、直达病所，因而可奏解语之效。周老认为"百病中，多有兼痰者，世所不知也"。中脘、内关、丰隆助化痰解语之功。

十八、平肝息风方

组成：百会、合谷、太冲。

功用：平肝潜阳，镇静安神，解痉息风。

主治：肝风欲动、头晕头痛、中风、惊痫抽搐、癫狂、脏躁不寐、风湿痹证。

方义：百会是督脉穴位，督脉为阳脉之海，统帅全身阳气，且位于人体之颠，为阳中之太阳，调节阳气要穴，脑为元神之府，具开窍醒神、安神镇静、益气升阳、清热泻火之功，有"一窍通百窍通"的作用，又有"治病先治神"的意义。应用补法时针尖向前，朝前顶穴方向平刺，刺入 1 寸左右，能益气升阳；应用泻法时针尖向后，朝后顶穴位平刺，刺入 1 寸左右，能清热泻火；平补平泻时垂直刺入约 0.3 寸，能镇静安神。合谷、太冲合而用之，称为"四关"，其功效颇多，可平肝潜阳，镇静安神，解痉息风。《灵枢·九针十二原》说："五脏有六腑，六腑有十二原，十二原出于四关，四关主治五脏。"合谷为手阳明大肠经的原穴，属金，以降为顺，太冲是足厥阴肝经的输穴和原穴，属木，以升为顺，阳明经多气多血，厥阴经少气多血，合谷配伍太冲，两者一气一血，一阳一阴，一腑一脏，一降一升，相互为用，可调节气血及机体阴阳平衡。

十九、祛风通络方

组成：大椎、风池、攒竹、阳白、四白、下关、颧髎、迎香、地仓、颊车、手三里、外关、合谷、足三里、太冲。

功用：祛风散寒，活血化瘀，通经活络。

主治：外感风寒或风热引起的面瘫及面瘫后遗症。

方义：周老认为风邪有内外之别，面瘫即外风所致。大椎为督脉穴，总督一身之阳，既有祛风散寒之功，又有清热泻火之效，可治疗热病疟疾、咳嗽气喘等。风池为胆经穴，具有祛风清热的作用，临床可治疗头痛、眩晕、目赤肿痛、中风、热病等。攒竹为膀胱经穴，膀胱主表，可清热解表、通经活络，亦有镇静安神之效，可治头面疾患和呃逆。阳白、四白、下关、颧髎、迎香、地仓、颊车均为头面局部穴，是邻近取穴，有通调面部气血、通经活络之功。手、足三里，既是同名经，又为同名穴，为多气多血之阳明经穴，二者相互配合，鼓舞周身气血运行，令气血上荣于面，为益气活血之要穴，可促进面瘫的恢复。合谷、太冲为四关穴。"面口合谷收"，合谷属阳主气，为大肠经之原穴，具有清热解表、疏风散邪、宣清肺气、通降胃肠的作用，主要作用于体表、头面和上肢部，《十四经要穴主治歌》说其"兼治头上诸般病"。太冲属阴主血，其位临下，为肝经之原穴，五行属木，肝为藏血之脏，用太冲可调和阴血，平肝潜阳，并兼有疏泄下焦湿热的功能。二穴相辅相成，互相制约，广泛用于临床。外关散风通络。诸穴相伍，加减相配，补泻兼施，可治各型及各期之面瘫。

二十、疏风散寒方

组成：大椎、风门、外关、合谷、列缺。

功用：疏风散寒，解肌发汗。

主治：风寒感冒、身紧无汗、四肢酸痛、头项不舒、咳嗽、打喷嚏、流清涕。

方义：大椎为督脉穴，功专疏风散寒，由于表虚卫外不固，风寒外袭而发病，针刺或加灸治疗，可助阳发汗，祛散风寒邪气。风门为膀胱经腧穴，膀胱主表，凡表邪侵入初期，针风门可疏风散邪外出。《针灸甲乙经》中有“风眩头痛，鼻不利，时嚏，清涕自出，风门主之”。外关为手少阳三焦经之穴，又为八脉交会穴之一，通于阳维脉，具有通经活络、行气止痛、清热解表的作用。阳维脉维系一身之阳，《难经·二十九难》言“阳维为病，苦寒热”，用之有和解少阳、除热散风的作用，故外关穴是治疗感受外邪的重要穴位，祛风散邪之功最佳。合谷为手阳明大肠经的原穴，具有疏风、散寒、清热之功，凡因外邪引起的头痛、鼻塞、咽痛、咳嗽等，均可刺合谷以治之。列缺为肺经络穴，具有解肌发汗之功，“头项寻列缺”，由于风寒束表引起的颈项不舒用之有效。合谷、列缺为原络配穴，可加强疏风解表、散寒祛邪之功。

二十一、散风清热方

组成：大椎、风门、外关、曲池、合谷、鱼际。

功用：疏风散邪，清热解毒。

主治：头痛怕风，咳嗽咽痛、身热微汗或无汗，口干微渴，舌红，苔薄白或薄黄，脉浮数。

方义：大椎、风门、外关分属督脉、太阳经、少阳经，善于清热解表，疏散外风，是表证之基础方；曲池善于清热，为大肠经之合穴，合谷善行气，为大肠经原穴，肺与大肠相表里，取之有调理肺气之意，且二穴合用可祛风散邪，宣散气血，解肌发表，清热利咽；鱼际为手太阴肺经荥穴，“荥主身热”，故可清热利咽解表。

二十二、祛暑化湿方

组成：大椎、风门、风池、曲泽、内关、合谷、阴陵泉、丰隆、公孙。

功用：解肌发汗，清热化湿。

主治：恶寒身痛、头胀如裹、身热不扬。

方义：大椎为督脉穴，既能祛风散寒，又能清热泻火，还可解肌发汗，有较好的降温作用。风池与风门均有祛风解表之效，是一切外感证的常用效穴。膀胱经主表，有散风解表、祛邪化湿的良好作用，在此应用走罐或刮痧法，以加强祛邪解表、清热化湿的功效。曲泽为手厥阴心包经的合穴，“合主逆气而泄”“合治内腑”“二邪在腑，取之合”“治腑者，治其合”，可清暑化湿。内关与公孙同为八脉交会穴，善治胃心胸之疾，对暑湿感冒有调节胃肠功能之效。合谷清热解表，是治疗外感之要穴。阴陵泉健脾化湿，丰隆降浊，二穴合用，治疗暑湿外感可有佳效。

二十三、健脾止泻方

组成：百会、中脘、天枢、关元、足三里、太白。

功用：健脾和胃，益气止泻。

主治：纳呆便溏、脘腹隐痛、喜暖恶寒、身倦乏力、四肢不温。

方义：百会为督脉的穴位，督脉与手、足三阳经相交，可以总督一身之阳，为阳脉之海。百会为诸阳之会。阳主动，人体的一切功能活动均有赖于阳气的推动而发挥作用，针灸百会穴可以益气升阳，从而达到帅血运行、通经活络以及举陷等目的。百会与足三里相配，可补中益气、调理中焦，加强中焦的升清降浊功能。中脘乃胃之募穴，又为八会穴之腑会穴，是脏腑精气所会聚之处，具有健脾和胃、消食导滞、温中散寒等作用。足三里为胃经的合穴，临床应用非常广泛，是人体四总穴之一，临床虽多用于胃肠系统疾病，但由于足阳明胃经为多气多血之经，因此还具有补益气血、通经活络之效。中脘、足三里相伍，具有健脾和胃、补中益气、调和气血、升清降浊以及通经活络等多种功能。百会、足三里与中脘相伍，组成了治疗胃肠系统的首选处方，尤其是胃阳不足、肠腑气弱所引起的病证，疗效更佳，其意在鼓动胃肠机能、促进运化，有利吸清排浊。天枢为足阳明胃经穴位，又为大肠募穴，可疏调肠腑之通路，魄门之开阖，人体天地沟通之桥梁，多用于脾胃疾病及肠腑疾病。天枢穴为气机升降出入之枢机，可调畅气机，健运三焦。中脘、天枢合用，调畅腑气，升清降浊，具有健脾和胃之功。关元为小肠经的募穴，是任脉与足三阴经的交会穴，又是人体元气发出之处，具有益火壮阳、健脾补土之功，凡因阳气不足致使胃肠机能减弱之证，均可用之，以加强运化、吸收和排泄机能。太白穴是足太阴脾经的腧穴，又是脾经的原穴。穴出《灵枢·九针十二原》：“阴中之至阴，脾也，其原出于太白，太白二。”本穴有健脾益气、利湿止泻作用，是治疗脾胃虚弱，湿浊内生的重要穴位。

二十四、降浊止泻方

组成：中脘、天枢、足三里、阴陵泉。

功用：升清降浊，导滞止泻。

主治：脘腹胀满、呕吐泄泻、饮食不化。

方义：中脘为任脉腧穴，位于腹部，靠近胃脘部，任脉、手太阳与少阳、足阳明之会，胃之募穴，八会穴之腑会，为治疗脾胃病之要穴，可消食导滞以止泻；天枢为足阳明胃经要穴，亦位于腹部，为大肠经之募穴，有很好的降浊通腑的功效；足三里为胃经要穴，胃之合穴，善治一切胃腑疾患；阴陵泉为脾经合穴，“合主逆气而泻”，此穴可健脾祛湿以降浊；全方体现了“通因通用”之治法，同时亦有“泻中寓补”之意。

二十五、治癃方

组成：神阙（隔盐灸）、列缺、丰隆、三阴交。

功用：益气通淋，宣肺利尿。

主治：尿闭不通或点滴而下、小腹胀急拒按、烦躁不安、呼吸急促。

方义：《素问·灵兰秘典论》说：“膀胱者，州都之官，津液藏焉，气化则能出矣。”又说：“三焦者，决渎之官，水道出焉。”《素问·宣明五气》说：“膀胱不利为癃，不约为遗溺。”《素问·标本病传论》说：“膀胱病，小便闭。”癃闭的发病原因中医认为当责之于膀胱的气化失职，但气化功能又与脾、肝、肾、三焦等密切相关。正如孙思邈《备急千金要方》云：“有人因时疾瘥后，得闭塞不通，遂致夭命，大不可轻之。”神阙乃任脉穴，临床以灸为主，本穴为先天与后天连接部，既可益肾又可健脾，功通三焦、利水道、宣气行血、利尿通淋，为治癃闭之主穴。列缺为肺经络穴，可宣肺气、利水道，方中用之以宣肺气通水道，有提壶揭盖之妙。丰隆为足阳明胃经之络穴，可健胃化痰，与列缺相配，可调理气机，宣行气血，缓急止痛。三阴交为肝、脾、肾三经之交会穴，具有健脾益肾、疏肝调气、加强三焦气化的作用。

二十六、通淋方

组成：百会、水分、气海、水道、列缺、蠡沟、阴陵泉、三阴交。

功用：益气通淋，宣肺利水。

主治：尿频、尿急、尿痛、排尿困难、腰痛、小腹胀急、尿血、尿液浑浊不清等。

方义：《素问·灵兰秘典论》说："三焦者，决渎之官，水道出焉。"取水道灸之，可通利三焦，治疗小便不利。水分、水道均在腹部，二穴相配可通调局部经气、宣气行血，因此有利水通淋之功。百会直刺可安神，向前斜刺可益气，向后斜刺可清热，本方选用向前斜刺法以益气启闭。将欲通之，必先升之，百会、气海有补中益气、升提阳气、促进运化之效，用于阳气不足，气化不利者较好。列缺为手太阴肺经的络穴，肺主一身之气，肺气壅于上，水湿积于下，郁久成淋，因而以列缺宣行肺气，气道通则水道顺畅而淋下。且列缺是八脉交会穴之一，通于任脉，任脉起于腹内，上循脊里，出于会阴，与肾相联系，肺属金，为水之母，故列缺可治疗小便不利之症。蠡沟为肝经络穴，肝喜条达而恶抑郁，肝气郁结，则气血滞涩，与湿热相搏则为淋，因而以蠡沟之行气活血之功，而达通淋止痛之效。阴陵泉为足太阴脾经穴的合穴，五行属水，应于肾，且合治六腑，因湿热蕴结成淋者，可清热利湿。三阴交则有健脾、补肾、养肝等功，因而既可益气养血，又可行气活血，与以上诸穴配伍，可加强益气通淋之效。

二十七、夜尿方

组成：百会、关元、中极、三阴交、承浆、夜尿点。

功用：益气升阳，补肾固本。

主治：尿意频发、小便失控、小便清长、夜间尿床、精神倦怠、形寒色冷、舌淡苔薄白、脉细弱。

方义：百会位于颠顶，属于督脉穴，有诸阳之会之称，针刺时针尖朝向前顶穴为补法，有益气升阳之效，临床经验表明，可以解除患者的紧张状态，使兴奋点转移，因而有治疗夜尿的作用。关元乃人体元气聚集生发之处，凡因先天不足、肾气未充或年老肾气衰微而致遗尿者，均可以此补肾壮阳、固脾止尿。中极为膀胱经之募穴，具有固摄膀胱经气之效。三阴交为肝脾肾三条足阴经的交会穴，可补先天、益后天、益气养血，加强肾与膀胱的气化约束作用。承浆、夜尿点均为治疗小便失控自遗的经验穴，可能与兴奋点转移有关，亦有下病上取之意。《针灸甲乙经》中云："小便赤黄，或时不禁，承浆主之。"

二十八、阳痿遗精方

组成：关元、三阴交、肾俞、秩边。阴虚火旺者加神门、太溪；阳气衰微者加百会、命门，关元加用灸法；体胖湿盛者加中脘、水道、丰隆。

功用：阳虚者补肾壮阳，阴虚者清心泻火，湿盛者则可温阳利水。

主治：睡眠多梦、遗精滑精、阳痿早泄、小便清长而频、妇女白带异常、小腹虚凉、男女不孕不育等。

方义：关元乃肾间动气，人体元阴元阳皆出于此，具有较强的补肾作用。三阴交如上述，是足三条阴经的交会穴，既可补气，又可生血，精血同源，补血可填精，因此该穴是治疗泌尿生殖系统的常用穴。肾俞穴属足太阳膀胱经，为肾脏背俞穴，肾藏精，主生长、发育、生殖，肾俞是补肾益精要穴。秩边一穴属膀胱经，膀胱与肾相表里，该穴斜向小腹部针刺，使针感向小腹或前阴方向传导，如向足部放射，则须调整针刺方向，直到针感到达小腹或前阴为度，如是则可达补肾壮阳之效。神门、太溪二穴同用，具有交通心肾之效；百会益气助阳，命门补肾火、壮肾阳，灸关元乃壮阳之法；中脘、水道、丰隆三穴合用，可健脾利湿、益气升阳，故可治疗湿盛之阳痿。

二十九、理气健脾方

组成：中脘、内关、公孙、太冲、足三里。

功用：疏肝理气，健脾和胃。

主治：两胁窜痛、胸脘堵闷、急躁易怒、不欲饮食，或呕吐吞酸、气逆干呕，或便秘，或腹痛、腹泻等，舌红苔黄，脉多弦滑。

方义：中脘为胃经之募穴，又是腑会穴，本穴具有健脾和胃、行气化痰之效；内关为心包之络穴，既可清心开窍，又可宽胸理气，可加强中脘的开胃化痰作用；公孙为脾经络穴，为八脉交会穴之一，与内关相配，可治胃心胸之疾；太冲为足厥阴肝经之输穴、原穴，有平肝息风、疏肝解郁之功效；足三里为足阳明胃经之合穴，有和胃健脾、通腑化痰之功效。

三十、通耳方

组成：百会、神庭、神门、耳门透听会、翳风、角孙、外关、中渚、筑宾、丘墟、太冲、足临泣。

功用：清泄肝胆，通利耳窍。

主治：主要用于耳鸣耳聋急性期以实证为主，属肝胆火旺证者，症见耳中轰鸣、失听、头晕头胀、两胁胀痛、烦躁易怒、大便秘结等。

方义：百会、神庭、神门体现“治病先治神”；耳门透听会是周老的独特宝贵经验，耳为手、足少阳经所辖，耳门、听会属于手足少阳经，听宫为手太阳经与手、足少阳经之交会穴，气通耳内，为治耳病之要穴，配手少阳经局部的翳风、角孙穴，充分发挥近治作用；筑宾是治疗耳聋经验取穴，肾开窍于耳，筑宾为肾经穴，又是阴维郄穴，与肾经相交，主治急证，治疗急性突聋可以取效；太冲平肝潜阳，清肝胆之火。“通耳方”远取中渚、外关、筑宾、丘墟、足临泣。丘墟为胆经原穴，配合中渚、外关、足临泣，此三穴均为少阳经穴位，可疏导少阳经气，宣通耳窍。

三十一、聪耳方

组成：百会、神庭、耳门透听会、角孙、翳风、内关、神门、筑宾、太溪、太冲。

功用：补益肝肾，镇静安神，聪耳活络。

主治：主要用于耳聋慢性期以虚证为主，属肝肾不足证者，症见耳鸣耳聋、眩晕、不寐多梦、心悸气短、腰膝酸软、五心烦热等。

方义：百会、神庭、耳门透听会、角孙、翳风、筑宾、太冲是与上述通耳方的共有腧穴。聪耳方远取内关、筑宾、太溪、太冲。肾开窍于耳，取肾经之筑宾，为肾经穴和阴维脉郄穴，有聪耳开窍之功；太溪、太冲为肾经、肝经的原穴，有补肾填精、平肝潜阳、调整经络气血功能。

三十二、通鼻方

组成：百会、大椎、肺俞、通天、上星、迎香、太渊、合谷、外关。

功用：益气升阳，温肺散寒，疏风清热，通鼻解表。

主治：风寒表证，鼻塞不通，风热鼻衄，鼻流清涕，浊涕鼻渊，急慢性鼻炎，过敏性鼻炎等。

方义：百会为诸阳之会，有益气升阳之效。大椎为督脉之穴，亦为阳脉交会穴，可振奋阳气。肺俞为肺脏经气输注于背部之处，背为阳，可补肺气。三穴相伍，具益气升阳、解肌固表之功，可加强抗御外邪的作用。上星、通天、迎香均为鼻的局部穴，可通调局部气机。太渊为肺经之原穴，可益肺气、御外邪。合谷为手阳明大肠经的原穴，有清热解表之功，可通五官之窍。

三十三、明目方

组成：睛明、承泣、承光、臂臑、养老、光明、太冲。

功用：益气养血，活络明目。

主治：近视眼、老花眼、迎风流泪、视神经萎缩、白内障等目疾。

方义：睛明为膀胱经之穴，是眼睛局部穴，适用于各种目疾，刺之可活局部气血，通眼部经络。承泣为足阳明胃经之穴，阳明为多气多血之经脉，实证可行气活血，虚证可益气养血，使目得血而视。承光有清热明目、通经活络之效。臂臑为手阳明大肠经之穴，亦为多气多血之经，有助视力的恢复。养老为历代医家治疗目疾之经验穴，可能与小肠的消化吸收、运输气血至周身功能有关。太冲为肝经之原，光明为胆经之络，乃原络配穴之法，可治肝血不足和肝胆郁热之目疾。

三十四、泻火清目方

组成：印堂、太阳、耳尖、肩井、合谷、太冲。

功用：清热泻火，散风明目。

主治：目赤肿痛、羞明流泪、针眼眵多等。

方义：印堂为经外奇穴，属眼睛的邻近穴，三棱针点刺出血，可清热泻火、息风定惊。太阳亦为眼周奇穴，具祛邪清热、消肿散瘀之功，临床以三棱针点刺治疗麦粒肿。耳尖亦为奇穴，三棱针点刺出血，是治疗急性目疾红肿热痛的经验穴。肩井为足少阳胆经的穴位，为手足少阳与阳维脉的交会穴，足少阳胆经之脉，起于目锐眦，故可治疗头面五官疾病。合谷为手阳明大肠经的原穴，具有散风清热、宣肺解表、通降肠胃等功用；太冲乃足厥阴肝经的原穴，可平肝潜阳，有疏泄下焦湿热之功。二穴相合，名曰“四关”穴，有其更广泛的作用。

三十五、安神益气活血方

组成：百会、神庭、攒竹、中脘、气海、关元、次髎、列缺、丰隆、蠡沟、足三里、三阴交。

功用：镇静安神，养血益气，温阳散寒，化瘀止痛。

主治：行经不畅，色暗夹有血块，少腹胀痛难耐，或痛势并不严重，但缠绵不休，喜暖喜按。

方义：痛经患者多数伴有紧张焦虑，或身倦乏力、头晕心悸等症状。因此无论实证还是虚证，先行针刺百会、神庭、攒竹三穴，以安神。实证取中脘、气海，调理气机。次髎为膀胱经腰骶部的腧穴，位于第二骶后孔中，有补肾益气、理血调经之功。关元为人体元气之本，既可补先天，又可补后天，对虚证痛经有较好疗效。足三里为足阳明之合穴，三阴交为肝脾肾三条足阴经的交会穴，隶属足太阴脾经，又脾胃为后天之本，气血生化之源，因此此二穴可健脾胃，生气血，对虚证痛经与关元相伍，可相得益彰。列缺、丰隆、蠡沟三穴均为络穴，周老称其为络穴止痛方，且有疏肝理气、活血化瘀、通经止痛的作用。

三十六、促经来潮方

组成：百会、神庭、攒竹、中脘、关元、归来、天枢、手三里、内关、太渊、合谷、血海、足三里、三阴交、太白、太冲。

功用：补血养血，活血化瘀。

主治：经量逐渐减少，终至经闭者，临床为血枯经闭，可伴头晕心悸、倦怠乏力；血滞经闭则可见月经停闭，伴少腹胀痛、烦热胸闷等。

方义：方中百会、神庭、攒竹仍以安神定志为先；中脘为胃之募穴，腑之会穴，可补胃气；关元为先天之本，生命之根，是人体的重要强壮穴之一，既可补元益气，又可养血调经；归来为足阳明胃经腧穴，具有温阳益气、补血调经之效；天枢亦为足阳明胃经在腹部的腧穴，具有调理胃肠功能和益气调经的作用；手、足三里为手足阳明经的腧穴，阳明为多气多血之经，二穴同用，可益气养血；内关与中脘、足三里相伍，可理气健胃，宽胸顺气；血海、三阴交、太白均为脾经穴，有健脾调经之功；太渊补气，以气养血，运血而调经；合谷、太冲疏肝解郁，理气调经，适用于血滞经闭。

三十七、健脾除疳方

组成：百会、神庭、攒竹、中脘、气海、天枢、手三里、足三里、太渊、太白、太冲、四缝。配以捏脊。

功用：健脾益气，化滞除疳。

主治：消瘦腹胀、面色萎黄、神疲肢软、烦躁夜啼、纳呆、便泻而秽、尿如米泔。

方义：因病而烦，夜啼不寐，故先予百会、神庭、攒竹刺之，以达镇静安神之功；中脘为足阳明经之募穴，又为腑会穴，既可受纳水谷，又可消磨和腐熟水谷，因此临床具有消食导滞作用。气海为人身生气之海，人身之气生于此穴，故可益气而促运化；天枢为手阳明大肠经的募穴，可清肠胃积滞，与中脘相配，具有调理肠胃、疏通腑气、传导糟粕和止泻导滞之效。手三里为手阳明大肠经腧穴，足三里为足阳明胃经腧穴，胃的下合穴，二穴合用，一上一下，一胃一肠，宣通胃肠，调整气机，健胃消食、益气行血；太渊为手太阴肺经腧穴，为八会穴之脉会，可益气行气；太白为足太阴脾经之输穴，可健脾消食；太冲为足厥阴肝经之输穴，能平肝息风，镇静安神；四缝为经外奇穴，三棱针挑刺，具有消食化积、止咳平喘之功；捏脊疗法具有强健脾胃、消食除疳之效，是治疗小儿疾的有效方法之一。

三十八、制动方

组成：百会、神庭、攒竹、中脘、气海、关元、天枢、手三里、足三里、内关、合谷、丰隆、绝骨、公孙、太冲。

功用：健脾补肾，益智安神，平肝泻火，解痉息风。

主治：注意力涣散、精力不易集中、小动作多、学习成绩下降等多动表现；挤眉弄眼、吹嘴、耸鼻、拍手、跳跃、烦躁不安等抽动表现。

方义：百会、神庭、攒竹如前所述，具有镇静安神的作用。小儿多动与抽动在诊断上虽为两个病，但二者中医病因、病机却有相近之处，因此周老将其统称为动证。中脘、气海补中益气。关元健脾补肾，既补先天，又益后天，有益气血、填精髓之功，对虚证之动证可有佳效。中脘、气海、天枢、内关、丰隆、公孙相伍，为理气化痰方，对痰火内结、上扰清窍之多动与抽动，可有较好疗效。合谷、太冲相配为“四关”穴，“四关”具有镇静安神、平肝潜阳、解痉息风等作用，与理气化痰方同时应用，可提高制动疗效，特别对抽动症的患儿疗效更佳。绝骨是髓之会穴，有补髓健脑之效，对注意力涣散、精力不能集中等有一定帮助。

三十九、启闭方

组成：百会、神庭、本神、四神聪、中脘、关元、天枢、内关、通里、丰隆、绝骨、公孙、太冲、合谷。

功用：健脑益智，豁痰启闭。

主治：脑瘫、智力低下、沉默呆滞、表情淡漠、行动刻板、语言重复、孤独、冲动任性及中医“五迟”等。

方义：百会、神庭、本神、四神聪、神门为“四神方”，其功用前已多次论及，在此不再重述。而本方为“四神方”去神门，加通里，通里一穴则具启闭开窍、醒脑益智之功，对孤独淡漠有一定作用。中脘补中气，健胃气，具有消食化痰之效。关元补先天，益元气，可健脑益智。天枢为大肠经之募，与中脘、关元相配，具有先天和后天的联络作用，故称天枢。内关、公孙为八脉交会穴，可开心胸，健脾胃，解郁除烦。丰隆为足阳明胃经的络穴，是治痰要穴，而痰为阴邪，其性黏滞，因而一切顽疾怪病，皆从痰论治，可取丰隆穴；太冲穴为肝经原穴，合谷为手阳明大肠经原穴，五脏有疾当取十二原，二穴相伍为“四关”穴，有镇静安神之效，对孤独症的冲动任性有较好疗效。

四十、疱疹三步法

组成：急性期（2 周之内）进行第一步治疗，常取龙头、龙尾、龙眼、大椎、肺俞、膈俞、大肠俞、尺泽、委中，以及头面部的印堂、太阳等穴以三棱针放血。恢复期（2 ～ 4 周）进行第二步治疗，常取百会、神庭、攒竹、曲池、外关、合谷、血海、阳陵泉、列缺、丰隆、蠡沟、太冲以毫针泻法治疗。后遗症期（1 个月以上或更长），常以梅花针在疱疹局部进行叩刺，或取肺俞、心俞、膈俞、肝俞、脾俞、肾俞（五脏俞加膈俞）。

功用：清热解毒，活血化瘀，通络止痛，调理脏腑。

主治：带状疱疹、丹毒等。

方义：龙头、龙尾、龙眼为经外奇穴，以三棱针放血进行治疗，可清泄疱疹局部的郁热，祛除毒邪；大椎为诸阳之会，既有清热解表之功，又有助阳祛邪之效；肺俞清肺热，可清上集之火；膈俞为血之会穴，有清热凉血之功；大肠俞可清利下焦湿热；尺泽为肺之合穴，可清肺热，委中可泻血中热邪；百会、神庭、攒竹镇静安神；列缺、丰隆、蠡沟穴行气活血，化瘀止痛；曲池、合谷清阳明实热；外关、阳陵泉、太冲可泻肝胆及三焦之热毒；血海凉血解毒；五脏俞加膈俞可调五脏之经气，提高人体之正气，促进疱疹后遗症的康复。

四十一、生发方

组成：百会、神庭、攒竹、本神、四神聪、风池（平补平泻法）；督脉前发际至后发际（中线），边发际双侧线，中侧之间双线，计五条线。以梅花针轻叩刺各 3 遍，以充血为度；斑秃局部及五脏俞加膈俞重叩，以微微出血为度。

功用：清热凉血，化瘀生新。

主治：斑秃、全秃、脂溢性脱发等。

方义：该病多由精神紧张、焦虑不寐所引起，因此先以百会、神庭、本神、四神聪、攒竹镇静安神。风池祛风止痒，行气活血，以达血行风自灭之效。位于头部的督脉段，清热散风，凉血化瘀，其他四条线辅助督脉加强疗效。斑秃局部为病灶区，重叩微微出血，有刺激毛囊、去腐生新之功。五脏俞加膈俞亦为重叩部位，使其微微出血，以达调节脏腑、促进气血运行之效。

四十二、调神通络方

组成：百会、神庭、曲差、风池。

功用：安神定志，通络祛风。

主治：失眠、焦虑、心悸、眩晕、耳鸣、耳聋、头痛、面痛、项痛、鼻渊、眼痛、眼痒、眼干涩。

方义：该方百会穴位居颠顶部，其深处即为脑之所在；且百会为督脉经穴，督脉又归属于脑，为安神定志之要穴。神庭穴出自《针灸甲乙经》，为神气栖息之所，与百会穴共筑安神调神之基。曲差穴又名鼻冲穴，为足太阳膀胱经穴位，具有祛风、通络、明目、通鼻窍之效，是治疗头面部疾患的重要取穴处。风池穴为足少阳胆经之穴，具祛风开窍通络之功效，常用于治疗肝风内动之“内风”和风邪外侵之“外风”引起的各种病证。全方以百会穴、神庭穴治神调神，曲差穴、风池穴祛风通络，共同组成调神通络之方。

第二章

手法心得

针刺手法是指将针刺入腧穴后，为了促使得气及实现针刺补泻而实施的各种手法，包括行针手法和补泻手法。针刺手法是中医学的一个重要组成部分，特点是不用内服药物，而是利用针具刺激人体的腧穴或某些特定部位，通过经络的感传及腧穴的作用，使之得气，调整人体脏腑、气血、阴阳，最终达到扶正祛邪、防病治病的目的。

周老对北京中医医院针灸科前辈的进针手法特点了如指掌。毫针刺法，若以针刺手法之轻重区分，可分为以金针王乐亭为代表的“重手法”和以夏寿人老中医为代表的“轻手法”。周老认为，此轻重之分，非有意将两种手法割裂开，而是为便于掌握要领进行总体上的定性分类，只要运用得当，皆可起到良好疗效。二者并无矛盾，运用时不能只执一端，而应灵活掌握，“轻”“重”结合。两位老前辈都使周老获益匪浅，但就针刺手法而言，周老更倾向于“轻手法”，认为“针刺手法应以柔和舒适为宜”。

周老非常注意进针前的准备工作，特别是操作手的消毒，无论再忙也严格使用酒精棉球进行手消毒后再操作。持针时，必用持针之右手中指指腹快速轻刮针尖，以便发现针尖是否有弯曲（俗称毛刺）的情况，这是他多年形成的习惯。过去没有一次性针具，所用针具都是反复消毒使用，几乎每次出诊都会发现少数针有毛刺，周老的仔细，避免了可能带给患者的痛苦，这一细节充分体现了他对患者的关怀。进针时，以单手进针法为主，右手拇、食指夹持针身下端，露出针尖3分左右，紧靠中指指腹，肘、腕部几乎不动，仅凭右手拇、食指同时用力，将针尖迅速、轻柔地刺入腧穴。

周老的火针刺法则全面继承了国医大师贺普仁的火针操作手法，以散刺法和经穴刺法为主。针具多选择贺氏细火针，如果没有贺氏细火针，也常用直径大于0.3mm的一次性毫针代替。操作时同样遵循贺普仁制定的火针操作规范，掌握“红、准、快”的原则，针身烧红后迅速果断进针，务必保持针身垂直于腧穴，以免针身烧红后变软弯曲而烫伤皮肤。周老认为用毫针代替火针，遗留的针眼更细，针眼处灼伤可在更短时间内恢复，这也是周氏针刺手法柔和舒适的体现。

下面就周老临床中常用的几种针刺手法做具体介绍。

第一节
复式补泻手法

一、烧山火（热补法）

烧山火由几种单式补泻法中的补法组合而成，是一种纯补的综合手法。因在施术时，患者常有针下热的感觉，故称烧山火。

明代徐凤《针灸大全》所载《金针赋》始列“烧山火”之名，并述其操作方法与主治范围：“四肢似水最难禁，憎寒不住往来临，医师运起烧山火，患人时下得安宁。”根据《金针赋》描述，烧山火应分三部（天、人、地）进行操作，每部紧按慢提，同时配合捻转补法，待针下热至后出针，并急按针孔。明代汪机指出烧山火“令天气入，地气出”。这里，所谓天气即是阳气，地气指体内寒气而言。杨继洲认为“夫实者，气入也……以阳生于外，故入”，说明要达到阳气入内，充满腠理的目的，就需从阳（外）引阴（内），将天部所生的阳气逐层引入地部，则阳胜于阴，而阳气自回，热感自生。《针灸大成》载：“烧山火，能除寒，三进一退热涌涌，鼻吸气一口，呵五口。烧山之火能除寒，一退三飞病自安，始是五分终一寸，三番出入慢提看。”

周老烧山火的具体操作是：首先确定针刺穴位的针刺深度，然后按天、人、地分成三等份。当针尖刺入皮肤以后，从皮下至天部（3～5分），以提插法中的补法（即紧按慢提法）反复提插9次；然后将针尖继续深入到人部（5分～1寸），再行紧按慢提9次；最后将针尖继续深入至地部（1～1.2寸），再行紧按慢提9次，天、人、地三部运针结束后，将针从地部一次提回天部，而后再依上法，同样操作；如此反复操作共3遍，合计共进9次，退3次为一度。如此反复操作，患者则会感到针下发热。出针时宜快，并急闭针孔，还可同时运用呼吸补泻法中的补法，即在患者呼气时进针、插针，吸气时出针、退针，亦可结合轻弹、轻刮等方法，达到针下热的目的。

烧山火手法于临床上应用较为广泛，各名医名家亦有不同的操作及应用心得，如金伯华的烧山火法由浅入深，重插向下和在地部左旋捻转形成的力度均大于重提向上和在地部右旋捻转的力度（拇指向前捻转比拇指向后捻转的力度大，而重插使皮肤腠里下压导致紧，重提使皮肤腠里上升导致松），加之押手使局部皮肤腠里紧张，所以更易产生热感。她认为手法操作产生热感，与病证的寒热虚实有关，经过针刺手法的运用，寒证易产生热感，热证易产生凉感。郑魁山手法更突出押手在整个施术过程中的作用，强调左右手配合，同时提出“气至病所”，要求针感需传到病所方有效。陆瘦燕手法强调分层进针，提插结合捻转补法共用。张缙讲求速刺进针、行针得气、分层操作，配合口呼鼻吸，取热，留针。并提出单式手法的应用熟练度与烧山火最终效应明显相关，强调疗效的关键在于患者体质及所取腧穴的位置。

二、透天凉

透天凉是由几种单式补泻法中的泻法组合而成，是一种纯泻的综合手法。因在施术时，患者常有针下凉的感觉，故称透天凉。

《素问·针解》说：“满而泄之者，针下寒也，气虚乃寒也。”明代徐凤《针灸大全》所载《金针赋》首先提出“透天凉”的名称：“透天凉，治肌热骨蒸，先深后浅，用六阴而三出三入，紧提慢按，徐徐举针，退热之可凭。”其基本要点是“先深后浅”“慢按紧提”，行六阴之数，配合呼吸动作，由徐疾、提插、捻转、呼吸、开阖等法组合而成。根据《金针赋》所载，透天凉也是分三部（天、人、地）进行操作，每部慢按紧提，同时配合捻转补法，待针下凉至后出针，出针时摇大针孔，出针后不按穴。明代汪机指出透天凉“令地气入，天气出，热可退矣”。天气应指阳热，地气或指体内凉感而言。杨继洲认为“虚者，气也……阴生于内，故出”，说明要达到阴气隆至，必须在阳邪已退之后，阴胜于阳，从阴（内）引阳（外），将亢盛的阳热之气，由地部逐层引导至天部而宣泄去之，而后则所谓“倒阴”，寒凉之感自生，阳热之邪尽退。

周老透天凉的具体操作是：首先确定针刺穴位的针刺深度，然后按天、人、地分成三等份。当针尖刺入皮肤以后，从皮下至地部（1 ～ 1.2 寸），以提插法中的泻法（即慢按紧提法）反复提插 6 次；然后将针尖退回到人部（5 分～ 1 寸），再行慢按紧提 6 次；最后将针尖继续退回至天部（3 ～ 5 分），再行慢按紧提 6 次，地、人、天三部运针结束后，将针再刺入地部，而后再依上法，同样操作；如此反复操作共 3 遍，合计共退 9 次，进 3 次为一度。如此反复操作，患者则会感到针下发凉。出针时宜慢，并摇大针孔，还可同时运用呼吸补泻法中的泻法，即在患者吸气时进针、插针，呼气时出针、退针，亦可结合轻弹、轻刮等方法，达到针下凉的目的。

“透天凉”手法于临床上应用较为广泛，各名医名家亦有不同的操作及应用心得，如张缙认为透天凉产生凉感的前提是得气，在针刺取气手法上，独推“搓法”。搓法是“二十四式单式手法”之一，主要在针柄上操作，将针如搓线状单向转动，以加强针感，促使针感向单一方向传导。他认为，搓法是一个最重要、最关键的单式手法，是凉热手法的根基。金伯华也认为《金针赋》“透天凉”手法技术关键除“紧提”之外，还有“细细搓之”，意义深邃。泉石心在手法操作描述的最后有“皆细细搓之，去病准绳”几字，后世对此多未予重视，如《针灸学》精编教材只字未提，在《金针赋》一百多年之后的《针灸大成》也未继承此法。

第二节
透刺（穴）针法的应用

所谓透刺（穴）法，即一针透多穴的一种针刺方法。其针刺方法是将针刺入某一穴位以后，将针尖刺至相邻近的穴位或连续几个穴位。如周老常用的耳门透听会，即是一针贯三穴（耳门、听宫和听会），但须切记，不可刺透皮肤。

透刺（穴）法始创于金元时期名医窦汉卿，但其学术思想源于《灵枢・官针》“直针刺者，引皮乃刺之，以治寒气之浅者也”，为后世透刺法奠定了理论基础。其中《灵枢・官针》中的合谷刺、恢刺等都述及了透刺法，但尚未明确立名而已，其说则见于《玉龙歌》“偏正头风痛难医，丝竹金针亦可施，沿皮向后透率谷，一针两穴世间稀”，并立名透刺透穴。明代吴崑在《针灸六方》中较多地记载了透刺法。明代杨继洲的《针灸大成》对透穴方法进一步发挥，“风池刺一寸半，透风府穴，此必横刺方透也”。清代医家周树冬之《金针梅花诗钞》说：“不但双穴可以前后互通，而且两经亦可彼此连贯矣。”又说：“不论为直贯或斜串，于针尖抵达次一孔穴时，均不宜将针透出皮外。”可见透刺法的理论日趋完善。此外《针灸大成》还提出多向透刺法：“印堂入一分，沿皮透左右攒竹。”

综上所述，可将透刺法分为三大类。①平刺：所谓平刺法即如前所述，是将针尖刺入穴位以后，沿皮下刺进邻近的穴位或连续几个穴位，如《玉龙歌》所云：“口眼歪斜最可嗟，地仓妙穴连颊车。”②直刺：即一针从某经向另一经方向刺入，如《金针梅花诗钞》说：“不但双穴可以前后互通，而且两经亦可彼此连贯矣。”如阳陵泉透阴陵泉，外关透内关等。③多向透：苍龟探穴法即是多向刺法的典例，此法源于《金针赋》：“苍龟探穴，如入土之象，一退三进，钻剔四方。”临床多用于治疗痛证，如四肢关节肿胀疼痛，筋痹（腱鞘囊肿）等。

当代针灸医家对透刺的认识各不相同，各具特色。但其总的原则却万变不离其宗，透刺法的定义、针刺方法、透刺法的作用、透刺法的适应证与禁忌，各家案例基本一致。

一、王乐亭透刺针法

王乐亭教授是北京中医医院针灸科第一代学术带头人，他所创建的透穴法流传至今，仍每每创临床疗效佳绩。

1. 6 寸金针曲池透臂臑

王老自 15 岁（1910 年）起即以一对银针治疗淋巴结核，至 1929 年正式考取针灸“医师执照”，自此取得独立开业的许可证而正式走上行医之路。王老以 6 寸金针曲池透臂臑治疗颈淋巴结核救人无数，享誉全国，人称“金针王乐亭”。

其 6 寸金针曲池透臂臑的操作步骤：

（1）第一步先行针前循按，即针刺前沿曲池与臂臑之间的连线，顺其经络的循行方向抚摸皮肤，按揉肌肉，使之经络气血舒展。

（2）第二步是指切定穴。

（3）针刺局部及医生双手进行常规消毒。

（4）将针尖沾少许无菌甘油，右手持针迅速以 45°角刺入曲池穴，再迅速转入皮下，缓缓向臂臑方向推进，至臂臑后留针。

（5）当针体稳定后进行刮针，即以右手拇指指甲反向刮针柄，女性 6 ～ 8 次，男性 7 ～ 9 次。

（6）留针 30 分钟结束后出针，以左手持消毒干棉球压住曲池穴进针处，右手持针柄将金针慢慢退出，然后令患者持干棉球按压针孔 5 ～ 7 分钟。

2. 十二透穴法

透刺法的原理及作用已如上述。现就金针王乐亭十二透穴方介绍如下。

（1）肩髃透臂臑：即将针尖由肩髃穴沿手阳明大肠经沿皮下向臂臑方向续进，主治中风后遗症之肩关节活动受限，或伴有疼痛者。

（2）腋缝透胛缝：此组透穴为直刺对透法。即由腋缝（腋前皱襞）刺入，向对侧胛缝（腋后皱襞）刺入。主治中风后遗症之肩关节活动不灵，肩周炎疼痛。

（3）曲池透少海：亦为直刺透刺法，即将针尖刺入曲池后向手少阴心经少海方向延续。主治肘关节疼痛，或中风后遗症之肘关节屈伸不利。

（4）外关透内关：亦为直刺透穴法。即由外关穴将针尖刺入后向内关方向延续。主治中风后遗症之腕关节屈伸不灵，腕关节无力下垂等。因内关是手厥阴心包经的络穴，还可治表里两经的相关病证，如心悸气短，脘腹胀满，头晕不寐等。

（5）阳池透大陵：为直刺透穴法。即针尖刺入阳池穴后，则继续深刺，直至心包经之大陵穴，主治中风后遗症之腕关节不能弯曲，腕关节劳损疼痛等。

（6）合谷透劳宫：既可称平刺透法，也可称直刺透法，即将针尖从合谷穴刺入后继续深刺至手厥阴心包经的劳宫穴。主治中风后遗症之患手呈握拳状，难以张开，不能持物。

（7）环跳透风市：此法为沿足少阳胆经平透刺法，即将针刺入环跳穴后，继续沿足少阳胆经延续透至风市，以加强针感，主治中风后遗症之下肢麻木无力，行动缓慢或不能站立行走，亦可治疗痹证疼痛。

（8）阳关透曲泉：膝阳关透曲泉，亦为直透法，即从胆经膝阳关穴进针后，继续使针尖向肝经曲泉穴方向进入，主治膝关节疼痛，麻木无力，胁肋胀痛，中风后遗症之屈伸运动不灵。

（9）阳陵泉透阴陵泉：为直刺透穴法。即针尖刺入阳陵泉后，继续深入，透至脾经的阴陵泉穴。主要作用为舒利膝关节功能活动，多用于治疗膝关节痹痛和中风后遗症膝关节屈伸不利。

（10）绝骨透三阴交：亦为直刺透穴法，即将针刺入胆经的绝骨穴以后，继续向对侧（脾经）三阴交穴刺入，意在舒利踝关节，主治中风后遗症之足下垂。

（11）丘墟透申脉：是一种斜刺透法，或曰平刺法，其方法是将针尖刺入丘墟以后，继续沿皮下向申脉方向斜插至申脉穴。此法可舒通局部的经脉与气血，对中风足内翻有较好矫正作用。

（12）太冲透涌泉：此乃两条阴经相透，介于平透与直透之间，实则为斜透更为合理。其方法是将针尖刺入太冲穴之后，随之继续向斜下方之涌泉穴推进。可疏通足部气血，从而治疗足部肿胀发凉，足趾活动不灵等。还可治疗头晕头痛和耳聋耳鸣。

二、贺普仁透刺针法

国医大师贺普仁教授是北京中医医院针灸科第二代学术带头人。贺氏针灸三通法享誉全国，其弟子更是遍布五大洲。贺老的透刺法可谓独具匠心，主治急症。

1. 内关透郄门

真心痛即厥心痛，或称胸痹，是临床常见的一种急性发作性疾病，救治不及时或有一定的生命之忧，一般医师或望而怯之，嘱立即送急诊就医。而贺老却胸有成竹，取 3 寸毫针，紧急消毒后迅速将针插入内关穴，并沿手厥阴心包经向郄门方向透刺。同时嘱患者放松，进行深呼吸，片刻患者痛止神安，也为重症患者的抢救争得了时间和机会。

2. 丘墟透照海

本法是直针透刺（穴）的一种透刺法，即将针刺入丘墟后，调整好患者足踝关节的角度，徐徐将针沿骨缝刺向照海穴。此法主治偏头痛、胁肋痛、胆结石绞痛，可获立竿见影之效，对突发的耳聋耳鸣亦有较好疗效，同时可纠正中风后遗症之足内翻。

三、周德安透刺针法

周德安教授是北京中医医院针灸科第三代学术带头人，“针灸六治”学术思想体系已深入到周老的每一位传人。在他诊疗及授教时除尽心竭力地传授“针灸六治”思想之外，透刺（穴）针法也几乎施治于每一位患者。透刺法可调畅数条经络之气血，一针可沟通两到数穴，加强经络间沟通，取穴少，具有加强刺激量和增强疗效的作用。元代王国瑞所著《扁鹊神应针灸玉龙经》中明确提出透刺：“偏正头风痛难医，丝竹金针亦可施，沿皮向后透率谷，一针两穴世间稀。”本法往往针对病程日久、病情顽固，常规刺法难以取效者。周老临床常用透刺法，多运用于中风后遗症口眼㖞斜或面瘫后遗症期（面部透刺法）、头痛（太阳透率谷)、肩痛(条口透承山)、足跟痛(照海透足跟)、过敏性鼻炎等鼻部疾患(印堂透鼻根、迎香透睛明)、视神经萎缩等眼部疾患(承泣透睛明)、耳聋(耳门透听会)、心慌(内关透间使、内关透郄门)等,有很好疗效,具体操作应用如下:

1. 平透法

(1)曲池透臂臑:曲池透臂臑法早期是王乐亭王老用6寸金针治疗瘰疬而闻名,周老及后世弟子在传承中根据其理论基础,在治疗病证上多有发挥。周老创立的"消痰法",穴位组成即是在针灸化痰方基础上加上6寸金针曲池透臂臑,或在针灸化痰方基础上加上火针点刺阿是穴或包块,多用于气滞痰凝聚积形成的病证,如瘰疬、痞块等。

其一针透刺三穴,曲池、手五里、臂臑三穴均属于手阳明大肠经,《灵枢·经脉》中描述:"大肠手阳明之脉,起于大指次指之端……上肩……下入缺盆,络肺,下膈,属大肠。其支者,从缺盆上颈……上夹鼻孔。"因其"经脉所过,主治所及"理论,对于经脉循行之处的硬结肿块,刺之可疏通气血,化痰散结。因此对于本经气盛有余引起的牙齿痛,颈部肿胀,"津"病引起的眼睛昏黄,口干,鼻塞,流清涕或出血,喉咙痛,肩前、上臂部痛,大指侧的次指(食指)痛而活动不利等病证,皆是手阳明大肠经所治范畴。另外手阳明大肠经又与手太阴肺经相表里,针刺手阳明大肠经穴亦可调理肺气,布散津液,治疗肺系疾患。

曲池穴是手阳明大肠经五输穴的合穴,五行属土。《子午流注说难·手阳明大肠经六腧穴》载:"曲池(合穴),肘中痛、偏风半身不遂、刺风瘾疹、喉痹不能言、胸中烦满、筋缓、捉物不得、挽弓不开、屈伸难、风臂肘细而无力、伤寒余热不尽、皮肤干燥。"手五里,《针灸大成》中记载其主治"风劳惊恐,吐血咳嗽,肘臂痛,嗜卧,四肢不得动,心下胀满,上气,身黄,时有微热"等症,又治"臂痛、四肢不动、瘰疬、痃疟,目视㫊㫊"等症。《针灸甲乙经》载"寒热,颈疬,适肩臂不可举,臂臑俞主之",臂臑有清热明目、通经通络之效。

6寸针具通过曲池穴透向臂臑,进针深度较直刺三穴有所延长,刺激面增大,刺激量加大,针感自然增强。正如《灵枢·终始》中所言:"久病者,邪气入深,刺此病者,深内而久留之。"这正是透刺法之所以在治疗久病、顽固性疾病方面的优势所在。另外,"直达病所"是透刺的根本目的,通过曲池穴透向臂臑穴,随着经脉循行的方向,重视得气感应向病所传导,即气至病所。因此本法在透刺后，要求医生行反向刮针手法，以引气催气、鼓动经气运行，一般女性患者刮六至八次，男性患者刮七至九次，有热胀感。

周老曲池透臂臑操作手法：首先患者取仰卧位或坐位，医者双手托起患者前臂及肘，沿曲池与臂臑之间连线，顺大肠经循行方向揉按经络，使气血舒展。令患者双前臂曲肘平胸，曲池穴局部常规消毒，医者右手取6寸芒针（约15cm），针尖与上臂成45°，左手轻抚针体，迅速刺入皮下0.5～1cm，后缓慢退针至皮下，将针卧倒（使针身与上臂皮肤约呈15°），针尖沿皮下平稳透向臂臑穴，皮下透刺深度12～15cm。医者左手按住曲池穴周围皮肤，右手用拇指指甲反向刮动针柄，女性患者6～8次，男性患者7～9次，使局部经络有热胀或沉重感为度。另外，可根据患者结节情况，配合捻转补法或泻法，针体约旋转180°，15分钟行针1次，留针约30分钟后缓慢起针。

周老认为，阳明经为多气多血之经，调之可疏通气血，化痰散结。曲池透臂臑三穴可用于大肠经循行所过的颈部、肩臂部、面部等经络失调，痰湿郁结之病证。又因其“入缺盆，络肺，下膈”，对胸部之结节肿块亦有疏通作用。

（2）太阳透率谷：太阳穴属经外奇穴，位于头颞部。头者，精明之府也，十二经气血皆上注于头，针刺太阳穴可调和气血，醒脑开窍，清利头目，疏风泄热。《针灸大成》曰：“太阳……治眼红肿及头……”

率谷穴属足少阳胆经，是足太阳膀胱经与足少阳胆经的交会穴，主治偏头痛。《铜人腧穴针灸图经》载其“治膈胃寒痰，伤酒风，发脑两角强痛，不能饮食，烦满，呕吐不止”。《针灸大成》载：“主痰气膈痛，脑两角强痛，头重，醉后酒风，皮肤肿，胃寒，饮食烦满，呕吐不止。”《玉龙歌》载：偏正头风痛难医，丝竹金针亦可施，沿皮向后透率谷，一针两穴世间稀。

太阳穴位于眉梢与目外眦之间向后约1寸凹陷处；率谷穴在耳郭上方入发际1寸5分处取穴。“太阳透率谷”时，需在穴位处作常规消毒，取消毒不锈钢毫针，由太阳穴刺入浅筋膜，呈30°向率谷穴行进，进针1～2寸，针感多从颞区向前额、枕部、顶部传导，以患者觉温和的酸麻胀痛感为好，针用泻法，一般留针20～30分钟。取“太阳透率谷”，必务求得气，局部有酸胀针感，以使少阳经气充盈、通畅。

太阳穴是治疗偏头痛的一个常用而重要的穴位，颅脑、头面、五官、颈部有纵横交错的血管网，针太阳穴可沟通上下，联络内外，穴位周围有手足少阳经、手足太阳经、阳维脉、阴维脉等循行，故太阳穴为经气汇集之处，刺太阳穴出血可以疏通气血、调理阴阳，从而达到止痛之效。率谷穴属足少阳胆经，穴性通窍疏风，镇惊止痛，遵“经脉所过，主治所及”之理，太阳透率谷，一针透两经，可散风泻火、疏通经络、化瘀行气，通调少阳经脉之气血而止痛，故对偏头痛有良好的镇痛效果。

（3）承泣透睛明：承泣穴为足阳明胃经穴，位于人体的面部，眼球与眶下缘之间，瞳孔直下。出自《针灸甲乙经》，别名鼷穴、面髎、溪穴。承，指承受。泣，指流泪。承泣意指泣时泪下，穴处承受之，故名。阳明为多气多血之经脉，可行气活血，使目得血而视。其主治病证在历代医籍中有不少记载，《针灸甲乙经》言“目不明，泪出，目眩瞢，瞳子痒，远视䀮䀮，昏夜无见，目瞤动，与项口参相引。㖞僻，口不能言，刺承泣”，谓本穴为“阳跷、任脉、足阳明之会”。《针灸大成》载其主治“眼赤痛，耳鸣耳聋”。

睛明穴为足太阳膀胱经穴，在目内眦的外上方凹陷中。出自《针灸甲乙经》，别名泪孔、泪空、精明。睛，指眼睛。明，指光明。因主治眼病，有明目之功，故以名之。睛明为手足太阳、足阳明、阴跷、阳跷五脉之会，其主治病证在历代医籍中有不少记载，《针灸甲乙经》载“目不明，恶风，目泪出憎寒……眦痒痛，淫肤白翳”，《针灸大成》载“主目远视不明，恶风泪出”，《备急千金要方》载“目远视不明……头痛目眩瞢”。

二穴均位于眼目周围，治疗时用1寸毫针紧靠眶下缘缓慢从承泣透向睛明穴，用针要细，不宜提插捻转，进出针缓慢，以防刺破血管引起血肿，出针后可用干棉球压迫局部2～3分钟，以防出血。主治一切目疾，如目赤肿痛，迎风流泪，近视，夜盲，头晕眼花等，还可治疗面肌痉挛，抽搐，面瘫等。

另外，面部透刺法还包括阳白透鱼腰、头维透攒竹、地仓透颊车、太阳透下关。针具最好选用3寸针，一次透到位为佳，亦可用1.5寸针接力透刺。面部透刺法是周老继承“金针王乐亭”牵正透法而来。针对中风后遗症口眼㖞斜，或面神经炎久治不愈。

（4）耳门透听会：耳门、听宫、听会三穴自上而下排列在耳前，分别属于手少阳三焦经、手太阳小肠经、足少阳胆经，三条经脉均入耳中，出走耳前，是治耳鸣、耳聋之要穴。耳门透听会，张口取穴，一针透三穴，疗效好于单用某一穴位，加强聪耳宣闭的作用。针刺时令患者张口，用1.5寸针，针尖以30°角刺入手少阳三焦经之耳门穴之后，继续向手太阳小肠经听宫穴及足少阳胆经听会穴进入。主治耳聋耳鸣，口眼㖞斜，口噤难开等。

（5）扶突透天突：扶突穴属于手阳明大肠经，出于《灵枢·本输》，别名水穴，扶突穴位于人体的颈外侧部，结喉旁，当胸锁乳突肌前、后缘之间，有理气化痰、清理咽喉之功。天突穴为任脉、阴维脉交会穴，出于《灵枢·本输》，别名玉户、天瞿，位于颈部，当前正中线上胸骨上窝中央，仰靠坐位取穴，有宣通肺气、消痰止咳之功。周老常用此穴组透刺治疗甲状腺疾患，以达消肿散结之用。一般初期用泻法，后期用补法。针刺时紧提慢按6次为泻法，慢提紧按9次为补法，用2寸至3寸的针，沿着胸锁乳突肌的边缘，向天突方向针刺。

扶突穴位于喉结旁3寸处，由此进针向任脉天突穴平刺推进，进针约2.5寸，主治咳嗽气喘、瘰疬瘿气、声音嘶哑、梅核气等；对甲状腺肿或结节有较好疗效。

（6）内关透郄门：内关穴为手厥阴心包经的络穴，又为八脉交会穴，通于阴维脉。心包是心的外膜、外卫，附有络脉能代心受邪，有保护心脏的作用，《灵枢·邪客》载："故诸邪之在于心者，皆在于心之包络。"手厥阴经"起于胸中，出属心包络，下膈，历络三焦"，故常取心包经的络穴内关治疗心、胸的疾病。阴维脉在循行过程中起于小腿内侧足三阴经交会之处沿下肢内侧上行，至腹部与足太阴脾经同行，到胁部与足厥阴肝经相合，然后上行至咽喉，与任脉相会。《难经·二十八难》载："阴维起于诸阴交也。"因此阴维脉有维系联络全身阴经的作用，主一身之里。内关通于阴维，根据"经脉所过，主治所及"，内关可治疗心、胸的病变，对胸痹有很好的治疗效果，可通畅心络、理气行血，起到活血益气的作用。内关穴早在《难经·二十九难》中就有"阴维为病苦心痛"的记载。《拦江赋》载："胸中之病内关担。"《备急千金要方》载："心实者，则心中暴痛，虚则心烦，惕然不能动，失智，内关主之。"

郄门穴，手厥阴心包经郄穴，"郄"指空隙，这里又指该穴为郄穴，"门"指神气出入之处，故名。郄门穴长于止痛，可治疗本经循行部位及所属脏腑的急性病证，现代临床上可治疗冠心病、心绞痛、心律失常等。

内关、郄门二穴配合使用，能起到缓解胸痛、憋闷、心慌等症状的作用，可治疗多种急、慢性心脏病。一针作用于两穴，使针感易于扩散传导，增强刺激强度，疏通经脉筋络，加强心包经与阴维脉的沟通，是远道刺的一种灵活运用。通过刺激和调节所属经络的远端腧穴，促进经脉气血的运行，以达通经活络之目的。周老内关穴透刺郄门穴，在临床中广泛应用于冠心病、心绞痛、房颤、心律不齐、心脏神经官能症等多种原因引起的胸痛、憋闷等的治疗。

另外周老在治疗烦躁、郁闷、心慌时，常取内关透间使，内关穴为手厥阴心包经之络穴，心包经代心受邪；内关又为八脉交会穴通阴维脉，“阴维为病苦心痛”，故能宁心安神。郄门是手厥阴心包经的郄穴，善于止痛，用三寸的针内关透郄门，从内关穴15°进针，向上透过间使、郄门，一针透三穴，疏通心包经的经气。

（7）大椎透长强：大椎穴与长强穴属于督脉，督脉是人体奇经八脉之一。《素问·骨空论》中论述了督脉的循行：“督脉者，起于少腹以下骨中央，女子入系廷孔，其孔，溺孔之端也。其络循阴器合篡间，绕篡后，别绕臀，至少阴与巨阳中络者，合少阴上股内后廉，贯脊属肾，与太阳起于目内眦，上额交颠，上入络脑，还出别下项，循肩髆内，夹脊抵腰中，入循膂络肾。其男子循茎下至篡，与女子等。其少腹直上者，贯脐中央，上贯心，入喉，上颐，环唇，上系两目之下中央。”

中医学认为脑为元神之府，主神明，与人的精神、意识、思维、运动功能有关。脑为诸阳之首，“十二经脉，三百六十五络，其气血皆上于面而走空窍”。而督脉“上额交颠，上入络脑”，故督脉与脑关系最为密切。《灵枢·口问》说：“心者，五脏六腑之主也……故悲哀愁忧则心动，心动则五脏六腑皆摇。”说明心与各种情志刺激有关，心神受损可涉及其他脏腑。而督脉“上贯心”，对于情志活动有重要的调节作用。《素问·五脏生成》提及“诸髓者皆属于脑”，脑为髓之海，髓为肾生，督脉“通髓贯脊”，沟通了大脑与脊髓的联系。督脉“络肾入脑贯心”，如果督脉经气发生错乱，则可发生多种情志疾病。

手足三阳经会于大椎穴，督脉是手足三阳七脉之会，故督脉为“阳脉之海”，具有调节和振奋人体阳气、温通经络、温补脏腑的作用。《黄帝内经》言：“阳气者，精则养神。”人体阳气充盛可滋养神气。督脉循行“上额交颠，上入络脑”，通于脑，与脑关系密切。又督脉“上贯心”，心是五脏六腑之大主，精神所舍，故督脉贯通心脑、统领神明。

“金针”王乐亭创立的“督脉十三针”是由督脉的十三个腧穴组成：百会穴、风府穴、大椎穴、陶道穴、身柱穴、神道穴、至阳穴、筋缩穴、脊中穴、悬枢穴、命门穴、腰阳关穴、长强穴。主要用于治疗瘫痿、半身不遂、癫狂痫等病证。可起到疏通督脉、调和阴阳、补脑益髓、镇惊安神、醒神开窍的功效。

周老总结前人经验，认为督脉循行入属于脑，可以治疗精神情志相关疾病。选取大椎透长强，因腰部存在的自然生理曲度，透刺分为两个部分，分别为大椎透至命门、腰阳关透至长强。选取20寸和6寸针灸针，粗细推荐使用0.6mm的不锈钢针，用右手拇指、食指捏住20寸针身下1/5，中指抵住针身，从大椎穴快速进针，沿皮下组织透刺至命门穴，再用6寸针沿皮自腰阳关透至长强；捻转针柄使针刺部位得气。针刺大椎透长强以疏通督脉经气，使阳气上行下达，达到补髓益脑、醒神开窍、安神定志、通调经气、平衡阴阳的目的，可用于治疗癫狂痫等情志病证。

（8）天枢透水道、带脉透水道：天枢、水道均为足阳明胃经穴，腹正中线旁2寸，天枢穴为大肠经募穴，将针刺入天枢穴后，沿外陵穴、大巨穴至水道穴计四穴，成人用针可长达4寸，行捻转补泻法之平补平泻法。可治疗腹胀腹泻，腹痛便秘，肠鸣痢疾，月经不调，痛经，小便不利，不孕不育等。周老常以此法行捻转泻法治疗肥胖。

带脉穴属足少阳胆经，是足少阳胆经与奇经八脉之带脉的交会穴。《说文解字》曰："带，绅也。"绅是古代士大夫系在衣外的大带。带脉围腰一周，约束诸纵行经脉，形如束带。带脉穴通于带脉，擅长治疗带脉病候及妇女经带疾病，故名。带脉穴常用于治疗肥胖，如《针灸大成》记载带脉穴主治"腰腹纵，溶溶如囊水之状"，其症状描述类似于现代的腹型肥胖。带脉的循行路线在《黄帝内经》中记载为"足少阴之正……别走太阳而合……当十四椎，出属带脉"，带脉经气来源于足少阴肾经，与足太阳膀胱经相合，从督脉而出，环绕腰腹一周。腹型肥胖的发病部位与带脉循行路线一致，带脉围绕腰腹，有约束作用，带脉不固则腰腹松弛。《灵枢·经脉》中描述十二经脉的循行路线，其中肺经"起于中焦"，脾经"入腹"，大肠经、胃经、心经、小肠经、心包经、三焦经体内经脉循行均有"下膈"。由此可见，十二经脉均通腰腹，约束于带脉之内。若带脉经气不利，则约束无权，脾胃运化失调，水湿、痰浊、膏脂囤积于中焦腹部，发为肥胖。针刺带脉穴能够激发带脉经气，恢复其约束功能，并使脾胃健运，痰浊得化。临床中治疗肥胖常选用带脉穴，与其他腧穴配合使用，起到协同增效的作用。

水道穴为足阳明胃经腧穴，位于下腹部。《灵枢·五脏别论》中记载："胃者，水谷之海”。“水”即水液。《说文解字》云“所行道也”，故“水道”意为水液通行的道路。《黄帝内经素问》所云“中渎之府”者，乃统言水之大意也。《素问·灵兰秘典论》载：“三焦者，决渎之官，水道出焉。”《针灸甲乙经》载：“三焦约，大、小便不通，水道主之。”此穴在脐下3寸，“关元”穴之旁2寸，位处下焦，膀胱之所，亦有水道所出之意，善治各种水肿病。水德乃长养万物之大道，水道穴处适当膀胱，为水之通路，本穴能补益脾胃、利水消肿、调经止痛，主治腹胀、腹痛、便秘、泄泻、小便不利、水肿等病证。

周老采取带脉透水道的手法，健运脾胃，运化水液、痰湿，达到利水消肿、降脂减重的作用。带脉与水道均位于腹部，对应胃肠消化系统，通过刺激腹部穴位，发挥腧穴近治作用，达到很好的减脂效果。根据“经之所过，主治所及”选取足少阳胆经的带脉穴贯通三焦，协同三焦发挥通调水道、运行水谷和通行元气功能，足阳明胃经的水道穴以调节中焦脾胃功能，以共奏化浊降脂减重之效。

（9）条口透承山：条口穴为足阳明胃经穴位，首见于《针灸甲乙经》，因其在两巨虚之间，取穴时足尖上翘，穴位处形成一大条口，故名“条口穴”。本穴是治疗筋病之要穴，功擅祛风散邪、舒筋活络，临床上常用于治疗小腿部筋病，或透刺承山穴，治疗肩关节周围炎。

承山穴位于足太阳膀胱经，首见于《针灸甲乙经》，为治疗足太阳膀胱经循行通路下肢疾患和肛门病变之常用穴，小腿转筋和痔疮之经验效穴。

足太阳膀胱经主筋病、足阳明胃经主肉病，条口与承山分别为足阳明胃及足太阳膀胱经位于下肢穴位，合取主治下肢痿痹、筋肉拘急、足下垂。条口透承山目前追溯到最早的是1965年河北省卫生厅编写的《针灸》教材，其中提到“本法也可治疗臂痛”。1974年，该治疗方法被上海中医学院编的《针灸学》收录，逐渐被人们广泛应用，成为治疗肩周炎的经验效穴，周老在长期临床实践的基础上总结出治疗肩痛的三组经验穴，包括：肩三针（肩髃、肩髎、肩贞）、膏肓透肩贞、条口透承山。其中条口透承山采用巨刺法，即左病刺右，右病刺左，取对侧的条口透承山，先得气捻转1分钟，捻转的同时令患者活动患侧肩关节，间隔片刻后再捻转1分钟，捻转的同时令患者活动患侧肩关节，后留针。有研究表明，条口透承山行强刺激手法，能够产生即时而广泛的镇痛效应，而活动肩关节本身可加强镇痛的效应和持续性，同时松解粘连扩大关节活动范围。因此，配合肩关节活动是条口透承山疗效的保证。

（10）印堂透鼻根、迎香透睛明：过敏性鼻炎属中医学“鼻鼽”范畴，其发病的机理与机体的气机亏虚有关，如肺脾虚弱，气机不畅或运气无力，继而引起气不运津，水湿邪气停滞等，最后造成鼻炎。过敏性鼻炎一病属临床常见病、多发病，往往与季节变化有关，秋冬两季为多见。周老认为针灸疗法对本病有效，即刻效果更佳，根治较难。

对于鼻塞流涕等症状，周老常用印堂透鼻根、迎香透睛明，配合百会、上星、外关、合谷、太渊等穴位组成针灸通鼻方，通鼻解表。《针灸大成》载：“鼻流涕臭，名曰鼻渊，曲差、上星、百会、风门、迎香。”《神灸经纶》载：“鼻塞，囟会、上星、风门……”周老所用上星及迎香（向睛明透刺）、印堂（向鼻透刺）为古代医家所用之治疗鼻炎之要穴；百会、太渊益肺气、通阳气、御外邪；上星、印堂、迎香、外关、合谷等穴还可清热解表、祛风散邪、通利鼻窍。还可予中脘、气海、太渊、手三里、足三里、三阴交补益气血、增强抵抗力；太渊补肺固表，疗效颇佳。

（11）照海透足跟：周老从临床上摸索出针灸照海透足跟治疗足跟痛效果非常好。第一，照海透足跟是局部取穴，可直接疏通局部气血，通经止痛。第二，照海透足跟是循经取穴。照海为足少阴肾经穴，通于阴跷脉。足少阴肾经循行通过足跟，《灵枢·经脉》载：“肾足少阴之脉……循内踝之后，别入跟中……”另外，在《难经·第二十八难》中也记载：“阴跷脉者，亦起于跟中，循内踝上行……”足跟痛中医传统认为是肾虚的表现，故针刺照海可调补肾气，通经止痛。

周老照海透足跟进针的具体操作是：取1.5寸针，于照海穴（内踝尖下1寸，内踝下缘边际凹陷中）进针，针尖向内下45°跟骨方向进针1.5寸，可稍稍做提插泻法，得气后留针20～30分钟。

2. 直刺透（穴）法

（1）风池透风池：本法即从一侧风池进针，平直向对侧风池推进，切注意不能偏离欲透线路，尤为注意的是不能向上斜刺，以免刺入延髓而发生危险。本法主要治疗作用为平肝息风，镇静安神。临床可治疗眩晕头痛，目赤肿痛，耳鸣耳聋，风寒或风热感冒，鼻塞流涕，颈项强痛。周老应用此法治疗癫证、颈痹、肩痹、上肢麻木、疼痛、少儿近视、多动与抽动等，均可获得较好疗效。

（2）球后穴：球后穴是人体穴位之一，位于面部，当眶下缘外1/4与内3/4交界处，功效为清热明目，主治视神经炎、视神经萎缩、视网膜色素变性、青光眼、早期白内障、近视等。

球后穴进针有一定技巧，周老球后穴进针的具体操作是：先以左手大拇指轻压眼球向上，右手持针于眶下缘外1/4与内3/4交界处进针，进针时先45°角向下，然后平直进针，向视神经孔方向刺，进针深度为0.5～1寸，不提插。

3. 多向透刺（穴）法

多向透刺的代表为苍龟探穴法，最早可见于《黄帝内经太素》所载“合刺”，即为三针朝不同方向刺入一穴，形若鸡爪状的一种刺法。有医家认为《灵枢·官针》五刺中的“合谷刺”是苍龟探穴法的最早雏形。明代徐凤《金针赋》中云“苍龟探穴，如入土之象，一退三进，钻剔四方”，首次将“苍龟探穴”思想与针刺相结合。此针法是针刺地部得气后退至天部，四方探刺，催生经气之后再依此法至人部、地部，四方钻剔，以达到催发经气作用的复式手法，属《金针赋》“龙龟虎凤”四法之一，是使经气快速传导的针刺手法。

明代高武《针灸聚英》“若关节阻塞，气不过者，以龙虎龟凤，通经接气，大段之法……此通仙之妙”，指出本法操作通过一退三进和四方探刺相结合的方法，增强刺激量，能交通阴阳、宣畅气血、疏经通络，有止痛移疼之效，可治疗急慢性痛证及中风等各种顽固病证。苍龟探穴法集疾徐补泻和三才针法于一身，通过调节刺激量达到“气至病所”的目的。周老常将其用于百会穴及腱鞘囊肿病的治疗。

（1）百会穴四向透：即以右手持1寸针，将针尖刺入百会穴，之后再向四神聪，自前、左、后、右顺序依次进行平补平泻手法。每向捻针1分钟，最后将针垂直地插在百会穴上，再行捻转5分钟，留针20分钟后出针。

《针灸大成》记载：“主头风中风，言语謇涩，口噤不开，偏风半身不遂，心烦闷，惊悸健忘，忘前失后，心神恍惚，无心力，痎虐、脱肛、风痫、青风、心风、角弓反张、羊鸣多哭，语言不择，发时即死，吐沫，汗出而呕。饮酒面赤，脑重鼻塞，头痛，目眩，食无味，百病皆治。”

周老多用于治疗头晕、头痛，不寐，健忘，心悸气短，癫狂痫，小儿惊风，五迟五软，阿尔茨海默病，小儿多动与抽动，中风，偏瘫，阴挺，脱肛等。

（2）腱鞘囊肿（筋瘤）透刺法：腱鞘炎或囊肿是一种无菌性炎症，多因反复用力造成腱鞘磨损，或过度劳累、受凉、寒冷而致腱鞘出现炎症，也可能因外伤而引起，其主要症状是肿胀、疼痛、鼓包、压痛、活动受限等，且本病容易复发。

其治疗方法很多，首先是服用非甾体抗炎药止痛治疗，如布洛芬、对乙酰氨基酚片等，还可用温热疗法、贴敷疗法、理疗、挤压、针灸等。

周老常以 1 寸毫针进行多向透刺（筋瘤）局部治疗。治疗时先于病发局部常规消毒，医者双手亦应消毒，左手捏夹鼓包处，右手持针刺向筋瘤中心，然后向上、下、左、右四壁平刺，每向捻转 2 分钟后，将针抽回至筋瘤中心区，捻转 2 分钟出针，出针后艾条悬垂温和灸 15 分钟，治疗结束。

一般一至三次，肿消痛止。

第三节
其他刺法举隅

一、喜鹊登梅法

喜鹊登梅手法是从“青龙摆尾”手法简化而来的。由于操作时拇食中三指推垫针柄，使针体、针尖上下摆动，有似喜鹊在梅枝上登着上下颤动故名。

操作方法：用于攒竹、鱼腰等穴，左手食指点按针穴，右手持针速刺或捻转进针，得气后，右手拇食二指持针柄，中指推垫针体，使针柄、针体、针尖上下摆动，针感连续不断地传导到眼内。虚证用补法，实证用泻法，留针与否应根据病情而定。

适应证：目赤肿痛、青盲、夜盲、近视、视网膜出血、视神经萎缩等一切眼病。并可治疗头痛、面神经麻痹等病证。

二、合谷刺

合谷刺是《黄帝内经》五脏五刺法的一种，《灵枢・官针》载：“合谷刺者，左右鸡足，针于分肉之间。”合谷刺多在肌肉比较丰厚处进针，进针后退至浅层又依次再向两旁斜刺，形如鸡爪的分叉。合谷刺可疏阳明之经脉，通卫气之所出。临床中，合谷刺深受后世医家推崇，主要用于治疗骨伤科、神经内科疾病，如颈椎病、第三腰椎横突综合征、肌筋膜炎、肩关节周围炎、中风后遗症等，在缓解疼痛、改善症状体征方面起效较快、疗效较好；单独应用较少，常配合其他治疗手段，如透穴针法、电针、齐刺、输刺、放血疗法、滞针、温针灸、隔姜灸、催气手法、舒筋弹拨推拿法、正骨推拿、运动疗法等；针具多选毫针或圆利针。合谷刺施术穴位多为阿是穴或刺激点，也可选取十四正经的穴位。

周老治疗面神经麻痹、面肌痉挛多于地仓穴用合谷刺法。

合谷刺操作方法：先直刺得气，然后将针提至皮下，再分别向左右施行成45°的斜刺，均刺入较深的分肉层。实际应用之时，不必拘于上述针刺角度与深度，主要取其在一个点上进针之后，施行多向刺。

根据不同穴位，第一针既可采用直刺，也可采用斜刺或平刺。向左右刺的两针也如此。合谷刺的核心思想，是在直刺的基础上，再纵向斜刺或横向斜刺，以加大刺激范围。

周老通常将合谷刺分为同经合谷刺、异经合谷刺和阿是穴合谷刺三种。因此，除了经穴之外，阿是穴也起了重要作用。阿是穴合谷刺，是指在阿是穴上直刺，再向周围的疼痛处斜刺，此法临床应用机会颇多。

地仓合谷刺操作方法：用2寸毫针由地仓穴进针，向颧髎穴方向平刺，得气后将针提至皮下，再分别向巨髎穴、颊车穴方向平刺，也使之得气。或由地仓穴进针，先向颊车穴方向平刺，再分别向颧髎穴、大迎穴方向平刺。一般都在地仓向颊车方向留针。面部其他穴位也可以做类似的合谷刺。

周老认为面神经痉挛患者，在针刺之时，由于受到刺激，常常诱发痉挛，趁此痉挛之时，做大幅度捻转手法，直至痉挛停止时再停止捻转，做较长时间留针（约1小时）。出针时手法宜轻，尽量不引起痉挛发作。这种动静结合的方法，往往能提高疗效。

三、斑秃五线叩刺法

斑秃是指短时间内头发不明原因大量脱落，形成边界整齐、大小不等的脱发斑。患者常无自觉症状，部分患者可有头晕、发痒等症状，检查时发现少数患者在脱发区可看见红斑与浮肿。一般情况下，患者保持良好生活规律，忌焦躁、忧虑、疲劳过度，注意饮食调节，斑秃可以自愈。斑秃可发生于任何年龄，尤其是青少年经常因精神因素引发，两性发病率无明显差异。少数患者病情严重，毛发脱落可累及整个头部，甚至累及全身的毛发，称为普秃。周老认为本病一般与紧张劳累、血虚受风有关，在临床上常采用五线加局部叩刺治疗斑秃，效果良好。

所谓的五线实际包括2组五条线，第一组：沿着督脉从前发际到后发际为1

条，沿着鬓角两侧由前到后左右各一条，在上述2条线之间左右各一条，合计为五条。第二组：督脉从大椎到长强从上到下为1条，在足太阳膀胱经与上述第一条线左右平行的各2条经线，合计5条线。

叩刺手法：①局部叩刺从斑秃的中间开始，梅花针环形叩刺，共叩三遍，局部以微出血为度。②五线叩刺从中间的线先开始，从前向后或从上向下叩刺，每条线连叩3遍，以微充血为度。叩刺频率为每周两次。重点叩刺肺俞、膈俞及大肠俞，周老解释其机理为肺主皮毛、血会膈俞、肺与大肠相表里。

第三章

用药经验

第一节
常用单药

一、桔梗

桔梗是一味清化热痰的药，苦、辛，平，归肺经，它的主要作用有宣通肺气，疏风解表，祛痰排脓，利咽，升提。本品辛散，升宣肺气，祛痰利气，无论寒热皆可应用。如治疗风寒表证的“杏苏散”中，它与枳壳相配，一升一降，助杏仁、苏叶理肺化痰。治疗风热表证的“桑菊饮”中，取其辛散，升宣肺气，与杏仁相配，一宣一降，以肺脏宣降而能止咳，是宣降肺气的常用药。

临床上桔梗对肺失宣畅、气机不利而肺中痰阻的肺痈证有良好作用，因为桔梗性散上行，能利肺气以排壅肺之脓痰，所以治肺痈咳嗽、咽痛、咳痰不利者，可使用《金匮要略》的“桔梗汤”，此方只有桔梗和甘草两味药，方中桔梗主要用来排脓。周老在临床应用时往往加上鱼腥草、生薏苡仁、冬瓜子、浙贝母使用。

咽喉为肺胃的门户，肺有热，可致咽喉红肿疼痛、口渴、喜冷，临床上周老除了选用“桔梗汤”外，还会选用《医学心悟》中的“加味甘桔汤”，它是利用桔梗能宣肺祛邪以利咽开音，如外邪犯肺、咽痛失音者均可配甘草、牛蒡子使用。

按：周老认为桔梗性平，而且又有较好的止咳作用，所以咳嗽痰多，不管寒热虚实，也不管是外感或者内伤，都可以配伍应用。另外，桔梗有引药上浮入肺的作用，故常用本品作为引经药，如“天王补心丹”用桔梗为舟楫，载药上行，以使药力缓流上部心经，“参苓白术散”方中加入桔梗既宣肺利气，通调水道，又能载药上行，培土生金。因此桔梗在临床应用较为广泛，在其功用和方剂应用上，充分体现出其性质。

二、蝉蜕

《本草纲目》记载蝉蜕咸、甘，寒，无毒。主疗一切风热之症。古人用身，后人用蜕。治脏腑经络，当用蝉身，治皮肤疮疡风热，当用蝉蜕。《中药大辞典》记载本品甘寒轻浮，入肺肝两经，入肺可达表以疏散风热，透疹止痒；入肝走筋、达目，以明目息风止痉，故可疏散风热、透疹止痒、明目退翳、祛风解痉，临床上常用治外感风热、喉痛喑哑、麻疹不透、风疹瘙痒、风热目赤及小儿惊风夜啼、破伤风等症。现代研究显示其具有解热镇痛、抑制免疫、抗过敏、抗肿瘤等作用。

按：周老常用蝉蜕来治疗耳鸣、耳聋，特别是外感病引起的耳聋、耳鸣。他认为“兼受风邪”为导致耳鸣、耳聋的重要病因，提出了“治聋先治肺”的特色治则。外感引起的耳聋耳鸣患者常伴有流涕、鼻塞、咳嗽、恶寒等外感症状，治法主要是宣肺开窍。《景岳全书》载：“邪闭者，因风寒外感乱其营卫而然，解其邪而闭自开。”蝉蜕清散肝经风热，通利耳窍，聪耳平鸣，升达清阳，直达头部、耳部病所。

三、葛根

《本草纲目》载葛根：甘、辛，平，无毒。散郁火。《中药大辞典》记录其味甘辛，性平，入脾、胃经。功用：升阳解肌，透疹止泻，除烦止温。治疗伤寒、温热头痛项强，烦热消渴，泄泻，痢疾，斑疹不透，高血压，心绞痛，耳聋等疾病。现代研究表明，葛根中的药理成分异黄酮类化合物葛根素对高血压、高血脂、高血糖和心脑血管疾病有一定疗效。研究还发现，葛根素对于突发性耳聋有显著的治疗效果，同时具有神经保护作用。葛根的黄酮成分还具有抗癌和雌激素样作用。

按：周老治疗耳鸣耳聋及面神经炎急性期常用葛根。葛根治疗耳鸣耳聋是取其轻扬升发之性，同时能鼓舞胃气上行，生津液，李杲在《脾胃论》中详细阐释了上窍病证与清阳不升、中气不足的关系，并推荐了益气聪明汤来治疗耳聋，其用药就包含葛根。治疗面神经炎急性期周老常用“四白”“两虫”“两根”，其中的“两根”为板蓝根、葛根，因葛根解表解肌、升阳生津，为升阳之要药，既有助于祛风，又有助于升清，《药品化义》言葛根“佐健脾药，有醒脾之力”，脾主肌肉，醒脾生津有利于促进面部肌肉功能恢复。

四、三七

三七味甘微苦，温，归肝、肾经。具有化瘀止血、活血定痛的双向作用。它入肝经血分，功擅止血，又能化瘀生新，有止血不留瘀、化瘀不伤正的特点，单味内服外用均有良效。它适用于各种出血证。

本品活血化瘀而消肿定痛，为治瘀血诸证之佳品，为伤科之要药。凡跌打损伤或筋骨折伤，瘀血肿痛者，本品皆为首选药物。一般药方多用黄酒或白开水送服，若皮破者，亦可外敷。若配伍活血行气药同用，则活血定痛之效更著。因此对痈疽肿痛、无名痈肿、疼痛不已均可使用。对于跌打损伤，常配合乳香、没药、骨碎补、续断等同用。近代研究显示，三七作为一种活血化瘀药，除了外科以外，更多的是用在心脑血管疾病，治疗冠心病、脑血管硬化均有好处；对老年血液循环障碍的痴呆亦有效果。

按：周老认为，三七是一味止血不留瘀的化瘀止血药，对于出血亦有瘀滞者尤为适宜。由于它是五加科人参属的植物，化学成分与人参相似，故有补气血的作用。正如《本草新编》所言，三七根，止血之神药也，无论上、中、下之血，凡有外越者一味独用亦效，加入补血补气药中则更神，盖止药得补而无沸腾之意，补药得止，而有安静之休也。

五、郁金

郁金，性味为辛、苦，寒，归肝、心、肺经。功效为活血止痛，行气解郁，清心凉血，利胆退黄。不宜与丁香、母丁香同用。主治：用于胸胁刺痛，胸痹心痛，经闭痛经，乳房胀痛，热病神昏，癫痫发狂，血热吐衄，黄疸尿赤。

历代古籍对郁金功用多有记载。《本草纲目》云：治血气心腹痛，产后败血冲心欲死，失心癫狂蛊毒。《本经逢原》云：郁金辛香不烈，先升后降，入心及包络。治吐血、衄血、唾血血腥，破恶血。血淋，尿血，妇人经脉逆行，产后败血冲心，及宿血心痛，并宜郁金末加姜汁、童便同服，其血自清。《本草求真》云：其气先上行而微下达。凡有宿血凝积，及有恶血不堪之物，先于上处而行其气。若使其邪其气其痰其血在于膈上而难消者，须审宜温宜凉，同于他味，兼为调治之。此为血分之气药，其性轻扬，能散郁滞，顺逆气，上达高颠，善行下焦，治疗心肺肝胃气血火痰郁遏不行者最验，尤其适用于治疗胸胃膈痛、两胁胀满、腹痛、食欲不振等症状。又治经脉逆行，用于治疗出血症状，有凉血破瘀的功效，对吐血、衄血、唾血、咯血等出血情况有显著的疗效。

按：周老常用郁金治疗痫症（癫痫）、中风（脑出血、脑梗等）、脑痿、痴呆、郁证（抑郁症）、痉病（抽动症）、痹证、耳聋耳鸣等疾病，治疗中风之风痰阻络证肢体活动不利时，常配伍柴胡、香附疏肝行气，加强活血作用；治疗中风饮水呛咳时，常配伍僵蚕、白芷、羌活，一是引经，二是化痰清心；治疗中风或脑痿、痴呆之痰蒙清窍患者，常配伍石菖蒲豁痰开窍，使清阳得升，浊气得降；治疗抽动症肝阳偏亢、抽动明显者，常配伍白芍、珍珠母、菊花，养血柔肝、平肝潜阳；治疗抑郁症，常配伍香附、合欢皮以疏肝解郁；治疗耳鸣耳聋，常配伍陈皮、桔梗、杏仁，宣肺理气、培土生金，此四味药为周老从肺论治耳聋耳鸣的代表药方，方中陈皮可燥湿化痰、消积导滞，桔梗能载药上行，开宣肺气，杏仁可降气，止咳平喘，配合郁金开肺金之郁，四味药共用，开肺窍之闭塞，理肺气之升降，祛肺中之痰湿；治疗痹证身体疼痛，常配伍鸡血藤。

六、路路通

路路通，味苦，性平。归肝、肾经。始载于《本草纲目拾遗》，能通行十二经，具有祛风活络、利水、通经的功效。主治风湿痹痛，麻木拘挛，中风半身不遂，水肿胀满，跌打损伤，经行不畅，经闭，乳少，乳汁不通。现代研究表明，路路通具有抗炎、消肿镇痛、保护神经、抗氧化、抗肿瘤、抑制病原微生物等作用，主要用于炎症、关节痛、脑血管病、肿瘤等治疗。

按：周老常用路路通来治疗耳聋耳鸣，与丹参相配伍组成对药。《四川中医》杂志 1991 年就记载一个单味药路路通水煎取汁治疗耳鸣的病案，因其能利水祛湿，对于湿邪阻滞三焦而致耳聋耳鸣尤为有效。

七、豨莶草

豨莶草，味辛、苦，性寒，归肝、肾经。可以祛风除湿、通经活络、清热解毒。可用于风湿痹痛、肢体麻木、半身不遂、疮疡肿毒、湿疹瘙痒等病证。《本草纲目》载豨莶草：治肝肾风气，四肢麻痹，骨痛膝弱，风湿诸疮。《本草拾遗》云：主久疟，痰饮。《新修本草》云：主金疮，止痛、断血，生肉，除诸恶症，消浮肿，捣封之，汤渍、散敷并良。现代研究显示其具有祛风除湿、截疟、疗疮肿毒等作用。

按：有研究表明，豨莶草在心脑血管系统方面的作用主要表现为抑制血栓的形成、改善微循环、舒张血管和降压。早期的研究已明确豨莶草具有防止血栓形成的作用，周老常将水蛭、豨莶草相配伍，用于中风病肢体活动不利、四肢麻木、腰膝无力等症，治以活血化瘀，通经活络。配伍比例为水蛭6g，豨莶草15g。

八、生龙齿

龙齿，味涩，性凉，入心、肝经，功用镇惊安神，除烦热。治惊痫癫狂，烦热不安，心悸，失眠多梦。善于镇心安神，为调神用药。《本草纲目》载龙齿：涩，凉，无毒。杀精物，治疗大人惊痫诸痉，癫疾狂走，心下结气，不能喘息，小儿五惊，十二痫，治烦闷、热狂、鬼魅。现代研究表明，其具有抗惊厥、促进血液凝固、降低血管壁通透性、减轻骨骼肌兴奋性的作用。

按：周老治疗耳鸣耳聋多用龙齿以镇静安神，是其“治病先治神”的体现，耳鸣耳聋患者临床上多为肝胆火旺或肾精不足证，病久多伴有失眠、烦躁等症状，情绪的状态与耳鸣耳聋症状往往相互影响，形成恶性循环。周老在治疗耳鸣兼失眠的患者时用龙齿以镇静安神，改善患者睡眠，打破这种恶性循环，使耳鸣得以减轻。另外，由于龙齿性偏凉，周老使用该药时以神不守舍，兼见心中烦热等热象的患者更为适用。由于龙齿的抗惊厥作用明显，对于心中惕惕然、善惊易恐的患者也可使用。

周老治疗耳聋、耳鸣也常用磁石，主要用其潜阳纳气、镇惊安神的功效。对于肝火炽盛的患者，周老常加珍珠母，可滋肝阴，清肝火，治癫狂惊痫，头眩，耳鸣等，珍珠母清肝热为以上诸药中最佳。

金石海洋类药物是周老临床常用的一类安神药物，实际上其临床功效主要以四方面为主：重以去怯，重以降逆，重以入肾，金石通神，但往往不可久服，久服易引起消化不良，这也是很多矿石类药物的共症。周老在临床上多选用砂仁、陈皮等顾护胃气之品，祛邪而不伤正，时时顾护脾胃。

九、穿山甲（用代用品）

穿山甲，味咸，性凉，入肝、胃经。功用：消肿溃痈，搜风活络，通经下乳。治痈疽疮肿，风寒湿痹，月经停闭，乳汁不通，外用止血。《医学衷中参西录》载：穿山甲，气腥而窜，其走窜之性，无微不至，故能宣通脏腑，贯彻经络，透达关窍，凡血凝血聚为病，皆能开之。穿山甲善于治疮，疔疮初起未成脓者或有脓红肿，皆可用山甲、皂刺、花粉、知母、乳香、没药、全蜈蚣治疗；因其走窜，癥瘕积聚，疼痛麻痹，二便闭塞诸证，用他药治不效者，皆可加山甲作向导。然而因其性专行散，中病即止，不可过服。

按：周老用穿山甲搜风，治疗抽动症病久入络及中风病久后遗症期，取其走窜之性，然而并非所有患者都用，常用于病久、他药治不效者。

十、合欢皮

合欢皮，性味甘平，入心、肝经，功用安神解郁，和血消痈。主治心神不安，忧郁，不眠，肺痈，痈肿，跌打损伤。善于疏肝解郁，悦心安神，适宜于情志不遂、忿怒忧郁所致心神不安，烦躁不宁，抑郁失眠，能使五脏安和，心志欢悦，以收解郁安神之效，为悦心安神之要药。《本草纲目》载合欢（木皮）：甘，平，无毒。安五脏，和心智，令人欢乐无忧，久服，轻身明目，得所欲。现代研究显示，其具有免疫调节、抗肿瘤、抗过敏等作用。

按：周老在治疗因肝气郁滞导致失眠、焦虑等病证时，常用香附与合欢花或合欢皮配伍，作为对药进行疏肝解郁治疗。其区别是：男用合欢皮，女用合欢花。合欢花轻清上行，宣散郁结，不伤正气；合欢皮解郁透达之力略强于合欢花，用于体质强壮之男子，较合欢花更可发挥解郁之功。

附：合欢花，《医学入门》言其主安五脏，利心志，耐风寒，令人欢乐无忧，久服轻身明目。甘、苦，平。归心、脾经。功用：舒郁，安神，理气，明目，活络。主治忧郁失眠，心神不安，健忘，胸闷纳呆，风火眼疾，视物不清，腰痛，跌打伤痛。现代研究其具有中枢抑制及抗抑郁作用。

十一、女贞子

女贞子，苦、甘，平，入肝、肾经。功用补肝肾，强腰膝。治阴虚内热，头晕，目花，耳鸣，腰膝酸软，须发早白。《本草纲目》载女贞子强阴，健腰膝，变白发，明目。现代研究表明，女贞子具有降血脂及抗动脉粥样硬化、降血糖、抗肝损、强心、扩张冠状血管、扩张外周血管等作用。

按：周老在临床中强调准确掌握中药的性味归经，才能在辨证论治基础上体现每味药物在对证功效方面的特异性，较好地解决“证”与“病”在病性与病位上的对接。女贞子入肝、肾经，滋阴补虚，因此治疗肝肾阴虚导致的失眠、焦虑、眩晕耳鸣、腰膝酸软、须发早白等病证时，常用墨旱莲、枸杞子、黄精等配伍，进行滋补肝肾治疗。若心阴虚配伍百合、麦冬等，肺阴虚配伍沙参、百合、麦冬、黄精等，胃阴虚配伍石斛、玉竹、麦冬等。

十二、墨旱莲

墨旱莲，甘、酸，凉，入肝、肾经。功用凉血，止血，补肾，益阴。治吐血，咳血，衄血，尿血，便血，血痢，刀伤出血，须发早白，白喉，淋浊，带下，阴部湿痒。《本草纲目》载墨旱莲：乌髭发，益肾阴。现代研究显示其具有止血、增加冠脉流量、镇静及镇痛、抗菌等作用。

按：周老在治疗因肝肾阴虚导致失眠、焦虑、月经不调等病证时，常与女贞子、枸杞子配伍，作为对药进行滋补肝肾治疗。

十三、石斛

石斛，甘淡微咸，寒。入胃、肺、肾经。生津益胃，清热养阴。治热病伤津，口干烦渴，病后虚热，阴伤目暗。《本草纲目》载石斛：甘，平，无毒。伤中，除痹下气，补五脏虚劳羸瘦，强阴益精。久服，厚肠胃。补内绝不足，平胃气，长肌肉，逐皮肤邪热痱气，脚膝疼冷痹弱，定志除惊，轻身延年。益气除热，治男子腰脚软弱，健阳，逐皮肌风痹，骨中久冷，补肾益力。壮筋骨，暖水脏，益智清气。治发热自汗，痈疽排脓内塞。现代研究显示其具有解热、抑制胃肠推进运动、升高血糖、降低血压、减弱心脏收缩力、抑制呼吸等作用。

按：周老在临床中多用于慢性萎缩性胃炎、消渴症、肿瘤术后等，以气阴两虚为首选，患者多以身体消瘦、舌红少苔为主要特点；临床上阴虚和燥热是相互关联的，二者密不可分，因此在治疗上，应该着重于滋阴清热的方法。常配伍生地黄、麦冬、玄参、百合等；治疗肿瘤性疾病配伍栀子、牡丹皮、玉竹等。

第二节 常用药对

一、炒白术与苍术

《中药大辞典》载白术：苦、甘，温。归脾、胃经。功用主治：健脾益气，燥湿利水，止汗，安胎。主治脾气虚弱之乏力、食少腹胀、泄泻、便秘，水饮内停之小便不利、水肿、痰饮眩晕、寒湿痹、身痛、气虚自汗、胎动不安。苍术：辛、苦，温。归脾、胃、肝经。功用主治：燥湿健脾，祛风湿，明目。主治湿困脾胃，倦怠嗜卧，胸痞腹胀，食欲不振，呕吐泄泻，痰饮，湿肿，表证夹湿，头身重痛，痹证湿盛，肢节酸痛重着，痿躄，夜盲。《本草崇原》载："凡欲补脾，则用白术；凡欲运脾，则用苍术；欲补运相兼，则相兼而用；如补多运少，则白术多而苍术少；运多补少，则苍术多而白术少。品虽有二，实则一也。"《本草通玄》载："苍术，宽中发汗，其功胜于白术；补中除湿，其力不及白术。"《玉楸药解》载："白术守而不走，苍术走而不守，故白术善补，苍术善行。其消食纳谷，止呕住泄亦同白术，而泄水开郁，苍术独长。"

苍术健脾平胃、燥湿化浊、升阳散郁、祛风湿，苦湿辛烈，散多于补。白术补脾燥湿、益气生血、和中安胎，甘湿性缓，补多于散。周老临床常炒白术、苍术联合应用。二药配伍应用，一散一补，一胃一脾，则中焦得健。二药周老习用炒品，可去其燥，增加健脾之功。

二、石菖蒲与郁金

石菖蒲：辛，微温，归肝、脾经。功用主治：开窍，豁痰，理气，活血，散风，祛湿，醒神益智。主治癫痫，痰厥，热病神昏，健忘，气闭耳聋，心胸烦闷，胃痛，腹痛，风寒湿痹，痈疽肿毒，跌打损伤。《本草汇言》载："石菖蒲，利气通窍，如因痰火二邪为眚，致气不顺、窍不通者，服之宜然。"《本草正义》载："菖蒲味辛气温，故主风寒湿邪之痹着。治咳逆上气者，以寒饮湿痰之壅塞膈上，气窒不通者言之。辛能开泄，温胜湿寒，凡停痰积饮，湿浊蒙蔽，胸痹气滞，舌苔白腻垢秽或黄厚者，非此芬芳利窍，不能疏通。"

广郁金：辛、苦，凉，归心、肺、肝经。功用主治：行气解郁，凉血破瘀。主要用于治疗胸腹胁肋诸痛，失心癫狂，热病神昏，吐血，衄血，尿血，血淋，妇女倒经，黄疸。《本草经疏》曰："郁金本入血分之气药，其治已上诸血证者，正谓血之上行，皆属于内热火炎，此药能降气，气降即是火降，而共性又入血分，故能降下火气，则血不妄行。"《本草汇言》有言："郁金，清气化痰，散瘀血之药也。其性轻扬，能散郁滞，顺逆气，上达高颠，善行下焦，心肺肝胃气血火痰郁遏不行者最验，故治胸胃膈痛，两胁胀满，肚腹攻疼，饮食不思等证。"

中医有"百病兼痰""百病皆由痰作祟""怪病多痰"之说。《濒湖脉诀》记载："痰生百病食生灾。"《医学入门》曰："痰火所以生异证。"痰既可为病理产物，亦可为致病因素，既是有形之物，亦可隐于无形。周老"治痰"的学术思想来源于历代医家对痰，包括对痰的内涵、痰的成因、痰的致病特点、治痰原则的认识，尤其得益于历代医家针灸治疗痰证的探究，在此基础上，形成了自己独特的"治痰"学术思想。临证中，周老治疗顽痰怪病时常用豁痰开窍之菖蒲与清气化痰、散瘀血之郁金，菖蒲辛开苦燥温通，芳香走窜，不但有开窍醒神之功，且兼具化湿、豁痰、辟秽之效，故擅长治痰湿秽浊之邪蒙蔽清窍所致之神志昏乱。治疗中风痰迷心窍，神志昏乱、舌强不能语，常与法半夏、胆南星、橘红、郁金等燥湿化痰药合用，如涤痰汤（《严氏济生方》）；若治痰热蒙蔽，高热、神昏谵语者，常与郁金、天竺黄、胆南星等配伍，如菖蒲郁金汤（《温病全书》）；治痰热癫痫抽搐，可与郁金、竹茹、黄连等配伍，如清心温胆汤（《古今医鉴》）；治癫狂痰热内盛者，可与郁金、远志、朱砂、生铁落同用，如生铁落饮（《医学心悟》）；用治湿浊蒙蔽，头晕、嗜睡、健忘、耳鸣、耳聋等症，又常与郁金、远志、龙齿等配伍。

三、胆南星与天竺黄

胆南星，微辛、苦，凉，归肝、胆、肺经。功用主治：清火化痰，息风定惊。主治中风痰迷，惊风癫痫，痰火喘嗽等。本品性温而燥，有较强的燥湿化痰之功。治湿痰阻肺，咳喘痰多，胸膈胀闷，常与法半夏相须为用，并配枳实、橘红。另外，本品归肝经，走经络，善祛风痰而止痉厥。治风痰眩晕，配清半夏、天麻等。

天竺黄，甘，寒，归心、肝、胆经。功用主治：清热豁痰，凉心定惊。主治热病神昏谵妄，中风痰迷不语，小儿惊风抽搐，癫痫。始载于《日华子本草》，云："治中风痰壅，卒失音不语，小儿客忤及痫痰。"本品清化热痰、清心定惊之功与竹沥相似而无寒滑之弊。

临证时周老曾言，胆南星性味苦凉，长于清热化痰，息风定惊，为"治小儿急惊必用"。天竺黄清热豁痰，凉心定惊，可助胆南星清热化痰之功。竹茹、竹沥、天竺黄均来源于竹，性寒，均可清热化痰，治痰热咳喘，竹沥、天竺黄又可定惊，用治热病或痰热而致的惊风，癫痫，中风昏迷，喉间痰鸣。天竺黄定惊之力尤胜，多用于小儿惊风，热病神昏。竹沥性寒滑利，清热涤痰力强，大人惊痫中风、肺热顽痰、胶结难咳者多用；竹茹长于清心除烦，多用治痰热扰心的心烦、失眠。

胆南星清火化痰，息风定惊，强于清热化痰，天竺黄性缓，清空解热，在清热豁痰的同时，更有定惊安神之妙。对于小儿痰热闭肺所致发热喘促、昏迷抽搐病证，当清其气郁所化之热，祛其津液凝结之痰，使神明不为痰热壅蔽，胆南星、天竺黄两药常相须为用。

四、广陈皮与半夏

广陈皮：辛、甘，寒，归脾、胃经。功能主治：下气，调中，化痰，醒酒。治病后饮食失调，上气烦满，伤酒口渴。《本草纲目》云：橘皮，苦能泄能燥，辛能散，温能和。其治百病，总是取其理气燥湿之功。同补药则补，同泻药则泻，同升药则升，同降药则降。脾乃元气之母，肺乃摄气之籥，故橘皮为二经气分之药，但随所配而补泻升降也。

半夏：辛，生微寒，熟温，有毒，归脾、胃、肺经。功能主治：燥湿化痰，降逆止呕，消痞散结。治湿痰冷饮，呕吐，反胃，咳喘痰多，胸膈胀满，痰厥头痛，头晕不眠。外消痈肿。用于痰多咳喘、痰饮眩悸、内痰眩晕、呕吐反胃、胸脘痞闷、梅核气症；生用外治痈肿痰核。姜半夏多用于降逆止呕，用于痰清稀而多之湿痰、寒痰，常配陈皮。《药性论》载：消痰涎，开胃健脾，止呕吐，去胸中痰满，下肺气，主咳结。新生者摩涂痈肿不消，能除瘤瘿。气虚而有痰气，加而用之。

临证中周老治疗痰湿时常用陈皮、半夏。陈皮、半夏为《太平惠民和剂局方》中二陈汤的内核方，亦是二陈之由也，共奏行气化痰、止呕之功，主治痰湿呕吐、痰壅涎嗽久不已者。半夏辛燥而蠲湿痰，降逆以止呕恶，散结以消痞满，为治湿痰之主药，配以陈皮辛苦而温、苦能泄能燥、辛能散、温能和之特点，使气顺痰消，脾运得健，痰湿得除。两药共祛湿痰，调畅气机，使胃气得和，清阳得升，眩悸得止。因两药配伍严谨，囊括了治痰燥湿、健脾、行气的基本法则，后世医家以两药药对为基础核心，临证加减，广泛用于各种痰证。周老常说治痰其一辨痰之属性。如风痰加南星、贝母、全蝎、白附子；湿痰加苍术、白术；火痰及酒积痰加黄芩、黄柏、黄连、山栀；食痰加山楂、麦芽、莱菔子；郁痰加香附、青皮等。其二辨痰之部位。如痰在肠胃，可下者，加枳实、大黄、芒硝之类；痰在胁下，非白芥子不能达；痰在四肢，非竹沥、姜汁不能行；痰在皮里膜外，亦必用此二味；痰在膈下，必加竹沥；痰入经络成结核者，用夏枯草、海藻、昆布等。其三辨患者体质。“肥人多湿痰，宜二陈汤加苍术、香附；瘦人多湿火，宜二陈汤加黄连、苍术。”

五、藿香与佩兰

藿香，味辛性微温，归脾、胃二经。《本草正义》云：“藿香，清芳微温，善理中州湿浊痰涎，为醒脾快胃，振动清阳之妙品。”《本草图经》载：“治脾胃吐逆，为最要之药。”《珍珠囊》载：“补卫气，益胃气，进饮食，又治吐逆霍乱。”藿香功能芳香化浊，开胃止呕，发表解暑。本品辛散温通，芳香达透，能解郁行滞，开泄中焦，运脾化湿，和胃畅中。主治湿浊中阻、脘痞呕吐、暑湿倦怠、胸闷不舒、寒湿闭阻、腹痛吐泻、鼻渊头痛、疟疾、口臭等病证。

佩兰，味辛性平，归脾、胃二经。《本草经疏》云："兰草辛平，能散结滞，芳香能除秽恶，则上来诸证自瘳，大都开胃除恶，清肺清痰，散郁结之要药也。"《名医别录》载："除胸中痰癖。"《本草纲目》载："消痈肿，调月经。"本品功能解暑化湿，辟秽和中。主治感受暑湿、寒热头痛、湿热内蕴、脘痞不饥、恶心呕吐、口中甜腻等病证。

藿香、佩兰皆有解暑发表之功，主治暑月形寒饮冷、脘腹痞闷吐泻等症。然藿香善于理气止呕，为治湿郁气滞呕逆之要药；佩兰芳香性平，长于去陈腐，辟秽浊，为治脾湿口甜口臭之良药。藿香芳香而不猛烈，温煦而不燥热，既能散表邪，又能化里湿，取其鲜品，多用于夏秋之季，以增强醒脾和胃、辟恶止呕和解暑之力；佩兰芳香辛散，药性平和，辛散温通，虽芳香达透之力不如藿香，但消除中焦秽浊陈腐、利水除湿之功优于藿香。藿香、佩兰常相须为用，治湿阻中焦证，芳香化湿、清热祛暑、和胃止呕、醒脾之功增强。

六、女贞子与墨旱莲

女贞子，味甘、苦，性平。入肝、肾经。能滋养肝肾、强健筋骨、乌须黑发，治肝肾不足，头晕、耳鸣、腰膝酸软、头发早白等症；又治阴虚阳亢所引起的头昏、目眩、耳鸣等症。另外，还可治疗中心性视网膜炎、早期老年性白内障，证属肝肾阴虚者。

墨旱莲，味甘、酸，性寒。入肝、肾经。能益肾养血、凉血止血、乌须黑发，治肝肾阴亏所引起的头昏目眩、牙齿松动、须发早白等症；又能凉血止血，用于治疗肝肾阴虚、肝火亢盛所引起的吐血、咯血、尿血、便血、血痢、崩漏下血，以及眼底出血等多种出血性病证。

女贞子补肾滋阴，养肝明目，强健筋骨，乌须黑发；墨旱莲养肝益肾，凉血止血，乌须黑发。女贞子冬至之日采，墨旱莲夏至之日收。二药伍用，有交通季节、顺应阴阳之妙用。二药均入肝、肾两经，相须为用，互相促进，补肝肾、强筋骨，清虚热、疗失眠，凉血止血、乌须黑发之力增强。乌须黑发之理，汪昂云，二至丸是足少阴肾经药，女贞子甘平，益肝补肾，墨旱莲甘寒，入肾补精，故能益下荣上，强阴而黑发也。

七、黄精与枸杞子

黄精甘、平。入脾、肺、肾经。功用主治：补中益气，润心肺，强筋骨。主治虚损寒热，肺痨咯血，病后体虚食少，筋骨软弱，风湿疼痛，风癞癣疾。陶弘景言其“主补中益气，除风湿，安五脏”。《本经逢原》载：“黄精，宽中益气，使五脏调和，肌肉充盛，骨髓强坚，皆是补阴之功。”

枸杞子甘，平，归肝、肾经。功用主治：滋肾，润肺，补肝，明目。主治肝肾阴亏，腰膝酸软，头晕，目眩，目昏多泪，虚劳咳嗽，消渴，遗精。陶弘景言其能“补益精气，强盛阴道”。《药性论》载：“能补益精诸不足，易颜色，变白，明目，安神。”《本草经疏》载：“枸杞子，润而滋补，兼能退热，而专于补肾、润肺、生津、益气，为肝肾真阴不足、劳乏内热补益之要药。”

黄精、枸杞子性味相同，均为老年人常服之补品。《圣济总录》称常服黄精“可助气固精，补填丹田，活血驻颜，长生不老”。《奇效良方》载枸杞丸：枸杞子（冬采者佳）、黄精等分，为细末，二味相和，捣成块，捏作饼子，干复捣为末，炼蜜为丸，如梧桐子大。每服五十丸，空心温水送下，可补益精气。黄精、枸杞子两种药物价廉易得，配制简单，故此方非常适合家庭养生保健。

黄精配伍枸杞子，两者均性味平和，具有滋而不腻、补而不滞的特点，为周老临床上补虚最常用的药对，一般各用 10 ～ 15g。广泛应用于耳鸣耳聋、不寐、痴呆、头晕等病属气虚精亏、肝肾不足者，多在六味地黄丸、补中益气汤、五子衍宗丸等补虚方剂中加入此药对，以增强补益精气的作用。周老认为，黄精长于滋阴补脾润肺，枸杞子善于滋补肝肾益精。两药配伍，可增强补虚而益精气、润肺而止嗽的作用，适用于肺肾亏虚所致腰酸遗精，咳嗽等。

八、续断与杜仲

续断别名川断。苦、辛，微温。归肝、肾经。其功效《滇南本草》进行了全面阐述：“补肝，强筋骨。走经络，止经中酸痛。安胎，治妇人白带，生新血，破瘀血，落死胎。止咳嗽咯血。治赤白便浊。”本品用于腰膝酸软，风湿痹痛，崩漏，胎漏，跌打损伤。酒续断多用于风湿痹痛，跌打损伤。盐续断多用于腰膝酸软。本品具有补而不宣、行而不泄的特点，为骨伤科常用药物。

杜仲甘，温。归肝、肾经。《神农本草经》云：“主腰脊痛，补中益精气，坚筋骨，强志。”《中药八百种详解》载：“甘温补肝肾壮筋骨，为治腰痛必用之品。”《玉楸药解》谓杜仲“益肝肾，养筋骨，袪关节湿淫，治腰膝酸痛腿足拘挛”。其功效补肝肾，强筋骨，安胎。

续断、杜仲配伍，名曰杜仲丸（出自《赤水玄珠》），又名杜续丸（《医学入门》卷八）；用于腰膝酸痛无力，配牛膝、补骨脂、木瓜等，为蜜丸。续断与杜仲均性温、归肝肾经，皆能补肝肾，强筋骨，安胎，治肝肾亏虚之腰膝酸痛、筋骨软弱，肝肾不足之胎漏、胎动不安。然杜仲甘温，补力较强，兼暖下元，并治肾阳虚衰之阳痿遗精、尿频遗尿。续断苦辛微温，补力较弱，且补而不滞，又能行血脉而疗伤续折、消肿止痛，善治风湿痹痛、跌打瘀肿、骨折及痈肿疮毒。杜仲补肝肾、强筋骨，善走于肢体关节之中；续断补肝肾、强筋骨，善走于筋节气血之间；对于肾虚腰痛、筋骨损伤，周老常将续断、杜仲合用，加强补肝肾、强筋骨、通血脉的作用。

九、鳖甲与龟甲

鳖甲，味咸，微寒。归肝、肾经。滋阴潜阳，退热除蒸，软坚散结。用于阴虚发热、骨蒸劳热，阴虚阳亢、头晕目眩，虚风内动、手足瘛疭。本品咸，微寒，为血肉有情之品，入肝肾经，既善滋阴退热除蒸，又善滋阴潜阳息风，适用于肝肾阴虚所致阴虚内热、阴虚风动、阴虚阳亢诸证，本品为治阴虚发热之要药；本品味咸，还长于软坚散结，用于血滞经闭，癥瘕积聚，久疟疟母，肝脾肿大。

龟甲，味咸、甘，微寒。归肝、肾、心经。滋阴潜阳，益肾强骨，养血补心，固经止崩。用于阴虚潮热、骨蒸盗汗，阴虚阳亢、头晕目眩，虚风内动。本品为血肉有情之品，味咸、甘，性微寒，既能滋补肝肾之阴以退内热，又能潜降肝阳而息内风，故多用于肝肾阴虚引起上述诸证。龟甲还可以治疗肾虚筋骨痿软，囟门不合。本品长于滋肾养肝，又能强筋健骨，故多用于肾虚之筋骨不健，腰膝酸软，小儿囟门不合，行迟，齿迟诸症。另外，龟甲还可用于阴血亏虚，惊悸、失眠、健忘。本品归心、肾经，又有养血补心、安神定志之效，适用于阴血不足，心肾失养之惊悸、失眠、健忘，常与石菖蒲、远志、龙骨等品同用，如孔圣枕中丹（《备急千金要方》）。

周老认为，鳖甲与龟甲均为血肉有情之品，味咸性寒，归肝、肾经。二者既能滋补肝肾之阴而退虚热，又可潜降肝阳而息内风，为治阴虚发热、阴虚阳亢及阴虚风动等证之常用药。两者相配，可用于治疗肝肾阴虚的各种病证，如骨蒸潮热、盗汗、遗精等症。周老的"针灸六治"之"治风"与"治动"中属于阴虚阳亢及阴虚风动者常常应用这一药对。

十、莲子与炒薏苡仁

莲子，《中药大辞典》载：甘涩、平。入心、脾、肾经。功用主治：养心，益肾，补脾，涩肠。主治脾虚久泻，久痢，夜寐多梦，遗精，淋浊，妇人崩漏带下。并能止呕、开胃，常用治噤口痢。中满痞胀及大便燥结者，忌服。《神农本草经》载："主补中、养神、益气力。"《日华子本草》载："益气，止渴，助心，止痢。治腰痛，泄精。"《本草纲目》载："交心肾，厚肠胃，固精气，强筋骨，补虚损，利耳目，除寒湿，止脾泄久痢，赤白浊，女人带下崩中诸血病。"《玉楸药解》载："莲子甘平，甚益脾胃，而固涩之性，最宜滑泄之家，遗精便溏，极有良效。"《世医得效方》载："治久痢不止：老莲子二两（去心），为末，每服一钱，陈米汤调下。"

薏苡仁，《中药大辞典》载：甘淡、凉。归脾、肺、肾经。功用主治：健脾，补肺，清热，利湿。主治泄泻，湿痹，筋脉拘挛，屈伸不利，水肿，脚气，肺痿，肺痈，肠痈，淋浊，白带。《神农本草经》载："主筋急拘挛，不可屈伸，风湿痹，下气。"《名医别录》载："除筋骨邪气不仁，利肠胃，消水肿，令人能食。"《本草纲目》载："薏苡仁阳明药也，能健脾、益胃，虚则补其母，故肺痿肺痈用之。筋骨之病，以治阳明为本，故拘挛筋急，风痹者用之。土能胜水除湿，故泄痢水肿用之。"

莲子与薏苡仁相伍，是周老临床上常用于健脾止泻的药对。二者均性味平和，甘以入脾，淡以渗湿，合用具健脾利湿止泻之功，对于脾虚久泻、大便溏稀者尤其适用。周老在应用此药对时强调，莲子去心只用其肉，处方中要写明是莲子肉，以防莲子心寒凉之性反伤脾胃而泻利更甚；薏苡仁健脾止泻，在处方中注明用炒薏苡仁，而生薏苡仁多用于风湿痹痛、筋骨拘挛、肺痈吐脓等。

十一、肺四味（杏仁、桔梗、郁金、陈皮）

杏仁祛痰，止咳，平喘，润肠，用于外感咳嗽、喘满、胸闷痰多、喉痹、血虚津枯、肠燥便秘等症。桔梗宣肺，利咽，祛痰，排脓，用于咳嗽痰多、胸闷不畅、咽痛喑哑、肺痈吐脓等症。郁金行气解郁，凉血破瘀，用于胸腹胁肋诸痛、失心癫狂、热病神昏、吐血、衄血、尿血、血淋、妇女倒经、黄疸等症。陈皮理气健脾，燥湿化痰，用于脘腹胀满、食少吐泻、咳嗽痰多等症。杏仁和桔梗取其宣肺化痰之功，郁金和陈皮取其行气理气之功，四味药组合宣肺化痰理气。

周老秉承北京中医医院内科名家魏舒和教授之旨，常用杏仁、桔梗、郁金、陈皮，有“治聋先治肺”之意。在治疗耳聋耳鸣时，老师常使用杏仁、桔梗、郁金、陈皮四味药组合，入煎剂，杏仁 6 ～ 10g，桔梗 6g，郁金 10 ～ 15g，陈皮 6 ～ 10g，既可宣肺化痰理气，取怪病治痰之意，又由于肾开窍于耳，肺为水之上源，虚则补其母，金水相生，有利于肾气上充于耳，促进耳聋耳鸣好转。且风邪外袭是急性耳聋的重要诱因，正如《诸病源候论》中提到“兼受风邪”。在临床中，可见到一些患者耳聋、耳鸣症状常因感冒而再次加重，成为影响疗效的重要不利因素。而感冒以鼻塞、流涕、畏寒咽痛等外邪袭表、侵袭上焦症状为主，肺主一身之表，肺四味具有宣肺化痰利气之功，有利于清利上焦邪气，在防治外邪导致耳聋、耳鸣反复加重方面可能发挥重要作用。周老治疗久聋，补药中也多配肺四味中的郁金、陈皮，用于开窍，不能纯补，佐行气药，防气机塞滞。

十二、葛根与骨碎补

《中药大辞典》载葛根：甘辛、平。入脾、胃经。功用主治：升阳解肌，透疹止泻，除烦止温。主治伤寒、温热头痛项强，烦热消渴，泄泻，痢疾，斑疹不透，高血压，心绞痛，耳聋。《神农本草经》载：“主消渴，身大热，呕吐，诸痹，起阴气，解诸毒。”《名医别录》载：“伤寒中风头痛，解肌，发表，出汗，开腠理，疗金疮，止痛，胁风痛。”李杲言葛根气轻浮，鼓舞胃气上行，生津液，又解肌热，为治脾胃虚弱泄泻圣药。

《中药大辞典》载骨碎补：苦、温。归肝、肾经。功用主治：补肾，活血，止血。主治肾虚久泻及腰痛，风湿痹痛，齿痛，耳鸣，跌打闪挫、骨伤，阑尾炎，斑秃，鸡眼。《本草备要》载："（骨碎补）苦温补肾，故治耳鸣（耳鸣必由肾虚），及肾虚久泻。"张寿颐言："骨碎补，甄权谓主骨中毒气，风血疼痛，上热下冷。盖温养下元，能引升浮之热，藏于下焦窟宅，是以可治上热下冷。李濒湖谓研末同猪肾煨食，可治耳鸣，及肾虚久泄、牙痛，皆是此意。"

葛根中提取出的黄酮具有增加脑及冠脉血流量、解痉、降糖、解热作用及雌激素样作用，也可治疗早期突发性耳聋。葛根入脾胃经，其气轻浮上升，《本草正义》谓其"气味皆薄，最能升发脾胃清阳之气"。《灵枢·口问》云，"上气不足，脑为之不满，耳为之苦鸣"，"耳者，宗脉之所聚也，故胃中空则宗脉虚，虚则下溜，脉有所竭者，故耳鸣"。故对于辨证属脾胃虚弱、中气不足的耳鸣耳聋，周老多在补中益气方剂中加用葛根 10 ～ 15g，升清阳之气以利耳窍。骨碎补苦温补肾，古代医籍中多有记载其可疗肾虚耳聋，现代动物实验研究提示骨碎补煎剂与卡那霉素合用可减轻卡那霉素对耳蜗的毒性作用，对于辨证属肾气亏虚的耳鸣耳聋，周老多在补肾方剂中加用骨碎补 15g，起到补肾聪耳之用。葛根配伍骨碎补，为周老在治疗脾肾不足之虚证耳聋耳鸣时必用的药对，古籍文献中未曾见过此二药合用治疗耳鸣耳聋的记载，实乃周老的独特创新。

十三、丹参与路路通

丹参祛瘀止痛，活血通经，清心除烦，用于月经不调、经闭痛经、癥瘕积聚、胸腹刺痛、热痹疼痛、疮疡肿毒、心烦不眠、肝脾肿大、心绞痛。

路路通祛风活络，利水通经，用于关节痹痛、麻木拘挛、水肿胀满、乳少经闭。二者配伍具有活血开窍、舒筋活络之功效。

周老用丹参、路路通配伍以活血开窍，广泛应用治疗神经性耳聋、梅尼埃病；且取其补血活血、舒筋活络之效，用于治疗脑血管病、帕金森病、多发性肌炎、面神经炎、创伤性尿失禁等。入煎剂，丹参 6 ～ 10g，路路通 10 ～ 15g。

周老临床上常用丹参、路路通药对。现代药理研究提示，丹参配合路路通可以改善微循环、抗氧化、抗炎症、抗血小板聚集，故取其改善微循环的配伍药效治疗临床上常见的神经性耳聋。对于治疗神经系统慢性疾病，例如脑血管病、帕金森病等，周老认为久病入络，痰瘀交阻于脑络，故经常佐以丹参、路路通，用以舒筋活络，在疏通经络的同时，丹参有“丹参一味，功同四物”之说，还可补血活血，做到标本兼治。

十四、赤芍与白芍

《中国药典》记载赤芍：性味苦，微寒，归肝经（《中华本草》记载归肝、脾经）。功能主治：清热凉血，散瘀止痛。用于温毒发斑，吐血衄血，目赤肿痛，肝郁胁痛，经闭痛经，癥瘕腹痛，跌仆损伤，痈肿疮疡。《本草经集注》载：“赤者小利，俗方以止痛，乃不减当归。”

白芍：苦、酸，微寒，归肝、脾经。功用主治：平肝止痛，养血调经，敛阴止汗。用于头痛眩晕，胁痛，腹痛，四肢挛痛，血虚萎黄，月经不调，自汗，盗汗。《神农本草经》载：“主邪气腹痛，除血痹，破坚积，寒热疝瘕，止痛，利小便，益气。”《名医别录》载：“通顺血脉，缓中，散恶血，逐贼血，去水气，利膀胱、大小肠，消痈肿，（治）时行寒热，中恶腹痛，腰痛。”张山雷云：“《本经》芍药，虽未分别赤白，二者各有所主。然寻绎其主治诸病，一为补血养肝脾真阴，而收摄脾气之散乱，肝气之恣横，则白芍也；一为逐血导瘀，破积泄降，则赤芍也。”

周老认为，赤芍苦寒入肝经血分，可以清泻肝火，泄血分郁热，凉血逐瘀，治疗肝郁血滞诸症，其作用偏泻偏散；白芍苦、酸，微寒，归肝、脾经，因其味酸，酸主收引，故在益阴养血、滋润肝脾的同时还有敛阴和阳之功，其作用偏补偏收，正如成无己所言，“芍药白补而赤泻，白收而赤散”（《注解伤寒论》），一语而道破二者的主要区别。赤芍与白芍同出一物，均性微寒，两者联用，既能养血活血，又能凉血，于泻中有补，散中有收，相辅相成，以达补泻相宜、内外顾护之效。

十五、玄参与赤芍

赤芍苦寒，入肝经血分，有活血化瘀止痛之功，治肝郁胁痛，经闭痛经，癥瘕腹痛，跌仆损伤；善清泻肝火，泄血分郁热，治疗温毒发斑，血热吐衄，目赤肿痛，痈肿疮疡。玄参咸寒入血分，既能清热凉血，又能泻火解毒，治疗热入营血，温毒发斑。其甘寒质润，能清热生津，滋阴润燥，治疗热病伤阴，舌绛烦渴，津伤便秘，骨蒸劳嗽。玄参既能泻火解毒，又可滋阴降火。用治目赤肿痛，咽喉肿痛，白喉，瘰疬，痈肿疮毒。

玄参、赤芍相配伍在古代文献已有先例，如《伤寒全生集》连翘败毒散主治"伤寒汗下不彻，邪结在耳后，一寸二三分，或两耳下俱硬肿，名为发颐，此皆余热之毒不除也，宜速消，缓则成脓"。方中药物组成：连翘、山栀、羌活、玄参、薄荷、防风、柴胡、桔梗、升麻、川芎、当归、黄芩、芍药、牛蒡子。《外感温病篇》中也曾提及"风温证，身大热，口大渴，目赤唇肿，气粗烦躁，舌绛，齿板，痰咳，甚至神昏谵语，下利黄水者，风温热毒，深入阳明营分，最为危候，用犀角（用代用品）、连翘、葛根、玄参、赤芍、丹皮、麦冬、紫草、川贝、人中黄解毒提斑，间有生者"。王清任《医林改错》会厌逐瘀汤由桃仁、红花、柴胡、枳壳、桔梗、甘草、生地黄、当归、玄参、赤芍十味药物组成。原方用治"痘五六日，饮水即呛"。

周老认为，玄参、赤芍皆为清热凉血、养阴生津之品，玄参可用于治疗热病后期阴伤之心烦口渴之症，或虚火上炎之咽喉肿痛。再加赤芍以助清热凉血之效。郁热久稽不去，邪热炽盛，可出现热病阴伤之候，可用之。因此，赤芍、玄参相配，可用于虚火上炎之咽喉肿痛。

十六、酸枣仁与远志

酸枣仁养心补肝、宁心安神、敛汗、生津，远志安神益智、祛痰开窍，二者配伍具有较强的补益、安神功效，且兼具益智、清热、化痰、收涩、理气、开窍之功。

《目经大成》中七福饮方解记载："枣仁、远志宁心而交肾，心肾交，少阴治矣。"明确了酸枣仁、远志配伍宁心安神、交通心肾的功用。《类证治裁》在清离滋坎丸方解中有"怔忡加远志、枣仁"的论述，进一步说明了酸枣仁、远志可作为药对来治怔忡。《冯氏锦囊秘录》在归脾汤方解中记载："凡治血症，前后调理，须按三经用药，以心主血，脾统血，肝藏血，而归脾汤一方，三经之主剂也。远志、枣仁补肝以生心火。"入煎剂，远志 10 ～ 12g，炒枣仁 20 ～ 30g。

周老常用酸枣仁、远志药对，治疗心肝血虚、心肾不交所致失眠、焦虑抑郁及认知类疾病。酸枣仁具有养心补肝、宁心安神之功，对心血不足、肝血亏虚等所致失眠具有较好临床疗效；远志具有安神益智、交通心肾之功，对心肾不交所致失眠、健忘惊悸、神志恍惚等具有较好疗效。除了失眠本身应用此药对外，周老也用此治疗耳鸣伴失眠患者。因耳鸣和失眠相互影响，耳鸣会加重失眠，失眠亦会致耳鸣难以恢复，如此造成恶性循环。而对失眠的干预则打破此恶性循环，使病情向好的方向发展。只治耳鸣，而不顾失眠，必事倍功半。只有两者兼顾，方可事半功倍。

十七、茯神与合欢花 / 皮

茯神甘淡，平。功能宁心，安神，利水。治心虚惊悸，健忘，失眠，惊痫，小便不利。《名医别录》载：治风眩，风虚，五劳，七伤，口干。止惊悸，多恚怒，善忘。开心益智，安魂魄，养精神。《药性论》载：主惊痫，安神定志，补劳乏；主心下急痛坚满，小肠不利。《本草再新》载：治心虚气短，健脾利温。

合欢花 / 合欢皮之功效性味归经，以及合欢花、合欢皮两者的异同点参见上一节（周老常用单药的经验）。

周老将茯神与合欢花 / 合欢皮联合应用，多用于各种不寐，尤其是肝郁脾虚型不寐，合欢花 / 合欢皮可疏肝解郁安眠（男用合欢皮，女用合欢花），茯神入心、脾经，可宁心安神。茯神与合欢花 / 合欢皮联合应用可疏肝解郁安神，二者相配，相辅相成，治疗不寐可配合酸枣仁汤、柏子养心丸、归脾汤一起应用。

十八、香附与郁金

香附，辛、微苦、微甘，平。归肝、脾、三焦经。疏肝解郁，理气宽中，调经止痛。临床上用于治疗：①肝郁气滞，胸胁胀痛。本品辛香行散，味苦疏泄，主入肝经，善理肝气之郁结并止痛，为疏肝解郁之要药，肝郁气滞诸痛证均宜。②肝郁气滞，月经不调，经闭痛经，乳房胀痛。本品疏肝理气，善调经止痛，故为妇科调经之要药。治肝郁气滞、月经不调、经闭痛经，可单用，或与柴胡、川芎、当归等同用；治乳房胀痛，多与柴胡、青皮、瓜蒌皮等同用。③脾胃气滞，脘腹痞闷，胀满疼痛。本品味辛能行，入脾经，有行气宽中之功，故常用于治疗脾胃气滞证。

郁金，辛、苦，寒；归肝、胆、心、肺经。活血止痛，行气解郁，清心凉血，利胆退黄。临床上用于治疗：①气滞血瘀，胸胁刺痛，胸痹心痛，月经不调，经闭痛经，乳房胀痛。本品辛散苦泄，既能活血祛瘀以止痛，又能疏肝行气以解郁，善治气滞血瘀之证。②热病神昏，癫痫发狂。本品辛散苦泄性寒，归心肝经，能清心解郁开窍。③肝胆湿热，黄疸尿赤，胆胀胁痛。本品苦寒清泄，入肝胆经，能疏肝利胆，清利湿热。可用于治疗肝胆病。

香附与郁金均能疏肝解郁，可用于肝气郁结之证。然香附药性偏温，专入气分，善疏肝行气，调经止痛，长于治疗肝郁气滞之月经不调，为“气病之总司”“妇科之主帅”；而郁金药性偏寒，既入血分，又入气分，善活血止痛，行气解郁，长于治疗肝郁气滞血瘀之痛证。此外，郁金还有凉血止血、清心开窍、利胆退黄的作用，可用于血热吐衄，妇女倒经，热病神昏，癫痫发狂，黄疸尿赤，胆胀胁痛。

周老临床上香附与郁金常常合用，其疏肝理气、活血止痛之功增强。广泛应用于肝气郁结、气滞血瘀之病证，尤其是郁证之中。

十九、川芎与菊花

《中药大辞典》载川芎：辛，温，入肝、胆经（《全国中草药汇编》记录其归肝、胆、心包经）。功用主治：行气开郁，祛风燥湿，活血止痛。治风冷头痛眩晕，胁腹疼痛，寒痹筋挛，经闭，难产，产后瘀阻腹痛，痈疽疮疡。用于月经不调，经闭痛经，癥瘕腹痛，胸胁刺痛，跌仆肿痛，头痛，风湿痹痛。《神农本草经》载：主中风入脑头痛，寒痹，筋挛缓急，金创，妇人血闭无子。陶弘景云：齿根出血者，含之多瘥。《药性论》载：治腰脚软弱，半身不遂，主胞衣不出，治腹内冷痛。

菊花：甘、苦，凉，入肺、肝经。功用主治：疏风清热，明目，解毒。治头痛，眩晕，目赤，心胸烦热，疔疮肿毒。《本草衍义补遗》载：“菊花，能补阴，须味甘者，若山野苦者勿用，大伤胃气。”《本草纲目》载：“菊花，昔人谓其能除风热，益肝补阴。盖不知其尤多能益金、水二脏也，补水所以制火，益金所以平木，木平则风息，火降则热除，用治诸风头目，其旨深微。”

周老认为川芎善活血行气，散风止痛，被称为“血中之气药”，可上行颠顶，下达血海；菊花善疏散风热、平肝明目。二药均入肝经，相互配伍，既可发散风热、平肝潜阳，又可理气活血止痛。多用于血管性头痛、偏头痛、原发性头痛等多种偏正头痛。由于其平肝潜阳的作用，可用于高血压、美尼尔综合征、神经根型颈椎病等疾病所致眩晕。古方中，除川芎茶调散外，亦有菊花茶调散（出自明代《丹溪心法附余》），其以菊花、川芎相配伍，合用茶调散中其余药物，用于治疗风热上扰头目所致偏正头痛或颠顶痛、眩晕等病证。另外，对于肝郁化火兼血瘀的不寐患者，其舌脉多见舌暗红，苔白，脉弦细数，周老多采用此药对，配合炒枣仁、茯神、远志等安神之品。川芎的活血作用加之菊花的明目作用，对于临床多见的眼底病变、视神经萎缩、夜盲、目痛、溢泪等眼科疾病也大有疗效。在治疗鼻炎、鼻窦炎等五官科疾病中也常联用此药对。

二十、蝉蜕与生龙齿

《中药大辞典》载蝉蜕：甘、咸，凉。归肺、肝经。功用主治：散风热，宣肺，定痉。主治外感风热，咳嗽喑哑，麻疹透发不畅，风疹瘙痒，小儿惊痫，目赤，翳障，疔疮肿毒，破伤风。《本草纲目》载：“蝉，主疗皆一切风热证，古人用身，后人用蜕，大抵治脏腑经络，当用蝉身；治皮肤疮疡风热，当用蝉蜕。”《本草备要》载：“蝉乃土木余气所化，饮风露而不食。其气清虚而味甘寒，故除风热；其体轻浮，故发痘疹；其性善蜕，故退目翳，催生下胞；其蜕为壳，故治皮肤疮疡瘾疹（与薄荷等分，为末，酒调服）；其声清响，故治中风失音；又昼鸣夜息，故止小儿夜啼。”

《中药大辞典》载生龙齿：涩，凉。入心、肝经。功用主治：镇惊安神，除烦热。主治惊痫癫狂，烦热不安，失眠多梦。《神农本草经》载：“主小儿大人惊痫，癫疾狂走，心下结气，不能喘息，诸痉。”《名医别录》载：“小儿五惊十二痫，身热不可近人，大人骨间寒热。”《药性论》载：“镇心，安魂魄。”《日华子本草》载：“治烦闷，癫痫，热狂。”

蝉蜕与生龙齿，是周老临床上治疗耳鸣最常用的药对。蝉蜕为疏散风热、息风止痉之药，现代研究认为，蝉蜕有镇静、抗惊厥、降低横纹肌紧张度并阻断神经节的作用。古代本草医籍及现代中药学教材中，其主治病种虽为五官诸疾，但未曾提及治疗耳鸣。周老发挥蝉蜕清轻发散之性，用以疏散肝经风火，故可通利耳窍，聪耳平鸣。龙齿为重镇安神之品，可安魂魄、定惊悸，使浮越之火潜藏收纳。周老临床上治疗耳鸣，常将二药配伍应用，因其一轻一重，一升一降，一散一收，水火相济，阴阳相得，可使风热郁火自上而散，浮越虚火收敛沉降，无上扰清窍之邪火，则清空虚静，耳鸣自消。周老临床习惯用量为蝉蜕 6g，生龙齿 20g。可在辨证遣方基础上加入此药对，以加强疗效。

二十一、龙骨与龙齿

龙骨，味甘涩，性平，归心、肝、肾经，是安神药之一。生龙骨平肝潜阳，用于阴虚阳亢所致的躁烦易怒，头晕目眩，如“镇肝息风汤”“建瓴汤”都将生龙骨与滋阴潜阳的赭石、生牡蛎同用。

生龙骨与生龙齿都有镇静安神之功，但生龙齿安神镇惊作用大于生龙骨，如“枕中丹”中用生龙骨，“珍珠母丸”中用生龙齿。在“救逆汤”（桂枝去芍药加蜀漆牡蛎龙骨救逆汤简称）中用生龙骨治疗惊悸之证。在治疗心阴不足的失眠时，周老常在“天王补心丹”中加入生龙齿以增强安神作用。

煅龙骨有收敛固涩之功，用于遗精、带下、虚汗、崩漏等证。如治疗虚汗的“玉屏风散”和“竹叶石膏汤”中都可以加入煅龙骨。治疗崩漏的“左归丸”“固本止崩汤”中也可以加用煅龙骨。另外，煅龙骨在外科也有应用，有生肌长肉收口敛疮的作用。

周老认为龙骨与龙齿虽都是古代哺乳动物的骨骼化石，但龙骨固涩下焦精气作用大于龙齿，龙齿安神镇惊作用大于龙骨。

二十二、生龙骨与生牡蛎

生龙骨：甘、涩，平。归心、肝、肾经。功能镇惊安神，平肝潜阳，收敛固涩。应用：①心神不宁，心悸失眠，惊痫癫狂。本品质重，入心、肝经，能镇惊安神，为重镇安神的常用药，宜用于心神不宁、心悸失眠、健忘多梦等证。②肝阳上亢，头晕目眩。本品入肝经，质重沉降，有较强的平肝潜阳作用，宜用于肝阴不足、肝阳上亢之头晕目眩，烦躁易怒等。③正虚滑脱诸证。本品味涩能敛，有收敛固涩之功，宜用于遗精、滑精、遗尿、尿频、崩漏、带下、自汗、盗汗等多种正虚滑脱之证。

生牡蛎味咸、涩，性微寒，入肝、胆、肾经。质重镇潜，味咸软坚，善平肝潜阳、镇惊安神、软坚散结，并兼益阴，善治阴虚阳亢之眩晕、阴虚动风，以及心悸失眠，瘰疬痰核诸证。

周老认为生龙骨、生牡蛎二者同属重镇安神药，又同善于平肝潜阳，往往相须为用。周老临证时常常两者配伍，用以治疗胸腹动悸、心悸、失眠、怔忡等神经、精神症状，以达到镇静安神之功。有时周老用生龙齿代替生龙骨使用。治疗不寐，除了生龙骨、生牡蛎这组药对之外，周老常常配伍炒酸枣仁与远志，茯神与合欢花或者合欢皮这两组药对。

二十三、紫石英与紫贝齿

《中药大辞典》载紫石英：别名萤石、氟石。性味甘、温。入心、肝经。功用主治：镇心，安神，降逆气，暖子宫。主治虚劳惊悸，咳逆上气，妇女血海虚寒不孕。《神农本草经》载："主心腹咳逆，邪气，补不足，女子风寒在子宫，绝孕十年无子。"《名医别录》载："上气，心腹痛，寒热邪气，结气，补心气不足，定惊悸，安魂魄，镇下焦，止消渴，除胃中久寒，散痈肿。"《药性论》载："女子服之有子，主养肺气，治惊痫，蚀脓，虚而惊悸不安者，加而用之。"《本草便读》载："温营血而润养，可通奇脉，镇冲气之上升。"

《中药大辞典》载紫贝齿：性平，味咸，归心、肝经。功用主治：镇惊安神、平肝明目。主治小儿高热抽搐、头晕目眩、惊悸心烦、失眠多梦、目赤肿痛、热毒目翳。《饮片新参》载："清心，平肝安神，治惊惕不眠。"

紫石英与紫贝齿，均入心、肝经，为重镇安神之品，但性味较为平和，相比于磁石、珍珠母、代赭石之类，少了伤正碍胃之虞，故周老在临床上治疗失眠、眩晕、心悸、惊厥、痫证等，多以紫石英 15 ～ 30g，紫贝齿 15 ～ 30g 相伍使用，用以镇惊安神，平冲降逆。两者药名中都有一个"紫"字，作为对药便于记忆；注意入煎剂时要备注先煎，以利药物有效成分煎出。

二十四、生山楂与虎杖

《中药大辞典》载山楂：酸甘，微温。入脾、胃、肝经。功用主治：消食积，散瘀血，驱绦虫。治肉积，癥瘕，痰饮，痞满，吞酸，泻痢，肠风，腰痛，疝气，产后儿枕痛，恶露不尽，小儿乳食停滞。本品消食健胃，行气散瘀。用于肉食积滞、胃脘胀满、泻痢腹痛、瘀血经闭、产后瘀阻、心腹刺痛、疝气疼痛、高脂血症。《日用本草》载："化食积，行结气，健胃宽膈，消血痞气块。"《食鉴本草》载："化血块、气块，活血。"《本草纲目》载："化饮食，消肉积，癥瘕。"《本草再新》载："治脾虚湿热，消食磨积，利大小便。"

《中华本草》载虎杖：苦，酸，性微寒。归肝、胆经。功用主治：活血散瘀，祛风通络，清热利湿，解毒。主治妇女经闭，痛经，产后恶露不下，癥瘕积聚，跌仆损伤，风湿痹痛，湿热黄疸，淋浊带下，疮疡肿毒，毒蛇咬伤，水火烫伤。《名医别录》载："通利月水，破留血癥结。"《药性论》载："大热烦躁，止渴，利小便，压一切热毒。"《日华子本草》载："治产后恶血不下，心腹胀满，排脓，主疮疖痈毒，妇人血晕，仆损瘀血，破风毒结气。"《滇南本草》载："攻诸肿毒，止咽喉疼痛，利小便，走经络。"

现代药理研究显示，山楂具有扩冠、降压、降脂、抗氧化、促消化等作用；虎杖也有降压、降脂、改善心肌供血等作用，其提取物白藜芦醇对总胆固醇、甘油三酯在肝中积聚有一定抑制作用，对血清甘油三酯和低密度脂蛋白胆固醇含量的提高有一定抑制作用，减少了致动脉粥样硬化指数。周老根据二者的功用主治，并结合现代药理作用，将山楂与虎杖作为临床上降血脂、抗动脉粥样硬化的特色药对。一般常用量各用15g，其中山楂周老习用生品，发挥其活血化瘀、降脂消浊的功用，而炒山楂则多用于开胃消食导滞。

二十五、水蛭与豨莶草

《中国药典》记载水蛭：性味咸、苦，平，有小毒，归肝经。功能主治：破血，逐瘀，通经。用于癥瘕痞块，血瘀经闭，跌仆损伤。《汤液本草》载："水蛭，苦走血，咸胜血，仲景抵当汤用虻虫、水蛭，咸苦以泄畜血，故经云有故无殒也。”《本草经疏》载：“水蛭……味咸苦气平，有大毒，其用与虻虫相似，故仲景方中往往与之并施。咸入血走血，苦泄结，咸苦并行，故治妇人恶血、瘀血、月闭、血瘕积聚，因而无子者。血畜膀胱，则水道不通，血散而膀胱得气化之职，水道不求其利而自利矣。堕胎者，以具有毒善破血也。”

豨莶草：辛、苦，寒，归肝、肾经。功能主治：祛风湿，利关节，解毒。用于风湿痹痛，筋骨无力，腰膝酸软，四肢麻痹，半身不遂，风疹湿疮。《药笼小品》记载：“苦辛。生寒熟温。治缠绵风气，四肢麻痹，长于理风湿，未免燥血。亦可捣汁熬膏。”《玉楸药解》云：“豨莶草，味苦，气寒，入足厥阴肝经，止麻木，伸拘挛，通利关节，驱逐风湿，疮疡壅肿，服涂皆善。”

周老在治疗脑梗死时，喜将水蛭与豨莶草联合使用。周老认为本病的中医病机与风、痰、瘀相关，其中以瘀血内停、闭阻脑络为核心。因此，在治疗上，以活血化瘀、息风通络为基本治则，以尽早改善脑缺血区及半暗带的血液循环。水蛭专入血分，善破血逐瘀，消栓通脉。《本草经百种录》云：“凡人身瘀血方阻，尚有生气者易治，阻之久，则无生气而难治。盖血既离经，与正气全不相属，投之轻药，则拒而不纳，药过峻，又反能伤未败之血，故治之极难。”水蛭最喜食人之血，而性又迟缓善入，迟缓则生血不伤，善入则坚积易破，借其力以攻积久之滞，自有利而无害也。故其可使瘀血去而不伤新血。众多古籍记载，豨莶草善于治疗中风半身不遂、麻木拘挛，多与虫类药相配伍。周老将水蛭与豨莶草配伍治疗脑梗死、脑栓塞等缺血性脑血管病，疗效显著。

二十六、生黄芪与炙黄芪

生黄芪具有固表止汗、利水消肿、敛疮生肌等功效，炙黄芪具有益气补中的功效。生黄芪性温，味甘，归脾经、肺经，可以起到固表止汗、利水消肿、敛疮生肌的作用。主要用于治疗体虚感冒，疮疡不溃、卫气不固和自汗等症状，还可用于增强体质、预防感冒等。

炙黄芪是用生黄芪和蜂蜜一起翻炒，直到不黏手。炙黄芪味甘，性温，归肺、脾经，可以起到益气补中的作用。通常用于治疗气虚乏力、食少便溏等病证。

周老在临床上常生黄芪与炙黄芪联合应用，常用量为生黄芪与炙黄芪各15g，配合四君子汤，用于补中益气。

第三节
常用方剂

一、柴胡加龙骨牡蛎汤

柴胡加龙骨牡蛎汤来自《伤寒论·辨太阳病脉证并治》，由小柴胡汤加减而成，具体组成为柴胡、龙骨、黄芩、生姜、铅丹、人参、桂枝、茯苓、半夏、大黄、牡蛎、大枣。因铅丹大毒，故临床常以磁石代之。功效：和解少阳，疏肝理脾，镇静安神。主治：少阳证。方中柴胡专走少阳以解胸膈之烦满，达疏肝理气解郁复肝之用，为君药。半夏燥湿化痰，降逆和胃；人参、茯苓、生姜、大枣均可益气健脾，培土固本，以防肝病传脾，人参、大枣还可和胃生津，上五味共为臣药。煅龙骨、煅牡蛎、磁石重镇安神、敛阳入阴，使阴阳调和；黄芩清泻里热，与柴胡共用和解少阳、解郁退热以疏利气机，共为佐药。桂枝助阳化气，兼入太阳除表证；大黄通泄里热，共为使药。诸药合用，以达和解少阳，疏肝理脾，镇静安神之功用。

周老常用柴胡加龙骨牡蛎汤治不寐。

《灵枢·营卫生会》载："……其清者为营，浊者为卫，营在脉中，卫在脉外，营周不休……卫气行于阴二十五度，行于阳二十五度，分为昼夜，故气至阳而起，至阴而止……故太阴主内，太阳主外，各行二十五度，分为昼夜……夜半而大会，万民皆卧，命曰合阴……壮者之气血盛，其肌肉滑，气道通，营卫之行不失其常，故昼精而夜瞑。老者之气血衰，其肌肉枯，气道涩，五脏之气相搏，其营气衰少而卫气内伐，故昼不精，夜不瞑。"营卫之气运行理论是中医学对于睡眠生理病理的基本认识，营卫之行失常是导致不寐的根本原因。

《素问·病能论》曰："人有卧而有所不安者……脏有所伤。"张介宾注："凡五脏受伤，皆能使卧不安。”失眠与五脏关系密切，与肝、心尤甚。《素问·五脏生成》载：“人卧血归于肝。”《灵枢·本神》载：“肝藏血，血舍魂。”《血证论·卧寐》载：“肝病不寐者，肝藏魂，人寤则魂游于目，寐则魂返于肝。若阳浮于外，魂不入肝则不寐。”肝血不足则魂不守舍，魂无所住则致失眠。《灵枢·本神》载：“心藏脉，脉舍神。”《景岳全书·不寐》载：“神安则寐，神不安则不寐。”心为五脏六腑之大主，心为君主之官，起主宰全身功能活动的作用。《灵枢·口问》曰：“悲哀愁忧则心动，心动则五脏六腑皆摇。”一切脏腑功能失调扰及心神均能导致失眠。此外，《血证论·卧寐》载：“心病不寐者，心藏神，血虚火妄动，则神不安，烦而不寐。”心血亏虚，虚热内扰，血不养神亦导致不寐。血行于脉中，魂乃神之变，心与肝关系密切，相互影响。所以从脏腑辨证来看，不寐应主要从心、肝论治。

《素问·阴阳离合论》载：“是故三阳之离合也，太阳为开，阳明为阖，少阳为枢。”《伤寒论·辨太阳病脉证并治》载：“伤寒八九日，下之，胸满烦惊，小便不利，谵语，一身尽重，不可转侧者，柴胡加龙骨牡蛎汤主之。”少阳为半表半里之枢，外为少阳、内为阳明，邪气侵入致少阳郁火、气机升降失调，阳气不得潜藏，阳不入阴，则致失眠。少阳既是三阳之枢，又是阴阳相交的门户，少阳枢机不利，气机出入失常，阳不入阴是不寐的重要病机，因此从六经角度来看，调畅少阳枢机是治疗的重要法则。

周老认为，人的精神思维与意识受神的支配，在神的支配下产生七情变化，不同的情志变化本属人体对外界的正常反应，不会使人致病，但人的五志七情超越了一定范围就会导致人体阴阳失调，气血失和，经络阻塞，脏腑功能紊乱等一系列病理变化。周老治疗失眠常从肝来论治，认为肝郁气滞是不寐发病机制上的重要因素，是不寐的最常见证型。临床上对于不寐，同时伴有心烦不安、情绪郁闷易怒等少阳气郁所致的情志异常，可选用柴胡加龙骨牡蛎汤。

柴胡加龙骨牡蛎汤由多个方剂配伍而成，方中柴胡合半夏、黄芩、人参、生姜、大枣，组成小柴胡汤，以奏和解少阳、清泄肝胆郁热之功；合大黄则为大柴胡汤，清泄阳明之热。方中铅丹以磁石或代赭石代替，与龙骨、牡蛎配合以重镇安神，敛阳入阴，敛浮越之心神，使阴阳调和。因虑及磁石、代赭石、龙骨、牡蛎等重镇安神药物性质寒凉伤脾胃，配以人参、茯苓、生姜、大枣益气健脾，和胃生津，培土固本，同时桂枝助阳化气，在治疗不寐时可加入白芍以柔肝，与桂枝共组桂枝汤之意，养营益阴和卫，使营卫充盈，循行有度，五脏得养，并加龙骨、牡蛎潜镇安神，使神气内敛，睡卧安宁。诸药共用，既合五脏之用，又通六经之理，以达和解少阳、调和营卫、疏肝理脾、镇静安神之功用。临床用时尚需合理辨证加减，其辨证要点，不仅要符合小柴胡汤方证，还要见烦惊不安等情绪异常表现方得速效。

临证治疗更年期不寐，采用针刺配合柴胡加龙骨牡蛎汤收效显著。围绝经期不寐患者除睡眠难安外，多伴烦扰不安、情绪郁闷易怒等少阳气郁之象，又有上热下寒、自汗盗汗等营卫失调表现。《素问·上古天真论》载："七七，任脉虚，太冲脉衰少，天癸竭，地道不通，故形坏而无子也。"此期女性肾精渐衰，天癸枯少，冲任亏虚，血海不足，营阴亏虚，又多肝气郁结不疏，治当疏肝解郁，调畅营卫气血循行，安神定志。因此针对此特殊生理期女性的不寐之证，可采用柴胡加龙骨牡蛎汤以达到调畅少阳枢机、调和营卫、重镇安神之功。

二、柴胡疏肝散

柴胡疏肝散出自《医学统旨》，原文曰："治怒火伤肝，左胁作痛，血菀于上……吐血加童便半盅。"本方是疏肝解郁之要方。《景岳全书》载："（柴胡疏肝散）治胁肋疼痛，寒热往来。陈皮（醋炒）、柴胡各二钱，川芎、枳壳（麸炒）、芍药各一钱半，甘草（炙）五分，香附一钱半，水一盅半，煎八分，食前服。"又云："若外邪未解而兼气逆胁痛者，宜柴胡疏肝散主之。"《类证治裁》言："肝气失畅，卧觉腰痛，频欲转侧，晓起则止，柴胡疏肝散。"

本方是在四逆散基础上加川芎、香附、陈皮，枳实易枳壳而成。以柴胡疏肝解郁、升散条达为君药。川芎乃血中气药，辛香行散，温通血脉，既善活血祛瘀亦可行气通滞，且入肝胆二经。香附主入肝经，乃疏肝解郁之要药。二药俱为臣药，共助柴胡疏肝解郁之功。陈皮理气开胃，枳壳宽中消胀，共理中焦之气滞；白芍养血柔肝，与柴胡相伍，养肝之体以利肝之用，兼防诸药辛燥太过，伤及肝血，三药共为佐药。甘草缓急，调和诸药为使药。诸药合用，共奏疏肝解郁之功。

柴胡疏肝散是临床治疗肝气郁结型不寐的常用方剂。此类型不寐，因肝气郁结，气血运行过程受阻，脾气受损，心失所养而难寐。轻者难以入寐或者寐而易醒，甚至醒后不寐，重者整夜难以入眠。多伴情绪郁闷不疏，胸闷善太息，以及坐卧不宁、多梦易醒、脘闷嗳气、焦虑不安、不思饮食等证，且苔白、脉弦细，治疗以安神解郁、理气疏肝为主。运用柴胡疏肝散加减可理气疏肝，条达情志以安眠。

周老在治疗因肝气郁滞所致失眠时，常以柴胡疏肝散进行加减，主治失眠而兼见情绪不畅，胸闷善太息，或易怒，或嗳气，脘腹胀满，脉弦者。肝藏血、主疏泄，肝失疏泄、枢机不利是不寐病常见的因素，肝与不寐发病关系密切，尤其是凌晨一至三点常早醒者，更应从肝的角度论治。因凌晨一至三点属肝经当令，此时早醒者，常与肝系病变密切相关。肝藏魂，魂与梦境密切相关。若常失眠多梦者，亦可从肝论治。患者因工作、生活等方面的压力而致情志不疏、肝气郁滞，导致阳不入阴而失眠，而失眠日久亦可致情志抑郁，故失眠常与情志失调互为因果，治疗以疏调肝气入手，常可取得良好疗效。临证时，此方多用于气郁之实证。

周老在治疗肝气郁滞不寐时，常选用香附与合欢花或合欢皮配伍作为对药。且男用合欢皮，女用合欢花。合欢花清轻上行，宣散郁结，不伤正气，合欢皮则解郁透达之力略强于合欢花，故适用于男子以解郁，若心烦躁扰，则加炒栀子、莲子心以清心除烦。

三、逍遥散

逍遥散是中医十大名方之一，是一张疏肝解郁、健脾和营的代表方，又是妇科调经的常用方。目前临床上周老常用此方治疗妇女月经不调、经前期紧张症、更年期综合征、盆腔炎、不孕症、子宫肌瘤等肝郁血虚脾弱者。逍遥散是宋代和剂局常用名方之一，始于汉代张仲景的四逆散与当归芍药散两方之法，广泛用于内、妇、眼、传染等科的病证。可概括为渊源于汉代，成方于宋代，充实于明清，发展于现代。

本方为调和肝脾的常用方，服之可达到疏肝理脾、养血和营之效，使得肝气畅郁结消，气血调，精神爽，逍遥自在，故名“逍遥散”。正如《黄帝内经》所云，“木郁达之”，逐其曲直之性，故名曰逍遥。

逍遥散出自《太平惠民和剂局方》，组成为炙甘草 15g，炒当归 30g，白茯苓

30g，白芍药 30g，白术 30g，醋柴胡 30g，煨生姜 3g，薄荷 1 ～ 3g。

逍遥散为肝郁血虚、脾失健运之证而设。肝为藏血之脏，性喜条达而主疏泄，体阴用阳。若七情郁结，肝失条达，或阴血暗耗，或生化之源不足，肝体失养，皆可使肝气横逆，胁痛、寒热、头痛、目眩等症随之而起。“神者，水谷之精气也”（《灵枢·平人绝谷》）。神疲食少，是脾虚运化无力之故。脾虚气弱则统血无权，肝郁血虚则疏泄不利，所以月经不调，乳房胀痛。此时疏肝解郁，固然是当务之急，而养血柔肝，亦是不可偏废之法。本方既有柴胡疏肝解郁，又有当归、白芍养血柔肝。尤其当归之芳香可以行气，味甘可以缓急，更是肝郁血虚之要药。白术、茯苓健脾祛湿，使运化有权，气血有源，炙甘草益气补中，缓肝之急，虽为佐使之品，却有襄赞之功。生姜烧过，温胃和中之力益专，薄荷少许，助柴胡散肝郁而生之热，如此配伍，既补肝体，又助肝用，气血兼顾，肝脾并治，立法全面，用药周到，故为调和肝脾之名方。周老常以逍遥散加减治疗耳聋耳鸣等症，药用郁金、陈皮、柴胡、赤芍、白芍、苍术、白术、炙甘草、薄荷、当归、川芎、香附、枳壳等，以达到清肝泻火、疏肝解郁、活血化瘀之功。

周老在临床应用逍遥散主要有以下几方面。

1. 逍遥散治疗失眠

失眠，又称不寐，是以各种原因引起睡眠时间和 / 或睡眠质量的不足，并导致疲乏无力、全身不适为特征的病证。

《素问·逆调论》提出“胃不和则卧不安”，脾虚气弱则气血生化乏源，心血不能得到充养而致心神失养，进而出现不寐。运化无力，水饮内停，滋生痰湿，郁久化热，痰热内扰于心，心神不安易出现焦虑、惊恐等，也可致不寐。

汉代张仲景在《金匮要略·血痹虚劳病脉证并治》中有“虚劳虚烦不得眠，酸枣汤主之”的论述，肝血不足，血不养心，魂不守舍，则致虚烦不眠，心悸不安。

朱丹溪提出“肝阳肝气常有余，肝阴肝血常不足”，由此可知肝阳、肝气易郁，有余于气，不足于血，更易导致情志不畅，肝木失于条达。日久气郁化火，扰动心神，则易发为不寐；上扰清窍，则发为耳鸣目眩。

由此可知，失眠的关键病机为阳盛阴衰，阴阳失交。

周老充分运用脏腑辨证指导不寐病的治疗，认为不寐发病主要与心、肝、脾、肾密切相关，辨证分虚实两型，可概括为以肝郁气滞为核心的实证和久病及虚的虚证。周老认为，肝郁气滞是不寐的重要病机，是失眠的最常见证型。在肝郁气滞基础上，常可继发阳亢、化火、克脾、生痰等证，患者常伴发焦虑、抑郁情绪，主要症状包括心烦、易怒、易紧张、低落、不思饮食、嗳气、善太息、多梦、噩梦等多种不同表现，治疗时重视疏肝解郁、平肝潜阳。

故临床上多用逍遥散加减治疗失眠。患者多病程较长，肝郁日久，进而影响脾胃运化，或已兼气血亏虚之象。患者多表现肝郁较重，胁下胀痛，情绪低落，思虑过重者，可加郁金、香附、川芎疏肝解郁；肝郁化火，上扰心神，不寐多梦，甚则彻夜不眠，急躁易怒者，加牡丹皮、栀子以清热泻火；阴血虚甚，心神失养，虚烦不安者，加酸枣仁养血补肝，宁心安神；肝血瘀滞，胁下刺痛者，加丹参、桃仁活血祛瘀；脾虚甚者，可加党参、山药健脾益气；脾胃气滞，腹部坠胀，泄泻便溏者，加陈皮、枳壳理气畅脾；阴虚甚者，可加麦冬、沙参滋阴养液。

2. 逍遥散治疗郁证

郁证是由于情志不疏、气机郁滞所致，以心情抑郁、情绪不宁、胸部满闷、胁肋胀痛，或易怒易哭，或咽中如有异物梗塞等症为主要临床表现的一类病证。郁证由精神因素所引起，以气机郁滞为基本病变。《金匮要略·妇人杂病脉证并治》记载了属于郁证的脏躁及梅核气。明代《医学正传》首先采用郁证这一病证名称，之后逐渐把情志之郁作为郁证的主要内容。如《古今医统大全·郁证门》说："郁为七情不舒，遂成郁结，既郁之久，变病多端。"《景岳全书·郁证》将情志之郁称为因郁而病，着重论述了怒郁、思郁、忧郁三种郁证的证治。

周老常以逍遥散加减治疗郁证，以疏达肝气、开胃健脾、养心安神。常用的组成药物和剂量如下：当归10g，白芍15g，柴胡6g，炒苍白术各10g，茯神15g，香附10g，郁金10g，合欢花15g，远志10g，丹参10g，淡豆豉10g，生龙齿15g，炒栀子6g，生牡蛎20g。方中柴胡、白芍疏肝健脾，加香附、郁金行气开郁，配合茯神、合欢花养心安神定志；加远志、生龙齿、牡蛎共奏养肝、宁心、镇静、安神之功。炒苍术、炒白术健脾利湿，使运化如常，气血有源，因有虚烦不得眠的表现，以栀子豉汤清心除烦，丹参、当归养血安神。还可用紫石英等平肝潜阳、重镇安神之品，助其心阳内收。

3. 逍遥散治疗耳鸣耳聋

《杂病源流犀烛》说："耳鸣者，聋之渐也，惟气闭而聋者则不鸣，其余诸般耳聋，未有不先鸣者。"表明耳鸣与耳聋的病因基本相同。

《素问·阴阳应象大论》载："肾……在窍为耳。"《素问·缪刺论》载："邪客于手足少阴、太阴、足阳明之络，此五络皆会于耳中。"《灵枢·经脉》载："胆足少阳之脉……其支者，从耳后入耳中。"耳的功能正常与否，与五脏皆有关系，故临床上耳鸣耳聋的治疗较为复杂，需辨证论治。

《素问·举痛论》中提出"百病生于气也，怒则气上，喜则气缓，悲则气消，恐则气下，寒则气收，炅则气泄，惊则气乱，劳则气耗，思则气结"，说明情志变化能直接影响人体气机运行；朱丹溪在《丹溪心法》中也提出"气血冲和，万病不生，一有怫郁，诸病生焉"的观点，说明情志的变化对疾病的产生和发展是有重要影响的。

《医宗金鉴·删补名医方论》言"盖肝性急善怒，其气上行则顺，下行则郁，郁则火动……则头眩耳鸣"，《古今医统大全》云"忧愁思虑则伤心，心虚血耗必致耳鸣耳聋"，临床上常见的因情志而出现的耳鸣耳聋，多由于肝郁化火，上扰清窍所致，故应从肝论治。

周老认为，突发性耳鸣耳聋患者绝大部分都有肝郁气滞的表现。临床中耳鸣耳聋患者情志上多有异常，多因暴怒、忧思而发耳鸣耳聋，而耳鸣持续产生的声响或耳聋带来的不便又会使患者产生心烦、紧张、焦虑的情绪，耳鸣耳聋症状与情志失调二者互相影响，容易形成"耳鸣—焦虑—耳鸣加重"的不良循环。故临床上周老多用逍遥散加减治疗耳鸣耳聋，常用的组成药物和剂量如下：当归10g，赤芍、白芍各10g，柴胡6g，炒苍白术各10g，丹参10g，路路通15g，杏仁6g，郁金10g，桔梗6g，陈皮10g。方中当归辛苦甘温，养血活血，为君药；柴胡解郁疏肝，使肝气条达，白芍微寒酸苦，养血滋阴，柔肝缓急，是臣药；炒苍术、炒白术健脾利湿，使运化如常，气血有源，赤芍、丹参、路路通活血化瘀、清消郁热，为佐使药。同时他根据《难经·四十难》"肺主声，故令耳闻声"的理念，重视耳聋治肺的观念，加用杏仁、郁金、桔梗、陈皮以达到治聋的目的。

四、一贯煎

一贯煎是治疗阴虚肝郁、肝胃不和所致脘胁疼痛的常用方，现代临床常用此方治疗慢性肝炎、慢性胃炎、胃及十二指肠溃疡、肋间神经痛、神经官能症等属阴虚肝郁者。对于一贯煎滋阴疏肝作用，周老认为必须明确其病因病机，才能认识此方组成之奥妙。

一贯煎药物组成（出自《柳州医语》）：北沙参三钱，麦冬三钱，当归身三钱，生地黄六钱至一两五钱，枸杞子三钱至六钱，川楝子一钱半。周老临床常用剂量：北沙参 10g，麦冬 10g，当归身 10g，生地黄 30g，枸杞子 12g，川楝子 5g。

主治：肝肾阴虚，血燥气郁，胸脘胁痛，吞酸口苦，咽干口燥，舌红少津，脉细弱或虚弦，以及疝气瘕聚。

关于肝肾阴虚与气郁的转化关系：

肝肾阴虚会导致肝燥肝热，燥热阻滞，肝气就不能条达、舒畅，于是气郁不疏，上犯胃脘，则吞酸口苦，咽干口燥；横逆于胸胁，胸脘胁痛；下聚于少腹，则疝气瘕聚。它们所出现的胸痛、胁痛、脘痛、少腹痛，都是胀痛，都是由于肝气不得条达，郁在哪里，哪里就胀痛。此外，症见吞酸、吐苦水甚至呕吐，也是由于肝郁不疏，上逆犯胃，即“肝木上乘于胃”所造成的。咽干口燥、舌红少津是因为阴虚气不得舒畅。脉虚弦与细弱也说明此证是一个虚证。

关于组方的原则：

1. 在临床上，对于以上诸多胀痛，往往考虑最多的是使用柴胡疏肝散等，用以行气疏肝，岂不知行气疏肝的药多香燥，本方证本来就阴虚，只注意气郁的问题，而忽略了阴虚的问题，过用香燥理气药，越燥阴越伤，阴越伤气就更加郁，气有余便是火。对于本方证必须使用滋阴药，通过滋阴来柔肝，使得肝气恢复条达，气郁自然解除。

2. 根据以上的辨证分析，所以用生地黄作为主药，麦冬、枸杞子作为辅药，又用了当归和北沙参，还有佐药川楝子。方中生地黄、麦冬、枸杞子这三味药是针对肝肾阴虚的，但主要是针对肝阴虚。肝阴虚的表现，一是气郁，二是舌红少津，在补阴中侧重于阴、血、肝，所以用生地黄而不用熟地黄，用麦冬而不用天冬，枸杞子虽然补肝肾，但仍以补肝为主，兼补肾阴。方中的当归应使用当归身，用来补肝血。以上这些药都是通过补肝阴之虚来达到润肝养肝之功。

3. 对于方中使用北沙参的用意，周老尊崇王绵之教授的说法。王绵之教授认为，脾胃在中焦是为升降的中枢，肝主升，肺主降，肝与肺之气是调整人体气的升降功能的。肝肺的功能正常，则人体中气的功能就正常，由于肝气不得条达，也影响了肺气，同时由于肝气肝阴的问题，也影响到肺燥，所以用沙参，一方面补肺阴，一方面补肺气，方中用北沙参，使得肺气恢复下降功能。

4. 方中选用川楝子，是直接用来泻肝热、疏肝气来解除肝郁。由于川楝子苦寒，不宜重用，只用到 6g，以防伤及已受肝木所乘之胃。通过大量的补阴柔肝之品，就能更好地达到疏肝的目的。如果见到口苦口干，说明阴虚、肝郁、火盛，此时亦可加少量黄连。

此外本方还治疗少腹痛和疝气瘕聚，是因为肝脉下行绕阴器，肝经所过之处，故治之有效。总之周老认为本方是通过养肝、清肝，达到疏肝的目的，诸症才得以解除。

临床中周老常用此方加减治疗诸多病证：

1. 临床上见到患梅核气和咽喉炎的患者很多，个别医者往往只用半夏厚朴汤治疗，但有一部分患者是因为肝阴虚而虚热气郁造成的，此时可用本方加桔梗、甘草来利咽喉，加陈皮、竹茹祛痰，有很好的效果。周老在临床上往往加一些玄参和青果来治疗咽喉炎。

2. 周老在临床上多用此方加减治疗慢性肝炎或肝功能异常的患者，因为这一部分患者往往因为肝郁而出现肝区隐痛而胀，所以把此方作为基础方，通过补肝柔肝，促进肝的恢复。

3. 蛇串疮（带状疱疹）急性期过后有一部分患者往往在疹痕部分留有痛痒之疾。本病由于肝气郁结、化火内动、脾经湿热内蕴、湿热毒盛、气血凝滞、耗伤肝阴故而痛痒。此时患者湿毒虽除，但肝阴损伤未除，故周老选用一贯煎加减治疗带状疱疹后遗症效果较好。即一贯煎加板蓝根、郁金、五灵脂、延胡索、乳香等，方中用一贯煎滋阴疏肝，用延胡索、郁金、五灵脂、乳香活血止痛，板蓝根清除余邪。

五、真武汤

真武汤，出自《伤寒论》。其方药组成为：茯苓、芍药、生姜各三两，白术二两，炮附子一枚。《伤寒论·辨太阳病脉证并治》云："太阳病，发汗，汗出不解，其人仍发热，心下悸，头眩，身瞤动，振振欲擗地者，真武汤主之。"本方为祛湿剂，具有温阳利水之功效。主治阳虚水泛证。症见：畏寒肢厥，小便不利，心下悸动不宁，头目眩晕，身体筋肉瞤动，站立不稳，四肢沉重疼痛，浮肿，腰以下为甚；或腹痛，泄泻；或咳喘呕逆。舌质淡胖，边有齿痕，舌苔白滑，脉沉细。临床常用于治疗慢性肾小球肾炎、心源性水肿、甲状腺功能低下、慢性支气管炎、慢性肠炎、肠结核等属脾肾阳虚、水湿内停者。

周老临床中多用本方治疗帕金森病。其在临床应用中方药组成为：杭白芍30g，熟附片10g，炒白术10g，茯苓10g，生姜10g。并可随证加用熟地黄、山茱萸、巴戟天以补肾壮阳；加天麻、钩藤、桃仁、红花等以平肝息风、活血化瘀。帕金森病以肢体静止性震颤、项背僵硬、四肢拘痉、动作减少为主要临床表现，是中老年人常见的神经系统变性疾病。中医称为"颤证"，常用镇肝息风汤、十全大补汤、补中益气汤加减等治疗。周老认为，真武汤证以四肢沉重或浮肿、小便不利、苔白不渴、脉沉为辨证要点。而帕金森病患者发病时虽以头或肢体震颤、项背僵硬、四肢拘痉、动作减少为主症，但常伴头晕、畏寒肢冷、感觉异常、小便频数、多汗，又常因为肌肉僵直而引起肢体疼痛、因为活动减少而出现下肢肿胀等，与真武汤主证极为相似，正如《伤寒论》在论及真武汤条时所云，"头眩，身瞤动，振振欲擗地者，真武汤主之"，"四肢沉重疼痛……真武汤主之"。帕金森病多在中年以上发病，患者从中年到老年，体内肾精由亢盛逐渐衰减，肝肾阴亏而精血俱耗，以致筋脉失于濡养，发为"震颤"。阴损及阳，阳虚不能化气行水，水气泛滥，上犯清阳，故可见头目昏眩；阳气运化不利、不能温煦四肢，故肢冷兼四肢沉重。《素问·生气通天论》云："阳气者，精则养神，柔则养筋。"今阳气虚不能温煦筋脉肌肉，同时筋脉受水气浸渍，故筋肉跳动，全身颤抖，有欲倒于地之势。病属阳虚水泛，故用真武汤温阳化水。盖水之所制在脾，水之所主在肾，故欲利水当先温肾。真武汤原方是以附子大辛大热、入肾经、温肾壮阳、化气行水为主，而本法却重用白芍为君药。白芍酸苦微寒，属阴药，其既能制姜附之辛燥，又能敛阳和营，固护阴液，使其温阳散水而不伤阴，并能疏肝止痛、柔筋活血、养阴利水、通利小便，以除水湿壅滞。白术为臣，甘苦微温，健脾燥湿，使水有所制；茯苓性味甘淡而平，淡渗利水，佐白术健脾，于制水之中利水；再配以辛温之生姜，既可协附子温阳化气，又能助茯苓、白术温中健脾。诸药合用，共成暖肾健脾疏肝、温阳化气利水之剂。

六、归脾汤

本方为心脾两虚之证而设。治当益气健脾助统运，补血养心以安神。用于心悸怔忡、健忘失眠、食少、便血、崩漏、皮下紫癜、盗汗虚热、体倦、面色萎黄、舌淡脉细弱等症。

《素问·至真要大论》曰："五味入胃……甘先入脾。"参、芪、苓、术、甘草，皆甘物也，故用之以补脾；虚则补其母，龙眼肉、酸枣仁、远志，所以养心而补母；脾宜健运，故用木香；脾苦亡血，故用当归。方中人参"补五脏，安精神，定魂魄"(《神农本草经》)，补气生血，养心益脾；龙眼肉补益心脾，养血安神，共为君药。黄芪、白术助人参益气补脾，当归助龙眼肉养血补心，同为臣药。茯神、远志、酸枣仁宁心安神；木香理气醒脾，与补气养血药配伍，使补而不滞，俱为佐药。炙甘草益气补中，调和诸药，为佐使药。煎药时少加生姜、大枣调和脾胃，以资生化。

周老认为本方与补中益气汤均以人参、黄芪、白术、甘草益气补脾，均可治脾气虚弱之证。但本方配伍养血安神药，重在益气健脾，补心宁神，宜用于心脾气血两虚证；补中益气汤配伍升举清阳药，重在益气健脾，升阳举陷，宜用于脾胃气虚，清阳不升证。

周老临床中常应用本方于小儿抽动症。患儿除了挤眉弄眼、努嘴皱额等主要抽动症状外，兼有精神涣散，夜寐欠安，自汗盗汗，面色暗淡无光，大便溏泄或完谷不化，舌淡红，舌体胖大，边有齿痕，脉细软无力。治疗均以益气健脾为法。随症加减，脾胃不和、食少纳差者加砂仁、鸡内金；气阴两虚、正气不足者加北沙参、麦冬、五味子养阴生津；肝肾不足、肝阳偏亢者加鳖甲、龟甲、黄精、枸杞子滋阴潜阳；抑郁不疏加小剂量柴胡，一般 6g；夜寐欠安加炒酸枣仁。

除此之外，周老还常用于治疗不寐见心脾两虚合心肾不交证者，症见失眠日久，虚烦不眠，腰冷便溏，上热下寒证，常用归脾汤合交泰丸加减，黄连清心降火安神，配肉桂补肾引火归原，以交通心肾，使水火既济。不寐见心脾两虚合心肾阴虚血少者，症见失眠日久，入睡困难，疲乏纳差，潮热盗汗，心悸头晕，舌淡红胖大，苔薄白，脉细缓，方药以归脾汤合天王补心丹加减。

七、半夏白术天麻汤

本方为风痰上扰证而设，是治疗风痰证的代表方。治以化痰息风，健脾祛湿。用于眩晕，头痛，胸膈痞闷，恶心呕吐，舌苔白腻，脉弦滑等症。

《素问·至真要大论》云："诸风掉眩，皆属于肝。"兼有痰火，治当养金平木，培土化痰。方中半夏辛温而燥，燥湿化痰，降逆止呕；天麻甘平而润，入肝经，善于平肝息风而止眩晕。"头旋眼花，非天麻、半夏不除"，二者配伍，长于化痰息风，共为君药。白术健脾燥湿；茯苓健脾渗湿，以治生痰之本，与半夏、天麻配伍，加强化痰息风之效，共为臣药。橘红理气化痰，使气顺痰消，为佐药。使以甘草调药和中，煎加姜、枣以调和脾胃。诸药合用，共奏化痰息风、健脾祛湿之效。

周老临床中常应用本方治疗各种动证、颤证，如面肌痉挛、帕金森病、小儿抽动症、精神分裂症等。基本方为：天麻10g，半夏10g，茯苓10g，炒苍白术各10g，胆南星6g，天竺黄6g，黄精10g，枸杞子10g，决明子10g，钩藤10g，僵蚕6g，白芷6g，陈皮10g，炙甘草6g。在此基础上，抽动明显者加羌活、全蝎、白僵蚕、蜈蚣加强息风止痉之功，减少抽动症状；心烦易怒加白芍、珍珠母、菊花、郁金养血柔肝；失眠多梦加生龙牡15～30g；心肝火旺者加琥珀粉0.3g或羚羊角粉0.3g冲服；便干便秘者加熟大黄、炒枳实。

八、面瘫方

"四白二根二虫"为周老治疗面瘫常用方剂，"四白"即白芥子、白僵蚕、白附子、白芷；"二根"即板蓝根、葛根；二虫为全蝎、蜈蚣。

白僵蚕、白附子、全蝎为牵正散主要组成药物，有较强的祛风化痰、通络止痉之功，在此基础上加上阳明经引经药白芷，阳明经多气多血，可加强疏风通络活血之功；蜈蚣、全蝎配合使用，搜风疏经通络之功倍增。板蓝根清热解毒，西医学认为面瘫与病毒感染有密切关系，而板蓝根善清热解毒，为清解上焦热之要药，有很强的抗病毒作用，尤其热象明显，耳后疼痛患者尤为合适；葛根可解肌清热，生津升阳，既可清热、生津以润筋，还可助清阳上升，促进面瘫恢复。辨证加减：风寒者加姜黄、防风辛温散寒解表；偏风热者，加赤芍、黄芩、柴胡清热去邪；久病入络者加川芎等活血通络。

九、补阳还五汤

补阳还五汤出自王清任的《医林改错》一书，是周老较为常用的方剂。方剂组成为：生黄芪 120g，当归尾 6g，赤芍 5g，地龙 3g，川芎 3g，红花 3g，桃仁 3g。本方是益气活血的代表方，在中风后遗症的治疗中应用广泛。

众所周知，中风之病机比较复杂，归纳起来，不外虚火风痰气瘀六端，而对于中风后遗症，气虚者多见。中风之后正气亏虚，气虚血滞，脉络瘀滞，筋脉肌肉失去濡养，故见半身不遂，口眼㖞斜。气虚血瘀，舌体失养，故语言謇涩。气虚失去固摄，故口角流涎，小便频数，遗尿失禁。舌暗淡，苔白，脉缓无力为气虚血瘀之象。

本方证以气虚为本，血瘀为标，即王清任所谓“因虚致瘀”。治当以补气为主，活血化瘀为辅。本方重用黄芪补益元气，意在气旺则血行瘀去络通，为君药。当归尾活血通络而不伤血，用为臣药。赤芍、川芎、桃仁、红花协同当归尾以活血祛瘀，地龙通经活络，力专善走，周行全身以行药力，共为佐药。全方的配伍特点是：重用补气药与少量活血药相伍，使气旺血行以治本，祛瘀通络以治标，标本兼顾，补气而不壅滞，活血而不伤正。合而用之，则气旺、瘀消、络通，诸症自愈。

目前临床上个别医生使用补阳还五汤时有两个误区，一是不敢使用大量黄芪，唯恐血压增高，周老认为只要辨证准确，黄芪用量一次到位疗效会更明显。至于使用黄芪血压会不会升高，从其具有补气升阳作用讲，可使血压增高，但实验研究证明，黄芪能增加心肌收缩力，保护心血管系统，抗心律失常，扩张冠状动脉和外周血管，降低血压，降低血小板黏附力，减少血栓形成。周老认为，黄芪有双向调节作用，在不使用升麻、葛根、柴胡等升阳药物时，对气虚患者来说，大量使用生黄芪不会使血压升高。第二个误区，有个别医生在使用补阳还五汤时加重活血化瘀药，其总量甚至超过生黄芪总量，从而也失去了补气活血通络作用。因为气动血静，气非血不和，血非气不行，气血相辅相成，如果活血药加大，则静形增大，黄芪用量反而转轻，就会形成气动不足、血不能行的状态，就无法达到通络之目的。

因此周老认为，使用补阳还五汤治疗正气不足之中风病要尊重原方剂量，前人制方经验流传至今有其独到之处，随意变更可能会影响疗效。

十、温胆汤

温胆汤是医者常用的一张良方，本方最早见于《外台秘要》，亦源于《备急千金要方》，后在《三因极一病证方论》中衍化成现行的温胆汤。本方组成：半夏 6g，竹茹 6g，枳实 6g，陈皮 9g，茯苓 4.5g，炙甘草 6g，生姜 5 片，大枣 1 枚。

方名虽为温胆，尚无一味温胆之药，罗东逸谓“和即温也，温之者，实凉之也”。《成方便读》言“而以温胆名方者，亦以胆为甲木，常欲其得春气温和之意耳”。

温胆汤的主要功用是理气化痰，和胃利胆。临床上多用此方治疗胆郁痰扰证，胆怯易惊，头眩心悸，心烦不眠，夜多异梦，或呕恶呃逆，眩晕，癫痫，苔白腻，脉弦滑。

本方证病因病机多因胆气不足，复由情志不遂，胆失疏泄，气郁化痰，痰浊内扰，胆胃不和。胆为清净之府，性喜宁谧而恶烦扰。若胆为邪扰，失其宁谧，则胆怯易惊，心烦不眠，夜多异梦，惊悸不安；胆胃失和，胃失和降，则呕吐痰涎或呃逆心悸；痰蒙清窍则可发为眩晕，甚至癫痫。故此方中以半夏为君，降逆和胃，燥湿化痰。以竹茹为臣，清热化痰，止呕除烦；枳实行气消痰，使痰随气而下。佐以陈皮理气燥湿，云苓健脾渗湿使湿去痰消。佐以生姜、炙甘草、大枣益脾和胃而协调诸药。综合全方，共奏理气化痰、和胃利胆之效。本方特点是温凉并用，半夏与竹茹相伍，一温一凉，化痰和胃，止呕除烦之功倍；陈皮与枳实相合，一温一凉，理气化痰之功倍，从而温凉兼进，令全方不寒不燥，理气化痰以和胃，胃气和降则胆郁得疏。痰浊得去则胆无邪扰，如是则复其宁谧，诸症自愈。

临床上周老常依据病因病机、病证方药，治疗胆气不足和痰浊内扰，以温胆汤为主，辨证加减，可治疗多种疾患。

呕吐——痰热内扰，胃失和降，可加黄连。

嘈杂——胆胃失和，胃热而致，可加黄连、栀子。

心悸——痰热内扰，胆胃失和，可加黄连、栀子。

郁证——胆失疏泄，痰浊内扰，可加黄连、栀子。

失眠——胆为邪扰，失其宁谧，可加黄连、栀子。

高血压——痰湿中阻，痰郁化火，可加黄连、栀子。

手足麻木——痰热中阻，痰郁阻络，可加黄连、黄柏、栀子。

贫血——痰湿碍胃，肝脾失养，可加当归、黄芪。

白细胞减少——痰浊内扰，气血失和，可加鸡血藤、甘露消毒饮。

癫痫——痰热上逆，蒙蔽清窍，可加生石决明、钩藤、黄连、胆草。

精神分裂症——痰火上扰，胃经火盛，可加党参、茯神、熟地黄、枣仁。

第四章

病证论治

第一节 治神

一、理论基础

中医学认为，“神”的因素在疾病的发生、发展和治疗过程中起着重要作用。根据多年的临床实践，周老提出了“治病先治神”的学术观点，并将其作为六治之首。周老认为“治神”不但包括治医者之神，要求医者自身“必一其神”，而且包括治患者之神，调治病者精神、心理状态的同时，还要调动其元神的整体调控作用。

根据医学古籍及长期临床经验，周老认为“神”与情志及情志病有密切关系。中医学认为，人的精神、思维与意识均受“神”的支配，从而产生喜、怒、忧、思、悲、恐、惊等不同的情志变化。这些不同的情志本属人体对外界环境刺激产生的正常生理反应，不会使人致病，但是人的五志、七情超越了一定范围，就会导致人体的阴阳失调、气血失和、经络阻滞、脏腑功能紊乱等异常的病理变化，从而使人发病。正如《素问·阴阳应象大论》云“怒伤肝”“喜伤心”“思伤脾”“忧伤肺”“恐伤肾”，其伤久而过度，则会出现相应的病理现象。

《灵枢·本神》云“心怵惕思虑则伤神，神伤则恐惧自失（自主）”，“脾愁忧而不解则伤意，意伤则悗（闷）乱”，“肝悲哀动中则伤魂，魂伤则狂妄不精”，“肺喜乐无极则伤魄，魄伤则狂”，“肾盛怒而不止则伤志，志伤则喜忘其前言”，这些论述都精辟地描述了情志失调而形成的各种病态表现。

《灵枢·本神》又说“肝藏血，血舍魂，肝气虚则恐，实则怒。脾藏营，营舍意……必审五脏之病形，以知其气之虚实，谨而调之也”，认识到“神”是脏腑生理功能和病理状态的重要外在表现。

《素问·上古天真论》说："恬惔虚无，真气从之，精神内守，病安从来。"《灵枢·口问》云："悲哀愁忧则心动，心动则五脏六腑皆摇。"从正反两个方面认识到，精神内守、情绪安定是保持身体健康的重要前提。

有关情志病的治疗，"治病先治神"的学术思想在《黄帝内经》里已早有论述。如《素问·宝命全形论》说："凡刺之真，必先治神。"《灵枢·本神》亦云："凡刺之法，必先本于神。"《灵枢·根结》说："用针之要，在于知调，调阴与阳，精气乃光，合形与气，使神内藏。"《灵枢·官能》云："用针之要，无忘其神。"

张景岳在《类经》中论述："医必以神，乃见其形，病必以神，气血乃行，故针以治神为首务。"马莳在《灵枢注证发微》中指出："下工泥于形迹，徒守刺法，上工则守人之神，凡人之血气虚实，可补可泻，一以其神为主，不但用此针法而已也。"

人体之所以患病与七情五志功能的失调有直接关系，而神志失调又会引起"神"的变化，如《灵枢·本神》所说："心气虚则悲，实则笑不休""肝气虚则恐，实则怒""五脏不安，必审五脏之病形，以知其气之虚实，谨而调之也"。可见疾病的发生、发展与治疗均与"神"有密切关系。

中医关于"神"的概念的认识可谓源远流长，是中医诊治疾病的重要理论基础，也是指导临床实践的基本法则。周老在几十年临床实践的基础上，充分认识到：神不仅是人的精神、思维与意识的集中反映，更是人体一切生理活动和病理表现的外露反映。

"治病先治神"，实则是以人为本，全心全意为广大患者服务的理念。在诊病过程中，不仅要了解患者疾病发生和发展的过程，而且更重要的是了解患者的心理变化。做到了解患者，理解患者，耐心细致地对待患者，使其与医生密切配合，树立战胜疾病的决心。

还需指出的是，医者之"神"在诊疗过程中有重要作用。《灵枢·终始》云："魂魄不散，专意一神，精气不分，毋闻人声，以收其精，必一其神。"《素问·宝命全形论》说："神无营于众物。"意指在临证诊疗过程中要精神专注，别无他慕。

二、临床应用

随着社会的发展，竞争越来越激烈，各种各样的心态失衡现象越来越多，因此与“神”相关的情志病也已成为21世纪的主流疾病，如精神科常见的抑郁症、焦虑症、神经症、躁狂症、强迫症等，甚至儿科常见的多动症、抽动症等病的发病率也有增无减。

既然如此，如何防治七情致病，如何使“神安”，将成为医务工作者的一项重要课题。周老关注情志病已有30余年，总结归纳了治神系列法则与针灸处方。此部分内容可参阅周老所著的《针灸八要》和《实用中医临床情志病学》。

（一）治神基础方

四神方：百会、神庭、本神、四神聪、神门。

功用：益气升阳，清热泻火，安神定志。

主治：一切情志病。

按：该方有四个“神”字穴，故曰“四神方”，是治疗情志病的主方，其目的是使人体“精神内守，病安从来”。

（二）解郁安神法

四关方：合谷、太冲。

功用：镇静安神，疏肝解郁；平肝潜阳，清热泻火；解痉息风，开窍醒神；搜风理痹，通经活络。

主治：不寐、焦虑、胸闷气短；肝阳头痛、牙痛、眩晕、目赤肿痛、耳鸣、耳聋、胁肋胀痛、带状疱疹痛；惊风、中风昏迷、癫、狂、痫、脏躁；风寒湿痹、肢体麻木、拘挛不用等。

按：“四关方”是广大针灸医师常用的针灸成方之一，古今医籍多有记载，“四关”之名最早见于《灵枢·九针十二原》：“十二原出于四关，四关主治五脏，五脏有疾，当取之十二原。”《针灸大成》云：“四关，四穴，即两合谷、两太冲穴是也。”《标幽赋》说：“拘挛闭塞，遣八邪而去矣，寒热痹痛，开四关而已之。”《经穴纂要·人有四关论》说：“合谷、太冲，是曰四关。”《腧穴学概论》

说："四关治风寒湿痹。"《针灸经外奇穴图谱》说："四关主治四肢寒战、喑哑，并可起镇静作用。"根据临床经验，周老认为"四关方"不仅可以治疗痹证，更多的是用于镇静安神、止痛急救等。

（三）补益安神法

五脏俞加膈俞方：肺俞、心俞、膈俞、肝俞、脾俞、肾俞。

功用：补五脏，调气血，安神定志，通经活络。

主治：心悸气短、腰酸乏力、失眠健忘、食欲不振、面色无华、月经量少、中风后遗症及一切虚劳损伤等。

按：背俞穴为脏腑精气汇聚之处，它不仅可以反映脏腑的功能状态，从而调节脏腑的气机，改善脏腑功能紊乱现象；而且其中肺、心、肝、脾、肾五脏俞具有补五脏之虚和益气生血之功，使气血充盛而神安。若五脏功能失调，气血亏虚则神乱。因此，以针刺补法调五脏，可起到镇静安神的作用。

膈俞为血之会穴，具有调理气血、通经活络之功，与五脏俞合伍，称五脏俞加膈俞方，不仅可以加强五脏的气机调畅作用，还可使气血、经脉流通，从而达到补五脏、调气血、安神定志和通经活络之目的。

五脏俞加膈俞是"金针"王乐亭教授"中风十三治"中的"一治"，主要是针对中风后体虚、经络气血运行不畅的患者。周老在临床工作中，不断扩大该方的使用范围，特别是对虚劳损伤、抑郁不寐、健忘乏力、心悸气短、月经量少者，效果更佳。因而，五脏俞加膈俞被列为周老治神法中的补益安神法。

（四）重镇安神法

督脉十三针方：百会、风府、大椎、陶道、身柱、神道、至阳、筋缩、脊中、悬枢、命门、腰阳关、长强。

功用：重镇安神，强腰壮脊；通经活络，解痉息风。

主治：情志病、癫、狂、痫、烦躁、不寐、儿童多动症与抽动症、孤独症、腰脊疼痛、下肢痿痹、项背拘急、角弓反张、颤证等。

按：督脉贯脊属肾，总督一身之阳，补之可补阳益气、强腰壮脊；又督脉上行至风府，而入络于脑。肾主骨生髓，上聚于脑则为脑髓。脑为髓海，又为"元神之府"，故补督亦有健脑益智和镇静安神之功。

针灸具有双重作用，既有补益作用，又有泻邪之效。因此，泻督脉可清热泻火，疏通经气，使邪外出，以起到醒神开窍、解痉息风和通经活络之功。

所谓重镇，即针对邪气盛而正气尚未虚衰的重症患者的治疗方法，包括针刺手法较重、用针宜粗、进针宜深等方面，如治疗中风偏瘫，往往用于久病但正气仍较充盛、肢体拘急不用的患者；儿童抽动症与多动症中痰火盛、脾气急躁的患儿；还经常用以治疗躁狂和性情急躁的顽固性失眠患者。

三、典型病案选

（一）郁证

病案 1

罗某，男，54岁。2017年4月13日初诊。

主诉：中风后情绪低落，失眠1月余。

现病史：患者于2017年1月因脑梗死在某中医院脑病科住院治疗，出院后未遗留明显后遗症，生活能自理。2017年3月家属发现患者出现情绪低落，对以往喜爱的事物不感兴趣，对疾病复发表现过多担心，不爱说话，沉默寡言，整日唉声叹气，睡眠明显减少，有清晨早醒现象，时有心烦，纳差，二便调。

既往史：有高血压病史2年，高脂血症病史3年，目前正规律服药。

家族史：否认。

中医诊查：神清，精神抑郁，少言寡语，不主动交流，舌质淡，苔白，脉弦细。

西医诊断：卒中后抑郁。

中医诊断：郁证（心脾两虚，肝气不疏）。

立法：补益心脾，疏肝理气。

取穴：百会、四神聪、神庭、本神、神门、五脏俞加膈俞。

手法：补益手法。

医嘱：心理安抚，加强身体锻炼，多与外人沟通，积极参加社会活动。

治疗经过：

一诊：2017 年 4 月 13 日。患者第一次针灸治疗，以后每周针灸 3 次。

二诊：2017 年 5 月 25 日。患者来诊时谈笑风生，家属诉其对以前爱好重拾兴趣，经常与朋友下棋，抑郁症状明显改善。

【按语】卒中后抑郁是脑卒中常见的并发症，目前西医主要以抗抑郁药物治疗为主，配合心理治疗，包括家庭支持和社会支持，部分患者治疗效果不佳，药物副作用较大。

周老治疗郁证有着丰富的经验，他强调精神内守，认为情绪安定是保持身体健康的重要前提，因此提出“治病先治神”的学术思想，强调针灸必须通过“治神”，使患者精神安定，调整恢复脏腑功能，达到治疗效果。通过对临床长期的实践和探索，周老提出治神基本方——四神方。百会、神庭均为督脉经穴，百会穴有安神镇静、益气升阳和清热泻火之功；神庭乃元神所居之处，居庭则神安，离庭则神动，故取神庭以安神。百会与神庭穴相配，具有较强的镇静安神、开窍醒神和益气健脑的作用。四神聪安神定志，常用于治疗中风、头晕、头痛、痴呆等病证，另有益智开窍之功。本神补元益智，增强记忆。头部诸穴相伍，可加强精神之府的功能。神门为心经的原穴，既可养血，又可安神。因此，四神方既有安神益智之功，又有镇静安神之效。

五脏俞加膈俞方，即肺俞、肝俞、心俞、脾俞、肾俞及膈俞。此方用五脏背俞穴，在于调整五脏之气血阴阳，另加膈俞，分理胸腹上下。五脏俞加膈俞是已故金针王乐亭“中风十三治”中的一个经典处方，主要针对中风患者。而周老在临床中扩大了此方的治疗范围。他认为五脏俞加膈俞的总体功能，主要概括为调和气血，扶正固本，调整阴阳。从调整五脏总体功能入手，既顾先天，又顾后天，偏于补益，扶正固本。对于久病虚损、郁证、癫痫、不寐、月经不调等证均有良好疗效。正如《素问·阴阳应象大论》曰：“善用针者，从阴引阳，从阳引阴，以右治左，以左治右，以我知彼，以表知里，以观过与不及之理，见微得过，用之不殆。”因此用其“从阳引阴”之意，通过针刺五脏俞，达到调理五脏功能的作用，扩大了治疗病证的范围，配合“四神方”治疗本患者，取得了较好的临床效果，值得学习和推广。

病案2

高某，男，41岁。2019年4月22日初诊。

主诉：害怕、恐惧20余天。

现病史：患者1个月前颈部酸痛，继而出现紧张担心、恐惧害怕，不敢来医院，害怕碰仪器，不敢独处，胡思乱想，坐立不安，情绪悲观低落，眠差，血压偏高，纳差，二便调。

既往史：四年前有类似紧张害怕、颈部酸痛病史，无过敏史。

中医诊查：舌淡红，苔薄白，脉沉细。

西医诊断：焦虑抑郁状态。

中医诊断：郁证（肝郁脾虚，肝阳上亢）。

立法：疏肝健脾，平肝潜阳。

取穴：百会、神庭、本神、四神聪、神门、印堂、中脘、天枢、气海、内关、合谷、三阴交、丰隆、蠡沟、太冲。

手法：百会、印堂电针，疏密波，强度以患者耐受为宜。

天麻15g	钩藤12g	石决明15g	生杜仲10g
桑寄生10g	黄芩20g	葛根15g	丹参10g
煅珍珠母10g	生地黄6g	茯神15g	炙远志10g
生黄芪10g	当归10g	麸炒白术10g	醋鸡内金10g
砂仁6g			

治疗5次，睡眠明显改善，患者因惧怕西药副作用，自行停药，坚持针灸治疗30次，紧张害怕消失，可正常工作、生活。

【按语】焦虑抑郁状态是既有焦虑的表现，又有抑郁的病理表现。焦虑状态有明显的焦虑情绪，烦躁，易怒，易激惹，紧张，坐立不安，伴随睡眠障碍以及一些自主神经功能紊乱的症状，如心慌、心悸、胸闷、乏力、出冷汗。抑郁状态，是一种常见的心境障碍，指情绪低落消沉，对事物缺乏兴趣的状态，心中极其压抑，时常感到烦躁不安，严重时会有自杀自伤等极端行为。本病在中医属于“郁证”范畴，郁有积、滞、结等含义。郁证多因精神因素或素体偏弱，致气血失和，与心、肝、肾关系密切。肝失疏泄，脾失健运，心神失守，心失所养，脏腑气血失调，气机运行失常，是郁证的主要病机。治疗以针刺调神为主，取四神方：百会、四神聪、神庭、神门、本神。百会直刺平补平泻镇静安神，神庭乃神之居所，居庭则神安。四神聪功专安神定志，本神补元益智，增强记忆。神门为心经原穴，既可养血又能安神。诸穴相配增强脑的功能，安神定志。百会、印堂加电针能加强镇静安神之功，对于抑郁焦虑情绪有很好的调节作用。合谷、太冲“开四关”能平肝潜阳，镇静安神，调和气血。另外，根据整体观与辨证论治理论，肝肾阴虚可加太溪、照海、三阴交滋阴清热，肝郁气滞可加内关、期门、肝俞疏肝理气，心脾两虚可加心俞、脾俞、膈俞养心健脾，痰浊内阻可加中脘、丰隆、天枢。

病案 3

张某，女，66 岁。2020 年 4 月 2 日初诊。

主诉：焦虑、阵发性怕冷 1 月余。

现病史：1 个多月前由于情绪不畅出现焦虑、阵发性怕冷，怕冷每次持续 2 个小时左右，能自行缓解，无汗出和恶风，手脚不凉，无发热、寒战、咳嗽、胸痛、乏力及鼻塞、流涕、咽痛症状，脾气急，无明显口苦及口干，寐差，食欲可，二便可。

既往史：神经性耳鸣 2 年。血脂高，坚持用药。无药物过敏史。

中医诊查：舌质淡红，苔薄白，脉弦细。

西医诊断：焦虑状态。

中医诊断：郁证（肝气郁结）。

立法：疏肝解郁，镇静安神。

取穴：百会、四神聪、本神、神庭、神门、合谷、太冲。

处方：柴胡 12g　　枳实 12g　　白芍 12g　　炙甘草 6g

二诊：2020 年 4 月 6 日。患者口服中药 4 剂及针灸治疗 3 次，自觉症状缓解。患者坚持每周 3 次针刺治疗及每日口服中药治疗 15 天，诸症痊愈。

【按语】周老“治神”主穴是百会、神庭，几乎到了针灸临证必用的地步。百会穴又名“三阳五会”，穴居人体至高正中之处，《针灸大成》云其“犹天之极星居北”。头为诸阳之会，此穴为百脉朝会之所，故名百会。神庭，顾名思义，即指元神所居之庭堂，具有安神定志之功。另外，两穴又同属于督脉，而督脉循行“入属于脑”（《难经·第二十八难》），“脑为元神之府”，可见百会、神庭二穴是调节元神的要穴，两穴相配，相得益彰，具有醒脑开窍、填髓益智、镇静安神之功。周老常以百会、神庭二穴与四神聪、本神、神门组成“四神方”，为治神基本方。合谷：居上肢，为手阳明大肠经的原穴，属阳主气，清热解表，疏风散邪，宣清肺气，通降肠胃。太冲：位下肢，为足厥阴肝经的原穴，属阴主血，调和阴血，平肝潜阳。二穴合用镇静安神，疏肝解郁，平肝潜阳。多用于治疗焦虑、抑郁、不寐等病证。四逆散有疏肝解郁之功，针药合用，取得了良好的效果。

病案 4

蒋某，男，46 岁。2023 年 10 月 17 日初诊。

主诉：情绪低落半年。

现病史：患者半年前因家人生病出现情绪低落，急躁易怒，思虑多，常悲伤欲哭，无兴趣减退，无明显入睡困难，夜间打鼾，眠浅易醒，睡眠维持 6 ～ 7 小时，白天精力尚可，乏力，时有左侧胸前区疼痛，按揉后疼痛缓解，上腹部闷堵感，时有反酸，纳食尚可，大便溏，2 ～ 3 日一行，小便正常。

既往史：十二指肠溃疡、血压偏高（未服用降压药）、高脂血症病史。

中医诊查：舌淡红，边有齿痕，苔白，脉细。

西医诊断：抑郁状态。

中医诊断：郁证（肝郁脾虚）。

立法：疏肝健脾。

取穴：百会、神庭、攒竹、中脘、气海、天枢、曲池、内关、神门、合谷、足三里、绝骨、公孙、太冲。每周治疗 3 次，每次治疗 30 分钟。

处方：

当归 10g	杭白芍 15g	柴胡 6g	炒苍术 10g
炒白术 10g	茯神 15g	合欢皮 10g	香附 10g
广郁金 10g	远志 10g	首乌藤 15g	丹参 10g
炒栀子 6g	淡豆豉 10g	浮小麦 15g	薄荷 10g（后下）
炙甘草 6g			

水煎服，日二次。

治疗经过：患者连续治疗 1 个月，汤药随症加减，针灸处方不变，治疗后患者自诉情绪有改善，诸症有好转，因家住外地，故回当地照此方继续服用中药及针灸治疗。

【按语】该患者因情志不遂，肝失条达，气失疏泄，而致肝气郁结，横乘脾土，加之思虑过度，久郁伤脾，脾失健运而发病。肝气郁滞，情志不畅，则急躁易怒；气滞则血行不畅，脉络不利，胸阳不运，心脉痹阻，而发胸痛；脾失健运，水湿不布，湿邪困脾，阳气不振，故见乏力；脾胃虚弱，运化失职，水湿内停而下利肠道，则见便溏；脾不统血，血行不畅，心血不足，心神失养，而见眠浅易醒。舌脉符合此证。在治疗上周老以“治病先治神”为先。针灸治疗方面，常按镇静安神、理气健脾、调理脏腑气机的原则施治，取穴百会、神庭、攒竹、内关、神门镇静安神；加用中脘、气海、天枢以补中益气；曲池、足三里合用，同名相接，上下相通，助气运血，通经活络；内关、公孙为八脉交会穴，可开心胸，健脾胃，解郁除烦；合谷、太冲相伍为四关穴，以调和气血，平肝潜阳，镇静安神。治疗以逍遥散为主方，配合香附、郁金疏肝行气；茯神、合欢皮、远志安神定志；首乌藤养血安神；栀子、淡豆豉清热除烦；薄荷清疏肝郁之气；丹参活血通络，清心除烦。郁证是由情志不疏、气机郁滞所致，以心情抑郁、情绪不宁、胸部满闷、胁肋胀痛，或易怒易哭，或咽中如有异物梗阻为主要临床表现的一类病证。郁有广义和狭义之分。本节所论之郁主要为狭义之郁。诊治时需熟悉患者病史，细致解释病情，使患者能正确认识和对待疾病，增强信心，并解除情志致病的原因，以促进郁证的好转乃至痊愈。

（二）不寐

病案 1

赵某，男，47 岁。2023 年 6 月 30 日初诊。

主诉：多梦易醒 16 年，加重 1 个月。

现病史：患者 16 年前因情绪不佳、工作压力大出现多梦易醒，心悸心慌，汗出较多。常出现惊恐不安，心慌胸闷难以控制，多次就诊于当地医院查心电图、心脏彩超、24 小时动态心电图，均未见明显异常，口服中成药治疗效果一般。近 1 个月眠差加重，现症见：入睡尚可，眠浅易醒，夜间醒来 4 ～ 5 次，多梦，心慌汗出，自感难以控制，情绪急躁，口干苦，纳尚可，小便黄，大便溏。

既往史：既往体健。

中医诊查：舌边尖红，苔白，齿痕。脉弦细。

西医诊断：失眠，焦虑。

中医诊断：不寐（肝郁脾虚，心肝火旺）。

立法：疏肝健脾，清心安神。

取穴：百会、神庭、本神、风池、膻中、中脘、天枢、内关、神门、合谷、太冲、公孙、三阴交。

处方：

北柴胡 10g	白芍 15g	醋香附 10g	当归 10g
茯苓 12g	炒白术 12g	炒栀子 10g	麦冬 10g
五味子 10g	百合 15g	白豆蔻 10g	陈皮 10g
炒酸枣仁 30g	煅磁石 30g（先煎）	珍珠母 30g（先煎）	淡豆豉 10g

二诊：2023 年 7 月 14 日。针刺 8 次、服药 14 剂后，患者自觉诸症状好转，夜间醒来次数减少，做梦减少，自诉睡眠质量提高，出汗减少，仍偶有心慌感，纳可，大便成形。舌边尖红，苔薄白，齿痕。

取穴：同前。

处方：前方去当归、炒白术、百合，加厚朴 6g，姜半夏 6g，琥珀粉 1.5g。

针刺 8 次、服药 7 剂后，睡眠质量提高，心慌明显改善。

【按语】不寐又称为“不得卧”“不得眠”，此病例以眠浅易醒为主症。患者因工作压力大出现情志失调，肝气失疏，木郁乘土，脾胃运化不利，而出现情绪急躁、大便溏、舌有齿痕、脉弦等表现；心主神志，肝藏魂，肝郁化火引动心火，夜间心神不安，遂有多梦易醒、心慌心悸、汗出、舌边尖红、小便黄等症状，综合症状表现辨证为肝郁脾虚，心肝火旺证，治以疏肝健脾，清心安神。周老的“四神方”治疗精神情志疾病效果显著，治神主穴为百会、神庭，二者同属督脉，督脉入络于脑，有安神镇静改善睡眠的作用；本神为足少阳胆经的穴位，是足少阳经与阳维脉的交会穴，针刺本穴可通调少阳之气机；神门属手少阴心经，加用内关，属手厥阴心包经，二者联用调心气，安心神，宁心志；三阴交为足太阴脾经穴，为足三阴经交会之处，具有补脾益肾、调和气血作用；合谷、太冲为四关穴，位居要冲，是周老“疏肝安神方”的要穴，《针灸经外奇穴图谱》记载“四关主治四肢寒战、喑哑，并可起镇静作用”，可通调全身气血并镇静安神，配合膻中宽胸降气，梳理胸中郁塞之气；中脘、天枢、公孙，调理脾胃气机。诸穴联合使用可标本同治，安神助眠。中药处方以逍遥散为主方加减而成，也体现了周老调神的学术思想。煅磁石、珍珠母、琥珀粉重镇安神，百合、炒栀子合用清心安神，北柴胡、白芍、醋香附、五味子疏肝理气解郁，茯苓、白术、豆蔻、陈皮同理中焦，诸药合用起到疏肝健脾、清心安神的作用。

病案 2

杨某，女，45 岁。2023 年 10 月 16 日初诊。

主诉：眠差 3 年，加重半月。

现病史：患者 3 年前出现入睡困难、眠浅等症状，自行间断睡前服用艾司唑仑 1mg 辅助睡眠。半月前上述症状加重，自述每夜入睡困难，2 ～ 3 小时入睡，且入睡后打鼾，易醒，多梦，每日睡眠时间 3 ～ 4 小时，日间精神困倦、乏力懒动，形体肥胖，纳可，时有腹胀，小便可，大便溏。

既往史：既往体健。

中医诊查：舌淡胖，苔厚腻，齿痕。脉沉。

西医诊断：失眠。

中医诊断：不寐（脾气虚弱，痰湿内盛）。

取穴：百会、四神聪、神庭、本神、神门、内关、列缺、中脘、天枢、气海、丰隆、公孙、足三里、三阴交。

处方：

陈皮 12g	姜半夏 9g	茯苓 15g	砂仁 5g
生黄芪 30g	炒苍术 15g	炒白术 15g	瓜蒌 10g
百合 20g	合欢皮 12g	炒酸枣仁 30g	珍珠母 30g（先煎）
紫贝齿 30g			

针刺 12 次、口服中药 14 剂后，失眠症状明显改善，患者自觉腹围变小，日间精力较前充沛，愿意白天出门活动。

【按语】此患者形体肥胖以眠差来诊，乏力懒动、打鼾、便溏、舌淡胖、苔厚腻、齿痕、脉沉，一派脾虚湿盛之相。脾胃虚弱失于健运，水液运化不及形成痰湿，属脾气虚弱、痰湿内盛的本虚标实之证。脾胃虚弱，“胃不和则卧不安”，故入睡困难、眠浅易醒，日间疲惫乏力。百会、神庭、本神、四神聪、神门为周老的针刺镇静安神法，共同组成针灸“四神方”，是针灸治神的基础方，通过针刺的调神作用达到“恬惔虚无，真气从之，精神内守，病安从来”的健康状态。中脘、内关、列缺、丰隆、公孙为周老的治痰方，功效为理气化痰，健脾利湿。中脘，健脾化痰，行气和胃；内关，宽胸理气，调理心之气血；公孙为脾之络穴，脾为生痰之源，健脾养胃，促进运化，与内关配伍，同为八脉交会穴，可治疗胃、心、胸疾患；列缺为肺经络穴，宣通肺气，理气化痰；丰隆是足阳明胃经的络穴，《扁鹊神应针灸玉龙经》曰“痰多宜向丰隆寻”，是临床上最常用的化痰要穴。天枢、气海、足三里、三阴交共同调理中焦气机，健脾补气。针对脾虚湿盛的病机，方药使用二陈汤加减，陈皮、半夏、瓜蒌、苍术燥湿化痰，理气宽中；炒白术、茯苓、砂仁、生黄芪补气健脾；珍珠母、紫贝齿镇静安神；合欢皮、百合宽心解郁安神。针药结合、标本同治，共同起到治疗失眠的作用。

病案 3

李某，女，50 岁。2022 年 8 月 17 日初诊。

主诉：睡眠不佳 5 年余，加重 1 个月。

现病史：患者近 5 年入睡困难，伴眠浅易醒，1 个月前因家庭事故，影响情绪，入睡困难加重，多梦易醒，每晚睡眠最多 4 小时，甚则彻夜不寐，日间头昏沉，记忆力减退，烦躁郁闷不安，感手足四末凉，而时有烦热汗出，月经周期不规律，量少，色暗，纳可，二便调。

既往史：既往体健。

中医诊查：舌质红体瘦、苔少，脉细弱。

西医诊断：睡眠障碍。

中医诊断：不寐（营虚卫扰，神不安宁）。

立法：养营和卫，安神助眠。

取穴：百会、四神聪、神庭、本神、神门、内关、足三里、三阴交、太溪、照海、申脉、合谷、太冲。

手法：予平补平泻，隔日针刺 1 次，每次留针 30 分钟。

处方：

桂枝 6g	白芍 12g	炙甘草 10g	生龙骨 30g（先煎）
生牡蛎 30g（先煎）	熟地黄 12g	墨旱莲 12g	大枣 5g
炒酸枣仁 30g	川芎 10g	五味子 10g	北柴胡 6g
合欢花 10g	女贞子 10g	麦冬 10g	百合 12g

7 剂。每日 1 剂，水煎，早晚温服。

二诊：2022 年 8 月 22 日。患者自述情绪较前稳定，入睡困难明显改善，仍时有心烦易怒，原方加栀子 10g，百合加至 20g，7 剂；针刺原方基础上配合五脏俞火针点刺，隔日针刺。后随诊过程渐感情绪放松，心烦减轻，入睡较前改善。2022 年 9 月 20 日随访：患者诉无明显心烦，每日睡眠 6 ～ 7 小时，日间感头清目明，精力充沛，心情舒畅。

【按语】患者年已五旬，肝肾不足，已近天癸枯竭，血海空虚而气血不行，营阴不足而气道阻塞，营卫不和，阳不入阴，则神扰不眠。其证为营虚卫扰、神不安宁。内服汤剂选桂枝加龙骨牡蛎汤养营和卫。方中桂枝通经脉，畅营卫；熟地黄、墨旱莲、炒酸枣仁、五味子、女贞子养肝肾之阴而敛心神；北柴胡、白芍、合欢花、川芎疏肝养营、理气活血，畅营卫循行之路；百合、麦冬清心火、安心神，生龙骨、生牡蛎潜镇安神；炙甘草、大枣益气调中。针刺选穴以“四神方”加减。百会、四神聪、本神、神庭、神门以心神脑神同调，三阴交、太溪养肝肾之阴，内关、足三里生气血而养营阴，兼以合谷、太冲调畅营卫气血，照海、申脉开营卫运行、阴阳出入之门。二诊患者睡眠、情绪改善，时有心烦，故加栀子，增百合用量，以除烦安心神，同时继续采取针药合治。

治疗过程中配合火针点刺背俞穴，患者肝肾不足，营卫之气亦虚，夜间卫气不得入于阴，出现入睡困难、眠浅易醒，火针点刺心俞、脾俞，可激发正气，温脾暖胃，中焦气机得以振奋，脾胃升降相因纳运正常，则气血化生充足，心神得养，夜能安寐。正如《红炉点雪》云：“虚病得火而壮者，犹火破水而气升，有温补热益之义也。”火针点刺肾俞，可补肾暖阳，温养心神。火针点刺厥阴俞、心俞、肾俞，可引火归原，补而不滞，疏通郁滞的气机，气散则心火得消；并且温热刺激与心火同气相求，以热引热，促热外散的同时还可将热引至命门，补充命门之火，上交于心，以救心火，火气下降，交通既济，阴阳平衡。

此患者失眠合并围绝经期诸症，有虚实夹杂之象，故全程针药并用，治以养营和卫、安神助眠，兼补益肝肾、调畅情志，使营阴精血充足，营卫调和，神气安定，故能寤寐和谐，精力充沛，心情愉悦。

病案4

杨某，女，48岁。2023年9月19日初诊。

主诉：入睡困难10月余。

现病史：患者2022年12月新型冠状病毒感染确诊住院后出现睡眠障碍，入睡困难，严重时彻夜不眠，口服艾司唑仑每晚1片、曲唑酮每晚2片，以及中药，入睡4小时即醒，午后潮热，汗多，乏力困倦，时有心慌口苦，心率快，静息心率110次/分，耳闷堵，喉中异物感，近10个月体重下降15kg，纳呆，便溏、大便黏，平素思虑多，已绝经。

既往史：既往体健。

家族史：否认有相关遗传病史。

中医诊查：舌淡红，苔中黄厚腻，脉细弦滑数。

西医诊断：睡眠障碍。

中医诊断：不寐（肝郁脾虚）。

立法：疏肝解郁，健脾安神。

取穴：

针灸取穴1：百会、神庭、本神、四神聪、中脘、气海、天枢、曲池、内关、神门、合谷、丰隆、绝骨、照海、公孙、太冲。

针灸取穴2：督脉十三针（百会、风府、大椎、陶道、身柱、神道、至阳、筋缩、脊中、悬枢、命门、腰阳关、长强）、譩譆、魂门、志室。

手法：上2组穴位轮替使用，平补平泻。

处方：

当归10g	赤芍10g	白芍10g	柴胡6g
炒苍术10g	炒白术10g	茯神15g	合欢花10g
远志10g	炒枣仁30g	香附10g	广郁金10g
川厚朴6g	炒枳壳6g	黄精15g	北沙参15g
麦冬15g	五味子6g		

7剂，代煎，日1剂。

二诊：2023 年 9 月 24 日。针药治疗后，述睡眠较前改善，口渴、出汗减少，便溏较前好转。昨日出现焦躁心烦，乏力胸闷。舌淡红，苔中薄黄稍腻，脉细弦数。

处方：

当归 10g	杭白芍 15g	柴胡 6g	炒白术 10g
茯神 15g	合欢花 10g	远志 10g	炒枣仁 30g
香附 10g	广郁金 10g	黄精 10g	枸杞子 10g
党参 10g	生黄芪 15g	炙黄芪 15g	防风 6g
麻黄根 10g	豆豉 10g	炒栀子 6g	麦冬 15g
五味子 6g	莲子 15g	炒薏苡仁 15g	

14 剂，代煎，日 1 剂。

三诊：2023 年 10 月 8 日。行中药、针灸治疗 8 次后，睡眠、自汗、便溏均有改善。现症见入睡易醒，睡不解乏，时常做噩梦，心慌紧张感，饮水有异物感，饭后肠鸣，大便成形，便黏，二日一行。舌淡红，苔薄黄腻，脉左细滑，右细。

取穴：于 2023 年 9 月 19 日针灸处方加会阴穴（点刺）。

处方：

党参 10g	炙黄芪 30g	当归 10g	炒苍术 10g
炒白术 10g	茯神 15g	合欢花 10g	远志 10g
炒枣仁 30g	香附 10g	广郁金 10g	广陈皮 10g
紫石英 15g（先煎）	肉桂 3g（后下）	柴胡 6g	川连 6g
生龙骨 30g（先煎）	生牡蛎 30g（先煎）		

四诊：2023 年 10 月 15 日。患者述说睡眠较前安稳，焦虑感减轻，噩梦减少。舌淡红，苔中稍黄腻，脉细。

处方：

党参 10g	生黄芪 30g	炙黄芪 30g	防风 6g
炒苍术 30g	炒白术 30g	当归 10g	北沙参 20g
麦冬 20g	五味子 6g	香附 10g	广郁金 10g
柴胡 6g	广陈皮 10g	丹参 10g	柏子仁 15g
远志 10g	浮小麦 15g	茯神 15g	麻黄根 15g

5剂，代煎。

五诊：2023年10月22日。患者睡眠时间延长，自汗减少很多，潮热次数减轻，试着将艾司唑仑片减量，睡眠稍微有反复，但醒后仍能入睡。现症见足心热，纳可，胃胀肠鸣，大便1～2日一行，大便黏。舌淡红，苔薄黄，脉细数。

处方：

当归10g	杭白芍15g	柴胡10g	炒白术10g
茯神15g	合欢花10g	远志10g	炒枣仁30g
丹参10g	北沙参15g	麦冬15g	五味子6g
陈皮10g	柏子仁15g	肉桂3g（后下）	首乌藤20g
川连6g	炙甘草6g	丹皮6g	浮小麦15g

7剂，代煎。

六诊：2023年10月29日。患者述昨日因劳动之故出现头晕，排便不畅，但整体焦虑感减轻，睡眠状态已较过往平稳。舌淡红，苔薄白略黄，脉滑濡缓。

处方：

天麻10g	姜半夏6g	茯苓10g	炒苍术10g
炒白术10g	党参10g	广陈皮10g	远志10g
炒枣仁30g	莲子15g	炒薏苡仁15g	丹参10g
柏子仁15g	黄精15g	枸杞子10g	丹皮6g
山茱萸10g	川连6g	炙甘草6g	

7剂，代煎。

【按语】周老针对不寐患者，常用针灸四神方（百会、神庭、神门、本神、四神聪），具有镇静安神、补元益智的效果。百会具有益气升阳之效，对于目晕不舒、清阳不升之证尤效，神庭为神所居之处，居庭则神安，离庭则神动，与四神聪与本神等头部诸穴相伍，达到安神定志之功，神门为心经之原穴，《灵枢·九针十二原》载“五脏有疾，当取之十二原”，此穴为心经之要穴，既能养血亦可安神。

患者因长期失眠导致焦虑紧张状态，周老根据患者神志状态应用重镇安神方，“督脉十三针”与譩譆、魂门、志室。周老认为，使用“督脉十三针”的要领在于辨证以实证为主，可治疗焦虑、抑郁、不寐、癫狂、脏躁、痴呆、抽动与多动等。督脉总督一身之阳，向前斜刺为补之，向后斜刺为泻之，垂直针刺则为平补平泻，可以达到镇静安神之效。譩譆、魂门、志室，位于膀胱经第二侧线，第六、第九及第十四椎，旁开三寸取之。譩譆穴，《会元针灸学》曰："譩者欢也，譆者心悦也，有事徼幸而成之曰譩譆"；魂门穴，人之阳气化魂藏于肝，为肝俞之旁，又因肝藏魂也；志室穴，在肾俞之旁，肾为作强之官，伎巧出焉，肾为藏志，与肾相同。三穴为周老用于神志疾病之经验穴，常与"督脉十三针"相伍。

患者提到时常做噩梦，周老根据该症，选取会阴穴进行治疗，后患者反馈做噩梦的情况减少很多。会阴穴为任脉经穴，与督脉和冲脉同起胞宫，故称一源三歧。《标幽赋》曰"秋夫针腰俞而鬼免沉疴；王纂针交俞而妖精立出"，周老曾对《标幽赋》进行考究，针灸学中并无交俞穴，周老根据其选穴规律，认为会阴即是交俞，而会阴是十三鬼针之一，周老临床常用孙真人十三鬼穴治疗精神分裂、严重的癔症、顽固性失眠、脏躁等。

此患者受到顽固性失眠的困扰，于当地医治均未见效，受情绪及身体不适的困扰，特辞职北上求医，周老根据四诊八纲、辨证论治，予以相应的针、药治疗，患者诸症均得到良好改善。

病案 5

毕某，女，50 岁。2018 年 1 月 2 日初诊。

主诉：失眠 3 年余。

现病史：3 年来入睡困难，西医医院确诊抑郁症，平素感后背痛，心情烦闷，头晕，心前区不适，白天每感不适时自服酒石酸唑吡坦片 1 片，晚上入睡前自服酒石酸唑吡坦片 4 ～ 5 片及氯硝西泮、曲唑酮等药，每晚可睡 4 ～ 5 小时。平均每天需服用酒石酸唑吡坦片 8 片，纳可，二便调。

既往史：高血压，抑郁症，高脂血症，停经。

中医诊查：面色萎黄，舌淡红，苔白，脉寸关较弦，尺弱。

西医诊断：睡眠障碍。

中医诊断：不寐（肝郁脾虚，心肾不足）。

立法：疏肝健脾，解郁安眠，补益心脾。

取穴：百会、神门、四神聪、神庭、本神、攒竹、内关、中脘、气海、天枢、手三里、合谷、足三里、三阴交、太冲。

手法：平补平泻法。

处方：

当归10g	杭白芍15g	柴胡6g	炒苍术10g
炒白术10g	茯神15g	合欢花10g	远志10g
炒枣仁30g	香附10g	广郁金10g	丹参10g
女贞子10g	益母草15g	墨旱莲10g	豆豉10g
炒栀子6g			

每日1剂，日3次服用。

二诊：2018年1月9日。患者诉服用2剂汤药后即有放松感，自行停用氯硝西泮、曲唑酮，仍每天服用酒石酸唑吡坦片8片。绝经2个月后，近几日又来月经。方药同前，继续针刺治疗。

【按语】西医认为失眠可由精神压力大、社会心理因素、慢性疾病等引起。临床症状为入睡难、睡眠质量差、易醒，健忘，日间嗜睡等，一般的治疗推荐非苯二氮䓬类药物：如酒石酸唑吡坦片、佐匹克隆等。

百会、四神聪、神门、神庭、本神是周老经验取穴"四神方"，轻刺可减轻患者的紧张心理，镇静安神，充分体现了"治病先治神"的学术思想，在周老的"四神方"中，神庭、百会两穴是调节元神之要穴，百会穴又名三阳五会，可益气升阳，同时两者属于督脉，而督脉入属于脑，脑为元神之府。四神聪为经外奇穴，亦为安神定志之经验穴，本神能益智安神，神门为心经的原穴，心主神志，故可养心安神。心包经之络穴内关与心经之原穴神门相配，具有宁心安神之功。中脘、气海、手足三里、天枢、三阴交联合可补益先后天之气。四关穴，即双侧的合谷与太冲，左右共四穴，合谷与太冲均为原穴，此二穴一阴一阳，一上一下。"开四关"可镇静安神，除此之外，四关穴还可疏肝解郁。

方药方面，根据患者舌脉，辨证属肝郁脾虚，心肾不足证，将逍遥散、栀子豉汤、二至丸加减合用，疏肝解郁，补益心脾。

（三）狂病

病案

李某，女，16岁。2013年6月28日初诊。

主诉：精神失常近3个月。

现病史：2013年4月患者因抑郁，时有狂躁，被安定医院诊为“双相情感障碍”，予口服盐酸苯海索、奥氮平等西药治疗后，上述症状好转。现心情郁闷，时有躁动不安，情绪易激动，有时又问而不答，月经紊乱，步态不稳，心悸，纳少，眠多，二便调，服药后手抖明显，眼干，口干，脱发较重。

既往史：否认。

家族史：否认。

中医诊查：舌淡红，苔薄白，脉象乱且弱。

西医诊断：双相情感障碍。

中医诊断：狂病（肝郁脾虚，心神失养）。

立法：疏肝健脾，安神定志。

取穴：百会、神庭、四神聪、本神、手三里、内关、神门、足三里、支沟、三阴交、太冲。

手法：平补平泻，每次留针30分钟，每周针3次。

处方：

当归10g	白芍30g	柴胡6g	炒苍术10g
炒白术10g	茯神15g	合欢花15g	香附10g
郁金10g	丹参10g	生龙齿15g（先煎）	益母草15g
紫石英15g（先煎）	豆豉10g	炒栀子6g	薄荷10g（后下）
紫贝齿15g（先煎）			

此后患者坚持治疗了8个月，中药方治则未变，仅根据产生的症状予以加减。经治疗患者情绪明显好转，能静心读书，体重增加，眠好转，与他人交流增多。

【按语】此患者在情志病中属病情较重者，西医确诊的双相情感障碍也属疑难病证，经过周老的针药调神，以及配合心理治疗，取得了满意的疗效。对此患者从始至终均围绕肝、脾、心三脏调理，并随证加减，说明中医在精神情志类疾病治疗中疗效确切，其机制值得进一步探讨。该患者属中医情志病范畴，诊断为狂病（肝郁脾虚、心神失养），青春期较多见，除针药治疗外，必要的心理疏导也是非常重要的。治疗过程中医生一定要与家长互动，掌握患者情绪的变化，针对性地进行解释，以示医生对患者的关心、理解，从而树立患者的信心，提高疗效。

（四）虚劳

病案

郑某，女，48岁。

主诉：乏力1年余，加重1个月。

现病史：患者平素精神疲惫，情绪低落，纳差，眠欠安，易醒，难入睡，大便不畅，小便可。

中医诊查：舌淡暗，苔薄白，脉缓。

西医诊断：慢性疲劳综合征。

中医诊断：虚劳（五脏虚损）。

立法：疏肝健脾，益肾养神。

针刺治疗：百会、天地针（中脘、关元）、足三里、五脏俞、膻中、期门、神门、照海、印堂、四神聪。

规律针刺3个月后患者症状逐渐改善。

【按语】慢性疲劳综合征是以长期疲劳为突出表现，同时伴有低热、头痛、肌肉关节疼痛、失眠和多种精神症状的一组症候群，体检和常规实验室检查一般无异常发现，西医学对本病的确切发生机理尚不清楚，认为是精神压力、不良生活习惯、脑力和体力过度劳累及病毒感染等多种因素导致人体神经、内分泌、免疫等多系统的功能调节失常的综合征。本病属于中医学的“虚劳”“五劳”等范畴，其发病常与劳役过度、饮食起居失常、情志内伤等因素有关，与肝、脾、肾等关系密切。基本病机是五脏气血阴阳失调。针灸组方中重用督脉穴及背俞穴，配合腹针的天地针以调和阴阳气血。调理疾病，三分治、七分养，在慢性疲劳综合征的治疗和保养过程中，帮助及叮嘱患者建立良好的生活习惯，尤其是通过调畅情志达到良好的心理状态非常重要。治则为补养五脏，治法为疏肝健脾，益肾养神，主穴为百会、天地针（中脘、关元）、足三里、五脏俞，配穴为膻中、期门、神门、照海、印堂、四神聪。

（五）目瞤

病案

张某，女，43 岁。

主诉：左侧眼睑痉挛 11 天。

现病史：患者 11 天前因头面感受寒凉后出现左侧面部板滞，左侧眼睑瞤动，无头晕，无头痛，纳眠可，二便调。

既往史：2015 年 2 月 3 日左侧面瘫史（经治疗临床痊愈），末次月经 2019 年 1 月 25 日（否认受孕）。

体格检查：神清语利，四肢活动灵活，双侧面纹对称。

中医诊查：舌淡红，苔白腻，脉弦细。

西医诊断：面肌痉挛。

中医诊断：目瞤（风痰阻络）。

立法：祛风化痰，活血通络。

针刺治疗：百会、太冲、合谷、神庭、翳风、地仓、颊车、颧髎、攒竹、风池、太阳、阳白、鱼腰。特殊穴位：风池穴；特殊手法：足三里，龙虎交战；腹针：中脘、阴都。留针 30 分钟。

【按语】本患者面肌痉挛，舌淡红，脉弦细，为血虚风动之象，风为肝之象，太冲为肝之原穴，可活血祛风，合谷为大肠之原穴，“面口合谷收”，为治疗面部疾病的效穴，两穴合用，可达到活血祛风之效。周老治疗面肌痉挛病采用活血祛风方，认为面肌痉挛多辨证血虚风动，治则为活血养血祛风。

（六）脏躁

病案

付某，女，48 岁。

主诉：日间及夜间汗出多年。

现病史：现周身不适，夜间汗出，时轻时重，偶发入睡后牙齿咬舌，左侧髋部疼痛。无头晕，无头痛，无呕吐。

既往史：月经紊乱，末次月经 2017 年 7 月。

中医诊查：舌质淡暗，苔薄，脉沉。

西医诊断：更年期综合征。

中医诊断：脏躁（肝肾亏虚）。

立法：滋补肝肾，通经活络。

针灸治疗：大椎、肾俞、肝俞、中脘、气海、关元，留针 30 分钟。

【**按语**】本患者已到七七之龄，女子“七七，任脉虚，太冲脉衰少，天癸竭”，肝肾已亏，入夜阳入于阴，如阴不能敛阳，则见汗出，当滋补肝肾，取肝肾之背俞以滋补肝肾，取关元、气海以培补元气，取中脘以助脾胃，以助后天之本。如此以达到补虚之目的。

（七）脑萎

病案 1

郑某，女，80 岁。2017 年 10 月 24 日初诊。

主诉：记忆力下降 9 月余。

现病史：患者 2017 年 1 月于某医院诊断为中度痴呆，计算力、记忆力、理解力减退，对于听到“脱鞋、脱袜子”等指令反应差，表情呆滞，行动较迟缓。眠可，纳差，二便调。

既往史：糖尿病。

中医诊查：舌淡，苔白腻，脉象弦滑。

西医诊断：阿尔茨海默病。

中医诊断：脑萎（痰湿阻窍）。

立法：祛痰除湿，滋阴安神。

取穴：百会、四神聪、神庭、本神、中脘、关元、天枢、内关、通里、丰隆、绝骨、公孙、合谷、太冲、照海、鱼际。

手法：平补平泻。

处方：

石菖蒲 10g	广郁金 10g	熟地黄 10g	山茱萸 10g
鳖甲 10g（先煎）	菟丝子 10g	黄精 15g	枸杞子 10g

龟甲 15g（先煎）	覆盆子 10g	砂仁 6g（后下）	五味子 6g
丹参 10g	车前子 10g	红花 10g	广陈皮 10g

每日 1 剂，日 3 次服用。

【按语】 阿尔茨海默病是一种起病隐匿的进行性发展的神经系统退行性疾病，至今西医的对症治疗，以及控制伴发的精神病理症状药物、益智药或改善认知功能的药物均不能取得满意疗效。

周老治疗痴呆以四神方治神，配以关元、绝骨培元填髓益智。百会、神庭轻刺可减轻患者的紧张心理，使其更易接受针刺治疗，充分体现了“治病先治神”的学术思想。内关、丰隆、中脘、公孙为周老“化痰方”的主要组成部分，体现难病、怪病从痰论治的思想。汤药方面，周老善用五子衍宗丸补肾填精，治疗脑萎。

病案 2

李某，男，53 岁。2017 年 4 月 28 日初诊。

主诉：不爱说话，丢三落四 1 年余。

现病史：患者 1 年前开始出现不爱说话，记忆力下降，丢三落四，表情呆板。半年前开始出现上述症状加重，伴有行动迟缓，去某医院就诊，诊断为阿尔茨海默病早期，给予口服盐酸多奈哌齐片，但患者服用此药后，总是出现呕吐，即自行停药。今日来诊，要求中药及针灸治疗。饮食欠佳，寐欠安，大便略干，小便可。

既往史：高血压数年，坚持服用降压药。

家族史：无。

中医诊查：舌质淡红，苔白有齿痕，脉沉细。

西医诊断：阿尔茨海默病。

中医诊断：脑萎（肾精不足，肝郁脾虚）。

立法：填精益髓，疏肝健脾。

取穴：百会、四神聪、本神、神庭、神门、中脘、关元、天枢、内关、丰隆、绝骨、公孙、太冲。

手法：平补平泻，每日留针 30 分钟，每日 1 次。

处方：柴胡疏肝散合生脉饮加减。

柴胡 6g	当归 10g	白芍 10g	炒苍术 10g
炒白术 10g	茯神 15g	合欢皮 20g	香附 10g
广郁金 10g	砂仁 6g（后下）	鸡内金 10	丹参 10g
北沙参 10	麦冬 15g	五味子 6g	陈皮 10g
炙甘草 6g			

7 剂，水煎服，日 1 剂，日服 2 次。

诊疗经过：患者坚持针刺及口服中药治疗 3 个月，每周针 2 ～ 3 次。诸症明显缓解。

【按语】阿尔茨海默病是一种起病隐匿的进行性发展的神经系统退行性病变，相当于中医的脑萎或痴呆、呆证。呆证之病机，以虚为主，虚实夹杂，病位在脑，与心、肝、肾、脾相关。脑为元神之腑，脑髓充足，才能神气轻灵，此患者，已五旬有余，肾气渐衰，阴精渐亏，不能上充于脑，表现为记忆力下降、丢三落四。肝郁脾虚，脾失健运，心失所养，痰浊内生，上蒙清窍，则不爱说话，表情呆板，行动迟缓。督脉循行入于脑，肾主骨生髓，故取百会、神庭以补益督脉，绝骨为髓海，三穴相互配合，起到了补肾填精益髓之功。四神聪、本神、神门，具有很强的醒脑、养心安神的作用。胃的募穴为中脘，丰隆为足阳明胃经的络穴，二者为健脾化痰之要穴。内关为手厥阴心包经的络穴，内关与公孙同为八脉交会穴，有宁心安神之功。天枢为足阳明大肠经的募穴，脾胃相表里，取之可加强健脾之功。关元为小肠经的募穴，又是人体先天之元气汇聚之处，有较强的补益之功。太冲为足厥阴肝经之原穴，有较强的疏肝理气作用，刺之可促进全身气血的运行，达到镇静安神的目的。

（八）遗尿

病案 1

王某，男，15 岁。2017 年 6 月 13 日初诊。

主诉：遗尿 6 年。

现病史：患者于 2011 年 8 月份开始出现遗尿，秋冬季节明显，曾口服药物及针灸治疗，饮食可，寐安，二便调。

既往史：既往体健。

家族史：无。

中医诊查：舌质淡，苔白，脉沉细。

西医诊断：遗尿。

中医诊断：遗尿（脾肾亏虚，下元不固）。

立法：温补脾肾。

取穴：百会、神庭、承浆、夜尿点、中脘、天枢、关元、内关、足三里、三阴交、太白。

手法：平补平泻，每日留针30分钟，日1次。

处方：补中益气汤合五子衍宗丸加减。

党参10g	生黄芪15g	炙黄芪15g	柴胡6g
炒苍术10g	炒白术10g	茯苓10g	菟丝子10g
黄精10g	枸杞子10g	巴戟天6g	女贞子10g
熟地黄10g	山茱萸10g	泽泻10g	五味子6g
砂仁6g（后下）	鹿角霜10g		

7剂，水煎服，日1剂。

诊疗经过：针灸每周3次，治疗3次后，症状开始好转，又继续治疗7次，症状明显缓解。

【按语】遗尿指3岁以上的儿童或成人，在睡眠中小便自遗，醒后方知，除夜间尿床外，白天也常有尿频、尿急。小儿先天脾常不足、肾常亏虚，脾肾两脏与水液代谢有关，脾肾亏虚，下元不固，故出现遗尿。百会、神庭可以镇静安神，也是周老“治病先治神”学术思想的具体体现。百会位于颠顶，为诸阳之会，有益气升阳之功。夜尿点亦称遗尿点，位于小指掌侧远端指横纹中点，《针灸大词典》载“夜尿点，可治疗夜尿多，尿频”，承浆穴为任脉和足阳明经之会，二者合用可以缩泉止尿，均为周老治疗尿频的经验穴。天枢为足阳明大肠经的募穴，有健脾和胃的作用。关元为小肠经的募穴，又是人体先天之元气汇聚生发之处，有较强的补益之功，可以温肾壮阳。腑会中脘，亦是胃的募穴，是脏腑精气汇聚之处，足三里为胃经的合穴，脾胃相表里，二穴相配，有较强健脾胃的功能。三阴交是肝、脾、肾三经的交会穴，可以健脾补肾，加强肾与膀胱的约束功能。太白为脾经的原穴，具有健脾益气的作用。内关为手厥阴心包经的络穴，可以宁心安神。

病案 2

宁某，女，74 岁。2017 年 11 月 3 日初诊。

主诉：尿失禁 17 年，加重 1 个月。

现病史：患者 17 年前因劳累发作尿失禁，17 年间时轻时重。生 1 胎时子宫脱垂，曾做针灸治疗，稍好转，未能坚持治疗。刻下症见：乏力，咳时尿出，纳可，眠欠安。

既往史：无。

家族史：无。

中医诊查：语声低微，四肢凉、舌淡，苔薄白，脉细滑。

西医诊断：尿失禁。

中医诊断：遗尿（气虚不固）。

立法：固涩缩尿，补益气血。

取穴：百会、神庭、攒竹、中脘、气海、中极、天枢、神门、手三里、内关、太渊、足三里、阴陵泉、三阴交、太白、太冲。

手法：手三里、足三里、气海、中脘用补法，余穴行平补平泻法。

处方：

熟地黄 10g	山茱萸 10g	茯苓 10g	怀山药 15g
黄精 15g	枸杞子 10g	砂仁 6g（后下）	菟丝子 10g
党参 10g	生黄芪 30g	炙黄芪 30g	陈皮 10g
鹿角胶 10g（烊化）	升麻 6g	桑螵蛸 10g	

上药加水 1000mL，煎取 400mL，分两次服用，每次 200mL，早晚各一次。

针刺 8 次加服汤药 14 剂后，患者乏力明显改善，尿随咳出症状改善。又服药 1 个月加针刺 12 次后，患者述口干、口渴，原方基础上加沙参 15g，麦冬 15g，五味子 6g，服药 14 剂，针刺 10 次，患者遗尿症状明显好转。

【按语】遗尿的主要病机是气虚不固，患者在生育第一胎时，出现子宫脱垂，这是生产后气血亏虚，气虚下陷，未能养气固本所致，而后出现明显遗尿，尿随咳出，治疗针灸与中药配合，共济补中益气之功。选穴方面，百会升阳举陷，中脘、气海补气。选择太渊，是运用了五输穴中虚则补其母之法，太渊是肺经土穴，培土生金。另选用了足三里、阴陵泉、三阴交、太白等穴以补益脾肺之气，增加固摄作用。方中重用黄芪，生黄芪、炙黄芪补气，选用茯苓、山药、黄精共奏肺脾肾同补之效，再加上菟丝子、枸杞子、地黄补肾，桑螵蛸固精缩尿，以达标本兼治之效。

对于遗尿的治疗，周老在临床治疗中，主要选用“补中益气方”，周老认为，气是人体生命体征维持的主要动力，气机的升降有序，气机条达，才能维持人体的脏腑功能。对于虚证，应从补气入手，补益脾气，运化水谷，补益肾气，固摄二便，补益肺气，宣发肃降有序。而在人体气机升降过程中，肝起到了主要的调节作用，所以周老的针灸组穴中经常配伍太冲、合谷等穴，药物中常加陈皮等药。

第二节 治痰

一、理论基础

“痰”是中医学中具有特殊含义的病理名词，有广义和狭义之分。狭义的痰指呼吸道产生的分泌物，可咳出。广义的痰则泛指人体气血不和、脏腑功能失调而引起的以水液代谢失调为主的病理产物，与肾、脾、肺、三焦等脏腑关系最为密切。这种痰则是无形的，可以随人体的气、血、津、液输布到全身，致使机体某一部位瘀阻不通而为病，故又为致病因素。本节所论之痰，主要为后者。

痰的生成原因很多，主要是由于脾肾两虚，气化无力，津液不能正常输布而凝聚为痰；或由肺气不宣，气道阻塞，不能通调水道，乃致三焦气化失司，水液不能排出体外，而凝聚为痰；或由内热伤津，灼炼成痰。可见由于多种原因引起的气化不利，影响了肺、脾、肾及三焦的功能，导致水液不能正常输布与排泄，是痰形成的主要因素。有的医家明确指出，痰的实质就是水。如张景岳所言：“人之多痰，悉由中虚而然，盖痰即水也。其本在肾，其标在脾。在肾者，以水不归源，水泛为痰也；在脾者，以食饮不化，上不制水也。”赵献可亦云：“盖痰者……原非人身之所有，非水泛为痰，则水沸为痰。”《济生方》则说：“人之气道贵乎顺，顺则津液流通，决无痰饮之患。”说明气道不顺是痰饮生成之本。后世又有“脾为生痰之源，肺为储痰之器”之说。

综上所述，痰非人身固有之物，非气、非血、非津、非液，而是由于人体气血失和，脏腑功能失调，三焦气化不利，气道不通，津液运行不畅，不能正常地运化与输布，因此聚而成痰，实乃人体水液代谢紊乱所形成的病理产物。

痰是人体水液代谢功能紊乱所形成的病理产物，痰形成后，对人体正常生理功能的影响非常广泛，这一点古今医家也多有论述。如《外科名隐集》载：“痰生百病形各色。”《濒湖脉学》载：“痰生百病，食生灾。”《医学入门》载：“痰火所以生异症。”《寿世保元》载：“一切怪病，此皆痰实盛也。”还有“百病皆由痰作祟”之说等，都说明痰不仅是人体的病理产物，而且也是人体内一个很重要的致病因素。痰为阴邪，其性黏滞，最易阻塞气机、血脉、经络、脏腑及肌肤各部组织器官，因此病变也非常广泛而顽怪，可涉及内、外、妇、儿各科。

痰瘀作祟既可形成百疾，且有“顽痰怪病”“异证”等之说，其临床表现必然是变化莫测，虚实夹杂，表里不一，形形色色。诸如头重如裹，昏眩发蒙；胸胁胀满，喘息气逆，咽喉梗塞；善惊易恐，惊痫抽搐，癫狂躁扰，睡卧不宁；或男子阳痿，女子带下；或痰流经络，偏枯失语；或痰核瘰疬，便干燥结等证。

二、临床应用

（一）“治痰”针法

“针灸治痰”指通过针刺疗法消除痰邪或祛除生痰病因的方法，可细分为化痰、豁痰、涤痰、消痰四种方法。

1. 化痰法

处方：化痰方，即中脘、内关、公孙、列缺、丰隆。

方义：中脘为胃之募穴，又为腑会穴，健脾和胃，行气化痰；内关为心包经络穴，可清心开窍，宽胸理气，加强中脘开胃化痰作用；公孙为脾经络穴，为八脉交会穴之一，与内关相配，可治胃、心、胸之疾，脾为生痰之源，公孙健脾养胃，促进运化，减少生痰之源，治痰之本；列缺为肺经络穴，宣通肺气，理气化痰；丰隆为胃经络穴，是健胃化痰的经验穴。

应用：化痰法可用于各种由痰而引起的病证和水液代谢功能失调出现的痰涎。中风中经络、眩晕、梅核气、呼吸系统疾病等常采用化痰法。

2. 豁痰法

处方：豁痰方，即在化痰方基础上加人中、涌泉。

应用：用于昏迷或某些神志失常的患者，如中风中脏腑的闭证、癫狂等，具有开窍之功。

3. 涤痰法

处方：涤痰方，由化痰方加天枢穴组成。

方义：天枢为大肠经募穴，具有清泻阳明腑实之功，可加强化痰方泻下通便之效。

应用：多用于实证，具有泻热通便作用。

4. 消痰法

处方：消痰方，在化痰方基础上，治疗瘰疬时，使用王乐亭6寸金针，沿多气多血之手阳明大肠经由曲池透臂臑；乳腺增生、子宫肌瘤等痰瘀互结之有形实邪，用贺氏火针点刺局部。

应用：多用于气滞痰凝、痰瘀互结而聚积成形的病证，如瘰疬、乳腺增生、子宫肌瘤等。可调和气血，激发经气，消痰散结化瘀。

（二）具体应用

周老的“针灸治痰”学术思想在临床中可以应用于一切以痰证为主或兼有痰证的病证，下面以中风、眩晕、癫狂、痫证、梅核气、瘰疬六个病证加以举例。

1. 中风

中风是临床上一种常见的急性病，大多发生于中老年，常以突然昏仆，不省人事，半身不遂，口角㖞斜，或语言謇涩为主症。其发病原因很多，病情变化较快，病理复杂，多由痰、瘀所致，其中痰是重要的致病因素。若仅就因于痰而致发本病者加以论述，中风可分中经络和中脏腑两大类。凡因饮食不节，嗜食肥甘厚味，或饮酒无度，日久则化湿生痰，湿痰蕴久，流窜经络，气血不通，而致中风偏瘫，则属中风中经络范畴；若风痰上扰，气血并逆于上，蒙闭清窍，则形成中脏腑之重证。临床可见神昏不语，烦躁喜动，牙关紧闭，痰声如锯，两手紧握，面赤气粗，大便秘结，小便短赤，舌红苔黄，脉弦滑有力等中风之阳闭证；或见静而不烦，四肢欠温，舌暗淡，苔白滑而腻，脉沉缓之阴闭证。中经络者，拟化痰通络法；中脏腑之闭证，则宜开窍豁痰，活血息风。

取穴：中脘、内关、列缺、丰隆、公孙。此即针灸化痰方。

配穴：中经络加患肢手、足阳明经的穴位，如肩髃、曲池、手三里、合谷、足三里、解溪等，还可加环跳、阳陵泉、绝骨、太冲等穴；中脏腑则加人中、涌泉，以及手、足十二井穴。

手法：泻法。手、足十二井穴以三棱针点刺出血。

方解：中风是临床上常见的一种急性病，病情变化比较快，如风之善行而数变。发病多与气虚血瘀、阴虚阳亢、风痰上扰等有关。本文仅论述了风痰型，方中中脘为胃之募穴，又为腑会穴，有健脾和胃、行气化痰之效，因脾胃为后天之本，气血生化之源，因此又有益气养血、通经活络之功；内关为心包之络穴，既可清心开窍，又可宽胸理气，痰为阴邪，其性黏滞，内关可加强中脘的开胃化痰之效；公孙为脾经络穴，脾为生痰之源，以公孙健脾养胃，促进运化，使津液正常输布，而减少生痰之源，实乃治痰之本也；丰隆乃阳明胃经之络，健胃化痰，促进运化。人中是针灸临床中的急救要穴，尤与内关相配，具有醒脑开窍之功；涌泉强刺，可泻风痰上壅之势，又有息风潜阳之意，对中脏腑之闭证行之有效；十二井三棱针点刺放血，既可加强醒脑开窍之功，又能缓解气血并逆于上之势。至于循经的一些配穴，主要是运行气血，通经活络，促进肢体功能的恢复。

2. 眩晕

眩晕是临床中常见的一种症状，可伴发于多种疾病之中。中医学认为眩和晕是两种不同的概念，眩即看东西发黑，晕则自觉头在旋转，但两者常同时出现，故统称眩晕。其发病机制与中风类似，可概括为风、火、痰、虚四端。临床表现也极不一致，轻则只觉微眩，发作短暂，闭目平卧片刻即可缓解；重者如立舟中，不能站立，起则欲倒，甚则恶心、呕吐。本部分仅就痰眩加以论述。朱丹溪提出“头眩，痰夹气虚并火，治痰为主，夹补气药及降火药。无痰则不作眩，痰因火动”，概括地论述了痰眩的病机及治法。痰眩除头目眩晕或头重如裹外，还可兼见胸脘痞闷、恶心欲吐、食少多寐、体倦乏力等症。常见于耳源性疾患，如梅尼埃病。治以清热泻火，息风化痰。

取穴：风池、中脘、内关、丰隆、公孙。

手法：毫针泻法。

方解：眩晕一证在临床上常分风、火、痰、虚四型，本部分仅就痰眩而论。

痰眩多因痰而动，故治以中脘、丰隆和胃化痰；内关降逆止呕；风池可清上逆之火；由于脾虚湿重，故患者常感头重如裹，方用公孙可健脾益气，升清降浊。

3. 癫狂

癫狂指精神错乱的疾病，出自《灵枢·癫狂》。《难经·二十难》曰："重阳者狂，重阴者癫。"癫属阴，多偏于虚，表现为精神抑郁，沉默痴呆，喃喃自语。狂属阳，多偏于实，表现为喧扰打骂，狂躁不宁。癫病日久，痰郁化火，可以出现狂证；狂病延久，正气不足，亦可出现癫证。故癫狂常并称。《杂病源流犀烛·癫狂源流》曰："癫狂，心与肝胃病也，而必夹痰夹火，癫由心气虚、有热，狂由心家邪热，此癫狂之由。"癫证治以疏肝解郁，理气化痰；狂证则以清心泻火、开窍豁痰为法。

取穴：中脘、内关、列缺、丰隆、公孙。

配穴：癫证加合谷、太冲，狂证加人中、涌泉、大椎、长强。

手法：癫证平补平泻，狂证强刺泻法。

方解：总原则为调理情志，化痰开窍。中脘、内关、列缺、丰隆、公孙，此即针灸化痰方，用以化痰。癫证加合谷、太冲，为四关穴，用以疏肝理气解郁。狂证加人中、涌泉、大椎、长强，用以清心泻火开窍。

4. 痫证

痫证是一种发作性神志失常的疾病。其特点为发作时突然倒地，两目上视，口吐涎沫，四肢抽搐，或发出猪羊等六畜叫声。发作后除自感疲劳外，一如常人。本病的发作呈不定时，阵发性，长则一两月，一年半载，短则每周发，每日发，严重者可一日数发不等。发作的时间也长短不一，有的一惊即过，有的几分钟，有的一小时，甚则数小时不醒而呈持续状态。痫证的发作多与惊恐伤肾、肝气郁结、痰火上扰清窍等有关，亦有先天禀赋不足、气血未充而致的幼儿痫证。本部分仅就因风痰壅盛者进行论述。

治则：清热涤痰，解痉息风。

取穴：中脘、内关、丰隆、天枢、鸠尾、申脉、照海。

手法：毫针泻法。

方解：中脘、内关、丰隆强刺泻法，以荡涤顽痰；天枢泻热通便；鸠尾清心泻火，涤痰定痫，为历代医家之治痫经验穴。另外，周老的治痫经验认为，白天好发作者加申脉，夜间好发者加照海，每可获得良效。

5. 梅核气

本病多因情志失调，郁而化热，灼伤阴液，炼液成痰，乃致气、火、痰结于咽喉而成；或由于肺肾阴虚，津液不足，痰火内生，炼液成痰，结于咽喉部而成。患者自觉咽喉部如有物梗塞之状，其大小如梅之核，不痛不肿，咳之不出，咽之不下，故名曰梅核气。

治则：疏肝解郁，清热化痰。

取穴：天突、中脘、丰隆、内关、列缺、鱼际、公孙、照海。

手法：毫针平补平泻。

方解：方中天突既为化痰要穴，又为局部取穴；中脘、丰隆、内关、列缺能解郁疏肝，理气化痰；照海滋肾水，鱼际清肺热，二穴合用则可达养阴清热之效；公孙健脾，可加强丰隆化痰之效。

6. 瘰疬

瘰疬即西医学所指的淋巴结核，又称“疬子颈”“颈疬”，因其形状累累如珠，历历可数，故名曰瘰疬。本病的形成多因肺肾阴虚，虚火内灼成痰，痰火互结于颈部、腋下或腹股沟等部位；或因肝郁气滞，气血失和，痰湿凝聚而成。瘰疬初期可在上述部位发现一个或数个大小如豆的结块，以后则逐渐增大，数量增多，局部皮肤可无红热，亦无疼痛，按之坚硬，推之可动，久之则觉微痛，瘰疬连结成块而不动，再久则局部皮肤可变红，质地变软，最后破溃流脓，其脓稀薄如痰，或如豆汁，久不收口，形成窦道或瘘管，故又名“鼠疮”，民间则称“鼠疮脖子”。

治则：调和气血，消痰散结。

取穴：6 寸金针曲池透臂臑。

手法：根据辨证虚补实泻。

方解：本病好发于青少年，其发病为慢性过程，盖因痰为阴邪，易凝不易散。随着社会的发展，人们生活水平不断提高，瘰疬的发病率明显下降，在比较发达的城市，几乎很少见到。治疗以 6 寸金针一针透三穴，即曲池、手五里和臂臑，三穴都为手阳明大肠经之穴，阳明乃多气多血之经脉，对于具有红、肿、热、痛实证患者，施以泻法，可以行气活血，消痰散结；对于皮色不变，虚寒怕冷或久溃不愈的患者，施以补法，则具益气养血、托里排脓和生肌收口之效。可见王老组方之用意，确实妙在其中。

（三）经验总结

前已多次论述，痰为阴邪，其性凝滞、胶固。由于人体阳气不足，运化功能失调，聚湿而为痰。若见痰治痰，不求其源，只能使湿邪留恋难祛，形成慢性顽固性疾病，即所谓“顽疾”。若能治病求本，应用健脾益肾、温通化湿之法，不仅可以祛除已经形成的痰瘀之邪，而且可以截断生痰之源，以达预防为主、即病防变之效。痰是人体脏腑、气血功能失调的病理性产物，与五脏六腑皆有关。因此由痰引起的病变也是多种多样，千变万化，有的显而易见，容易被认识；有的则变化莫测，不易被认识，因此而被称为“怪病”和“异证”。周老认为，这就是所谓“顽疾怪病，均责之于痰”的本质。

“针灸治痰”有多种途径和方法，但“治病必求于本”则是总的原则，对于变化多端、迁延难愈的“顽疾怪病”则更应遵循治病求本、标本兼治、急则治其标的原则。上面谈到的祛痰之法中包括了化痰、消痰、涤痰和豁痰等法。祛痰是治痰的总法则，就是帮助排除痰液或祛除生痰病因的方法。其中的化痰法最常用，可用于各种由痰而引起的病证，亦可祛除因体内水液代谢功能失调出现的痰涎。其方法有很多，如宣肺化痰、清热化痰、润肺化痰（或养阴化痰）、燥湿化痰、温化寒痰或祛风化痰等。所治的六种病中，中风中经络、眩晕、梅核气三种病证采用化痰法，本文尚未提到的诸多病证，如呼吸系统疾病均用化痰之法。消痰则多用于气滞痰凝，聚积成形的病证，如本文谈到的瘰疬，或文中未谈到的痞块等，也就是具有软坚之效。涤痰是荡涤顽痰的方法，其法比较峻烈，多用于实证，具有泻下通便作用，如治疗痫证等。豁痰法多用于昏迷或某些神志失常的患者，如中风中脏腑中的闭证、癫狂等，具有开窍的作用。至于选穴规律，中脘、内关、丰隆、公孙四穴，为周老在临床治痰的基本方，也可称理气化痰方，加人中、涌泉则为豁痰法；涤痰则在原方的基础上去公孙，加天枢，施以泻法；唯瘰疬采用王老6寸金针曲池透臂臑，具有调和气血、消痰散结之效，亦治本之法也。

三、典型病案选

（一）积聚

病案

宁某，男，70岁。

主诉：失眠1年。

现病史：患者3年前确诊肿瘤后，睡眠逐步变差，入睡缓慢，易醒多梦，纳差，大便可，小便可。

中医诊查：舌暗红，苔白腻，脉弦滑。

西医诊断：肿瘤、睡眠障碍。

中医诊断：积聚、失眠（痰湿结聚）。

立法：化痰散结除湿。

取穴：予足三里、三阴交、腹四关（双侧滑肉门、双侧外陵）、引气归原（中脘、下脘、气海、关元）扶正固本，强壮保健。丰隆、阴陵泉、水分、外关化痰散结除湿。配以百会、四神聪。治疗3周后患者失眠症状逐步改善。

【按语】本病失眠为标，痰湿结聚为本，治以化痰散结除湿。肿瘤为慢性消耗性疾病，针灸的主要作用是提高患者生活质量，调理气机使之达到阴阳平衡的状态。需要注意的是，肿瘤为高代谢消耗类疾病，临床施治时保障基础保暖防寒即可，避免局部的热敷及过分温暖。

肿瘤是机体在各种致癌因素作用下，局部组织异常增生而形成的新生物，是全身性疾病在局部的表现。恶性肿瘤是目前严重危害人类健康的常见疾病之一，针灸在恶性肿瘤的治疗中起到了很好的辅助作用。

中医学结合各种肿瘤的临床特点而予以其相应的命名，如“癥瘕”“积聚”“肝积”“乳岩”“噎膈”“石瘕”等。其发生多与正气内虚、感受邪毒、七情怫郁、饮食损伤等因素有关。基本病机是脏腑功能失调，气滞痰凝，瘀毒搏结。

治疗大法是扶正固本，强壮保健，以改善症状、延长生存期及对症止痛等为治疗目的。临床中患者多是由肿瘤的并发症或者是伴癌患者的其他原发病来就诊，比如失眠，比如化疗、放疗之后的胃肠功能减弱或者疼痛等。在治疗过程中针灸的方案要谨察阴阳所在而调之，以平为期，比如引气归原、腹四关、足三里、三阴交等都是常用的顾护本源的穴位。根据具体的辨证分型来进行化瘀通络，化痰散结，补益气血，或者是行气、活血、止痛等对症治疗。

肿瘤治疗采用以下几方：

（1）一方：立法：扶正固本，强壮保健（改善症状、延长生存期）。主穴：足三里、三阴交、腹四关（双侧滑肉门、双侧外陵）、引气归原（中脘、下脘、气海、关元）。辨证分型：瘀血内停。立法：化瘀祛滞通络。配穴：膈俞、血海。

（2）二方：立法：扶正固本，强壮保健（改善症状、延长生存期）。主穴：足三里、三阴交、腹四关（双侧滑肉门、双侧外陵）、引气归原（中脘、下脘、气海、关元）。辨证分型：痰湿结聚。立法：化痰散结除湿。配穴：中脘、丰隆、阴陵泉、水分、外关。

（3）三方：立法：扶正固本，强壮保健（改善症状、延长生存期）。主穴：足三里、三阴交、腹四关（双侧滑肉门、双侧外陵）、引气归原（中脘、下脘、气海、关元）。辨证分型：气血不足，脾肾阳虚。立法：培补脾肾，补益气血。配穴：气海、脾俞、胃俞、肾俞、命门。

（4）四方：立法：扶正固本，强壮保健（改善症状、延长生存期）。主穴：足三里、三阴交、腹四关（双侧滑肉门、双侧外陵）、引气归原（中脘、下脘、气海、关元）。辨证分型：气血不足，肝肾阴虚。立法：培补肝肾，补益气血。配穴：气海、脾俞、胃俞、太冲、太溪、照海。

上述证型如有食欲不振甚至厌食症状，加上巨虚；呃逆加内关、大包。

（5）五方：立法：行气活血止痛（镇痛）。主穴：夹脊、合谷、太冲。配穴：相应夹脊针，针对病变部位，鼓动脏腑气血，通调气机。腹痛：章门、期门、阳陵泉；胸痛：孔最、尺泽、列缺；头痛：印堂、前顶、长强。

（二）癫狂痫

病案 1

林某，男，22 岁。2021 年 3 月 18 日初诊。

主诉：间断肢体抽搐 7 年余。

现病史：家属代述，患者于 7 年前曾持续高热 3 天，后患者突然仆倒，昏不知人，四肢抽搐，两目上吊，口吐白沫，舌尖被咬破，抽止醒后嗜睡。1个月发作2～3次，经外院诊为癫痫。服用苯妥英钠和中药，发作次数减少，但近1个月发作较频繁，发作持续2～3分钟，醒后头痛，自觉记忆力减退，夜间尿床。查体：神清，言语不利，智力差，包括计算力、记忆力均差。

既往史：否认其他病史。

中医诊查：舌红，苔白厚腻，脉弦滑。

西医诊断：癫痫。

中医诊断：痫证（痰浊内盛，肝风内动）。

立法：宁心化痰，镇肝息风。

取穴：

方1：百会、神庭、本神、四神聪、鸠尾、中脘、气海、内关、神门、足三里、三阴交、丰隆、绝骨、公孙、太冲。

方2：督脉十三针方。

两方交替使用，每周2次。

处方：

熟地黄 10g	山茱萸 10g	茯苓 10g	怀山药 20g
黄精 15g	枸杞子 10g	鳖甲 15g（先煎）	菟丝子 10g
龟甲 15g（先煎）	覆盆子 10g	陈皮 10g	五味子 6g
砂仁 6g（后下）	车前子 10g	胆南星 6g	青礞石 10g（先煎）

治疗经过：患者自2021年3月起，至2023年10月27日，规律复诊治疗，其间因气候变化癫痫小发作，调整药物处方，发作期以化痰醒神开窍为主，方用半夏白术天麻汤加减（天麻10g，姜半夏6g，茯苓10g，炒白术10g，炒苍术10g，远志10g，木香6g，川连6g，菟丝子10g，熟地黄10g，五味子6g，郁金10g，覆盆子10g，陈皮10g，车前子10g，肉桂3g，青礞石10g，黄精15g，枸杞子10g）。后患者病情稳定，发作时症状减轻，可以自行缓解。

【按语】 癫痫是一种阵发性神志失常的疾病，俗称“羊痫风”。临床表现是突然仆倒，口吐白沫，尖叫，四肢抽搐。周老治疗痫证时，发作时用泻法，平时用补法。发作神昏时则用水沟、太冲、合谷醒神开窍；若见抽搐不止，再加涌泉、劳宫以清泄心火，凉血息风。另外，周老治疗痫证时还会选用“督脉十三针”方，旨在清泄风阳，使之气逆和降，醒脑安神。取“老十针”方加减以宽胸降痰，调理脾胃。另外，神门为手少阴心经穴，功能为定志安神；三阴交为足太阴脾经穴，功能为养血柔肝，健脾滋阴。所选的穴位与处方均围绕调理肝脾肾三经功能而设，并且配合安神定志、镇心安神之法。

周老治疗痫证常用穴位如下：

1. 百会、神庭：为镇静安神之组合，体现周老一贯的治神思想。

2. 内关、中脘、天枢、丰隆、公孙为周老“涤痰方”化裁，中脘为募穴，又为腑会穴，具有健脾和胃、行气化痰之效。内关为心包之络，宁心、化痰，既可清心开窍，又可宽胸理气，可加强中脘的化痰之力。公孙作为脾经络穴，与内关相配，同为八脉交会穴，可治胃、心、胸之疾，脾为生痰之源，公孙健脾养胃，促进运化，实乃治痰之本。

3. 肾主骨生髓，脑为髓之海。绝骨为髓会，具有填髓益智之功，提高其智力。

4. 合谷、太冲为“四关穴”，具有镇静安神、镇肝息风的作用。中脘、天枢、关元为金针王乐亭的著名“腹四针”的变方，以关元换掉原来的气海，调理气机，培补先天。

5. 鸠尾清心泻火，涤痰定痫，为历代医家之治痫证的经验穴。

在总结治疗癫狂痫的经验时，周老还曾多次讲授王乐亭老先生的四套方法：

1. 疏风、镇痉、定惊、安神、开窍法：方用百会、风府、大椎、身柱、水沟、合谷、太冲。

2. 清心包、调肺脾、通经络、止抽法：方用鸠尾、后溪、神门、少商、隐白。

3. 强心、解郁、健脾、降浊、化痰法：方用巨阙、风池、中脘、足三里、阳陵泉。

4. 滋肾、平肝、交通心肾、调和阴阳法：方用心俞、肝俞、肾俞、间使、劳宫、涌泉、三阴交。

临证时，可以根据病情辨证选用。

病案 2

刘某，男，16 岁。2011 年 1 月 3 日初诊。

主诉：发作性昏仆 2 个月。

现病史：2 个月前，患儿于早上六点多在小区门口突发昏仆，不省人事，10 分钟左右自行醒来，被人送至某医院，做脑电图等检查“未见异常”。2 周后，在学校第二次发作，症状同前，送至某医院，经检查，怀疑为癫痫，给予抗癫痫药，但未服用。住院治疗（静脉点滴药物不详）14 天，其间发作一次，确诊为癫痫，抗癫痫药一直未敢服用。出院后未再发作，今为进一步中医治疗来诊。现患者睡眠安，饮食可，二便调。

既往史：体健，否认外伤史。足月顺产。

中医诊查：舌质淡红，苔薄白，脉沉滑。

西医诊断：癫痫。

中医诊断：痫证（风痰闭阻）。

立法：化痰通络，息风舒筋。

取穴：百会、神庭、攒竹（双侧）、鸠尾、中脘、天枢（双侧）、关元、内关（双侧）、合谷（双侧）、丰隆（双侧）、绝骨（双侧）、公孙（双侧）、太冲（双侧）。

经过 1 个月多次针刺治疗，癫痫未再发作。

【按语】百会、神庭、攒竹（双侧）镇静安神。中脘、天枢（双侧）、内关（双侧）、丰隆（双侧）、公孙（双侧）为周老创立的针灸涤痰方，周老常讲“怪病多痰”，癫痫多为痰蒙清窍所致，应以涤痰为主。合谷（双侧）、太冲（双侧）为开四关，镇静安神，息风止痉。关元、绝骨（双侧）培元填髓。

病案 3

黄某，男，27 岁。2017 年 10 月 10 日初诊。

主诉：幻视、幻听 13 年。

现病史：患者 13 年前出现幻视、幻听，坐卧不安，情绪不稳，神情淡漠，表情呆滞，发病后前往某精神专科医院就诊，诊断为精神分裂症，予口服氯氮平和奋乃静。饮食可，寐可，二便调。

既往史：2001 年曾煤气中毒。

中医诊查：舌质淡红，苔白腻，脉细滑。

西医诊断：神经分裂症。

中医诊断：癫证（肝郁脾虚，痰蒙清窍）。

立法：疏肝健脾，化痰开窍。

取穴：

第1组：百会、神庭、攒竹、中脘、气海、天枢、内关、公孙、合谷、太冲。

第2组：督脉十三针。

处方：

柴胡 6g	当归 10g	白芍 10g	炒苍术 10g
炒白术 10g	朱茯神 15g	合欢皮 15g	胆南星 6g
广陈皮 10g	香附 10g	广郁金 10g	石菖蒲 10g
丹参 10g（先煎）	莲子 15g	炒薏苡仁 15g	紫石英 15g（先煎）
煅龙骨 15g			

患者坚持针刺及口服中药治疗3个月，诸症明显缓解。

病案4

王某，男，18岁。2017年11月8日初诊。

主诉：凭空闻声4年。

现病史：患者4年前头部受伤后昏厥，之后出现紧张不安，恐惧，凭空闻声，总听到有人议论自己，不能正常上学，曾到多家医院就诊，查头颅CT、MRI都未见异常，在某精神专科医院诊断为精神分裂症，给予抗精神类药物治疗。目前口服帕利哌酮缓释片、奥沙西泮，为寻求中医治疗今日来诊。

既往史：既往体健。

中医诊查：舌质暗，薄白，脉弦。

西医诊断：精神分裂症。

中医诊断：癫证（肝气郁结，痰瘀内阻）。

立法：疏肝理气，化痰通络。

取穴：

第1组：百会、神庭、攒竹、血海、中脘、气海、天枢、内关、丰隆、公孙、三阴交、合谷、太冲。

第2组：督脉十三针、膈俞。

患者每周针刺4次，针刺8次后，自觉诸症缓解；针刺30次后，患者自觉诸症均明显缓解，停止针灸治疗。

【按语】 癫证为临床常见的精神失常疾病，与西医学的精神分裂症相类似。癫证病名出自《黄帝内经》，历代医家对其病因病机多有论述，《难经·二十难》认为阴阳失调是癫证发生的机制，提出“重阳者狂，重阴者癫”。《丹溪心法》提出痰邪致病的机制，为从痰论治提供了理论基础。本病多由情志因素所诱发，病初多为实证，病久迁延不愈多为虚证或虚实夹杂之证。病案3、病案4两例患者，由于突发事件，导致心情不畅、肝气不疏，痰瘀内阻而发病。百会、神庭皆为督脉经穴，督脉入于脑，二者相配，有安神镇静之功，攒竹也是镇静安神之常用穴。中脘为腑会和胃经之募穴，具有健脾和胃、行气化痰之功。气海为任脉之穴位，任脉为阴脉之海，而气海又为人体元气生发之处，为阴中之阳穴，可以加强脾之运化水湿之功。天枢为足阳明大肠经的募穴，脾胃相表里，取之可加强健脾之功。内关为手厥阴心包经之络穴，可宽胸理气、宁心安神，加强中脘的开胃化痰作用。公孙为脾经的络穴，与内关相合，同为八脉交会穴，可治胃、心、胸之患，脾主运化，脾失健运，则聚湿成痰，公孙穴有健脾运化之功，可减少生痰之源。丰隆为足阳明胃经的络穴，可以和胃气、化痰湿、清神志。三阴交是肝、脾、肾三经的交会穴，可以疏肝健脾。血海为足太阴脾经的穴位，膈俞为血会，二者均有活血化瘀的作用。合谷和太冲分别是手阳明大肠经和足厥阴肝经的原穴，位居要冲，为手足经脉分布于四肢的重要关口，故称为“四关”，刺之可促进全身气血的运行，达到镇静安神的目的。“督脉十三针”为百会、风府、大椎、陶道、身柱、神道、至阳、筋缩、脊中、悬枢、命门、腰阳关和长强的总称，督脉总督一身之阳气，刺之可振奋诸阳，达到调理气机、醒神开窍的作用。中药方剂中柴胡、当归、白芍疏肝解郁、养血柔肝，炒苍白术、炒薏苡仁和莲子健脾化痰，陈皮、香附、郁金理气化痰，石菖蒲和胆南星可以开窍豁痰、醒神益智，朱茯神、紫石英和煅龙骨可以镇静安神。

（三）眩晕

病案1

周某，女，31岁。2023年4月25日初诊。

主诉： 右耳听力下降伴眩晕1月余。

现病史：患者1个月前劳累后突发右耳听力下降，伴眩晕，视物旋转，恶心呕吐，心悸汗出，休息后症状可稍缓解，遂就诊于同仁医院，诊断为美尼尔综合征，予静点倍他司汀改善循环。现患者间断眩晕，右耳听力下降，胃脘部不适，时有恶心，纳可，眠差，便秘，小便色黄。

既往史：贫血病史。

中医诊查：舌暗，苔白腻，脉沉细尺弱。

西医诊断：美尼尔综合征。

中医诊断：眩晕（脾失健运，风痰上扰）。

立法：健脾化痰，平肝息风。

取穴：百会、神庭、攒竹、角孙、翳风、耳门、听会、风池、外关、合谷、中脘、天枢、筑宾、绝骨、足三里、丰隆、太溪、太冲。每周2次。

处方：

天麻 10g	姜半夏 6g	茯苓 10g	炒苍术 10g
炒白术 10g	竹茹 10g	陈皮 10g	胆南星 6g
天竺黄 6g	丹参 10g	路路通 15g	葛根 10g
生磁石 15g（先煎）	黄精 15g	枸杞子 10g	蝉蜕 6g
炙甘草 6g			

治疗经过：经治疗3次后，患者眩晕自觉缓解，后电话随访，患者眩晕未再发。

【按语】周老对于针灸治痰有其独到之处：①周老提出，痰的产生是湿聚而成，全身五脏六腑、上中下三焦与水液代谢关系最密切的是中焦、脾胃。②“治病必求于本”，在这一主导思想指导下，通过多年临床经验的筛选，针对病机核心取穴，将治痰的基本处方中主要穴位确定为中脘、内关、公孙、丰隆，这四个穴位无一不关乎中焦脾胃。③根据痰的部位、性质，设立了化、消、涤、豁四种治痰方法，并制定了针灸系列处方，其组方严谨，灵活变通，完全适用于临床需要。特别是“化痰方”“消痰方”中列缺的应用，在“涤痰方”中天枢的应用，“豁痰方”中水沟、涌泉的应用，都体现了他对穴位运用的娴熟。

痰不仅是人体水液代谢功能紊乱所形成的病理产物，对人体正常的生理功能也有很大影响，也是人体一个很重要的致病因素。痰为阴邪，其性黏滞，最易阻滞气机、血脉、经络、脏腑等。痰的病变也非常广泛而顽固，可涉及内、外、妇、儿、五官等各科，故周老针灸治疗痰证时，创立了化痰法、消痰法、涤痰法和豁痰法四法，其作用依次增强。“化痰方”临床上最为常用，也是祛痰基本之法，可用于各种由痰引起的病证。“消痰法”“涤痰法”和“豁痰法”三法均是化痰法基础上演化而来。“消痰法”多用于气滞痰凝，聚积成形的病证，也具有软坚消痰之效。“涤痰法”比较峻烈，多用于实证，如痛证等，具有荡涤顽痰之功。“豁痰法”多用于昏迷或某些神志失常的患者，如中风中脏腑的闭证、癫狂等，具有豁痰开窍作用。

1. 化痰法：中脘、内关、公孙、列缺、丰隆。

2. 消痰法：6 寸金针曲池透臂臑；合谷、太冲，或火针直对病位。

3. 涤痰法：中脘、天枢、内关、公孙、列缺、丰隆。

4. 豁痰法：中脘、内关、公孙、丰隆、列缺、水沟、涌泉。

病案 2

张某，女，56 岁。2019 年 6 月 15 日初诊。

主诉：反复头晕 4 年余，再发加重 3 天。

现病史：患者 2015 年 3 月无明显诱因出现头晕，左右转头可加重，视物旋转，无言语及肢体活动不利，无恶心、呕吐，无头痛，无耳鸣及听力下降，于北京某医院查颈椎 MRI 提示“C5–6、C6–7 椎间盘突出”，寰枢椎开口位 X 线检查提示“右侧寰枢关节间隙变窄”，诊断为“椎动脉型颈椎病”，于社区医院针灸治疗后患者症状明显缓解。此后症状反复多次发作，均在休息或针灸治疗后缓解。3 天前患者无明显诱因出现头晕，自觉头晕程度较前加重，向右转头时头晕加重，头重如蒙，不敢平卧，严重时可出现视物旋转、恶心欲吐，时有胸闷，纳少，眠可，二便调，为求进一步中医诊疗来诊。

既往史：过敏性鼻炎病史多年。

中医诊查：舌淡红，苔白腻，脉弦滑。

西医诊断：椎动脉型颈椎病。

中医诊断：眩晕（痰浊上蒙）。

立法：祛痰化浊，醒神通窍。

取穴：颈四针、百会、神庭、风池、完骨、内关、后溪、足三里、丰隆、三阴交、公孙。

处方：

法半夏 9g	炒白术 15g	天麻 9g	茯苓 12g
陈皮 9g	炙甘草 6g		

针刺 6 次、服药 14 剂后，患者头晕明显减轻，恶心欲吐好转，进食较前增多。

【按语】椎动脉型颈椎病多由椎动脉供血不足产生。发病机制多为颈椎退行性病变、椎间盘退行性病变、椎体骨质增生等诸多因素压迫椎动脉，导致椎动脉迂曲移位、供血不足。近年来，有研究表明，颈椎退行性病变可刺激相应椎动脉节段的交感神经，造成椎动脉反射性痉挛，持续收缩造成血流下降，也是本病的重要发病机制之一。本病属中医“眩晕”范畴，本患者以头晕为主症，兼有头重如蒙、恶心欲吐、时胸闷、纳少等症状，患者年过半百，脾气亏虚，运化不利，易生痰湿，痰浊上蒙清窍则见头晕，头重如蒙；痰阻中焦脾胃，脾胃不和，胃气上逆则见恶心欲吐，纳少；痰阻心脉，胸阳不振则见胸闷；结合舌淡红，苔白腻，脉弦滑，辨为痰浊上蒙证。

颈四针为周老治疗颈椎病的经验穴，其分别位于第 4 ～ 7 颈椎椎体棘突下缘凹陷处，4 个穴位均位于督脉循行部位上，针刺可通调督脉。督脉是人体奇经八脉之一，同脏腑固定络属关系不明显，有通达疏导的作用。在功能上，督脉统摄诸阳，为经脉交会之所、脏腑控调之根，其走及深筋，循髓入脑。《灵枢·经脉》言，“实则脊强，虚则头重”，主要表现出督脉对脊柱疾病的重要影响。第 7 椎体棘突下穴位即大椎穴，为三阳经、督脉之会，可用于治疗肩颈疼痛、颈肩部肌肉痉挛、颈椎病等；百会、神庭穴都是督脉经穴，周老认为，神庭穴是机体内神所汇聚的地方，神在神庭则神志安定，神离开神庭则神志不安，百会穴具有安神镇静、清热泻火的功效，两穴合用起到安神定志、醒神开窍之效；风池为足少阳、阳维脉之会，有平肝息风、明目止眩之效，为治项强、眩晕之要穴；“输主体重节痛”，后溪为手太阳小肠经之输穴，故可通经脉而利关节；完骨为局部取穴，可疏通局部经络气血；足三里为足阳明胃经之合穴，能生发胃气、燥化脾湿化浊；丰隆穴为足阳明胃经之络穴，属胃络脾，脾主运化，是临床常用治痰要穴；三阴交穴为肝、脾、肾三经的交会穴，有健脾、益肝、补肾之功，可助祛痰化浊；内关可宽胸理气，镇静安神，亦可治疗脾胃疾病；公孙为脾经穴，可健脾养胃，促进运化，使津液正常输布，而减少生痰之源，为治痰之本。

中药处方以半夏白术天麻汤加减治疗。《医学心悟·眩晕》言："有湿痰壅遏者，书云：头旋眼花，非天麻、半夏不除是也，半夏白术天麻汤主之。"半夏白术天麻汤由半夏、天麻、茯苓、陈皮、白术、甘草组成，方中半夏、天麻为君药，《脾胃论》载："足太阴痰厥头痛，非半夏不能疗；眼黑头眩，风虚内作，非天麻不能除。"半夏燥湿化痰、降逆止呕，天麻息风止痉、平抑肝阳、祛风通络，两者均为治风痰眩晕的要药；茯苓味甘、淡，归心、肺、脾、肾经，可健脾利水渗湿；白术健脾益气，燥湿利水；陈皮理气宽中，燥湿化痰；甘草补益脾气，调和诸药，诸药共奏化痰定眩之功。

（四）痿证

病案1

尹某，女，55岁。2019年5月24日初诊。

主诉：右眼睑下垂5天。

现病史：患者5月19日外出旅游中无明显诱因突然出现右眼睑抬举费力，晨起伴视物重影小于半小时，后仅表现为持续性右眼睑下垂，无明显晨轻暮重、言语含糊、抬头曲颈费力、肢体活动不利及感觉异常等，无头痛头晕、发热、恶心呕吐、腹痛腹泻、尿频尿急等症状。5月23日患者先后就诊于某医院眼科、神经内科，考虑"右上睑下垂待查、周围神经病"，予维生素B_1、甲钴胺营养神经，口服扎冲十三味丸治疗，症状无缓解。就诊时症见：右眼睑下垂，晨起抬举费力明显，伴视物重影小于半小时，偶有头晕，无视物旋转、视野缺损、饮水呛咳、吞咽困难、头痛、发热等症状。可独立步行，纳可，夜眠可，二便调。

既往史：后循环缺血病史1月余，未系统治疗。2019年4月因"发作性头晕"于某医院就诊，具体诊断不详，建议口服可定、心脑宁等控制病情，未系统治疗。

中医诊查：舌质红，苔黄腻，脉弦。右上睑下垂，睑裂变小如韭叶，瞳仁居中有神，眼球运动灵活。

西医诊断：动眼神经麻痹。

中医诊断：痿证（脾湿胃热）。

立法：健脾和胃，化湿濡筋。

取穴：百会、神庭、攒竹、阳白、承光、睛明、太阳、承泣、中脘、天枢、手三里、内关、合谷、三间、阴陵泉、足三里、丰隆、绝骨、光明、太冲。

手法：平补平泻，留针30分钟。

诊疗经过：针刺治疗1次后即诉右眼睑有轻松感，视物重影减轻；针刺治疗3次后，右眼睑已能抬举，无视物重影，无头晕，右睑裂也由就诊时5mm增至8mm，与对侧差异明显减小。患者视物清晰，右眼睑力弱感明显好转。

【按语】动眼神经麻痹是临床常见病，可由脑血管病变、颅神经炎、肿瘤、脱髓鞘病变、糖尿病、动脉瘤、重症肌无力、外伤性、痛性眼肌麻痹等原因引起。表现为眼睑下垂、眼球活动受限、外斜视、瞳孔散大、复视、聚合反射以及调节消失，对患者视力存在严重影响。临床上可分为先天性动眼神经麻痹和后天性动眼神经麻痹。先天性动眼神经麻痹较少见，绝大多数为单眼，其原因为发育异常或产伤所致。后天性动眼神经麻痹较先天性动眼神经麻痹为多见，临床上动眼神经的分支麻痹较动眼神经麻痹多见，动眼神经上支麻痹较下支麻痹为多见。

本病属中医学“上胞下垂”“目偏视”“瞳神散大”“睑废”“视一为二”等范畴，属中医学的“痿证”。清代黄庭镜《目经大成》载：“此症，视目内如常，自觉亦无恙，只上下左右两睑日夜长闭而不能开，攀开而不能眨……尝见患者，一行一动，以手抬起眼皮，方能视。”本病病因与五脏六腑、十二经脉、精津气血都有着密切的联系。《灵枢·邪气脏腑病形》说：“十二经脉，三百六十五络。其血气皆上于面而走空窍，其精阳气上走于目而为睛。”《灵枢·口问》曰：“目者，宗脉之所聚也。”《灵枢·大惑论》言：“五脏六腑之精气，皆上注于目而为之精。”本病的病机主要责之于脾胃虚弱。眼睑为肉轮，归脾所主，脾气虚弱，则上睑伸举无力，导致眼睑下垂、眼裂变窄。十二经脉或直接间接与眼相连，或有支脉经别与目系相连。

在针刺治疗时，周老以百会配伍神庭，两穴相配，具有清热开窍、健脑宁神、平肝息风和升阳举陷之功；足太阳经筋为“目上纲”，足阳明之筋上合于太阳，足少阳之筋上额角，其为病“目不开”，故本方取足太阳经穴承光、攒竹、睛明，足少阳经穴阳白、绝骨、光明及奇穴太阳；中脘为任脉经穴，为胃之募穴，脾胃相表里，脾主肌肉，眼睑为脾所主，故取中脘以健脾和胃，调畅气血，升阳举陷而治胞睑无力；承泣、天枢、手三里、足三里、三间均为手足阳明经穴，与中脘相合可清泄胃热及健脾化湿；光明为足少阳胆经的络穴，太冲为足厥阴肝经的原穴，原络相伍共奏养血荣筋、明目开窍之效。

周老认为本病的基本病机或为脾胃虚弱、痰湿阻络，或为肝肾不足。然痰湿阻络又有痰湿郁而化热，或湿邪困脾致脾阳不足之分。临证之时，尤须谨守病机，辨证施针。气机清浊升降，亦先辨脏腑虚实，补虚泻实，方能有效，不可犯虚虚实实之戒。

病案2

孙某，男，54岁。2019年7月11日初诊。

主诉：进行性肢体活动不利、肌肉萎缩10年，加重1年。

现病史：患者10年前受凉后出现右上肢乏力、右侧肩臂部酸痛，逐渐加重至右上肢抬举困难，右肩背部肌肉萎缩，右侧髋部酸痛，行走时右下肢拖沓，自行外用膏药，症状仍呈进行性加重，时有摔倒，未诊治。1年前患者受凉后出现左侧肩臂部乏力、酸痛，性质同右侧，热敷后症状未缓解，左上肢活动受限，影响日常生活。就诊于北京某医院，完善肌电图检查，诊断为“肌肉萎缩”，予甲钴胺片营养神经及止痛药（具体不详）治疗，症状改善不明显，后自行停药。此后肌肉萎缩及肢体活动不利逐渐加重。就诊时症见：双上肢抬举困难，仅可抬离躯干约15º，难以自行穿脱衣服，双侧肩部、上背部、腋前及上臂肌肉明显萎缩、酸痛，时有“肉跳”，行走时右下肢拖曳，时有摔倒，右侧髋部、臀部、股外侧肌肉萎缩、酸痛无力。平素时有头晕、胸闷，无吞咽困难或饮食水呛咳，可见舌肌纤颤，无明显舌肌萎缩，纳可，大便3～4日一行，便质干，排便费力，小便尚调。

既往史：间断头晕，外院诊断“后循环缺血”1年，未服药。

家族史：无。

中医诊查：得神，肢体活动不利，以双上肢及右下肢明显，可见肌肉萎缩，口气秽浊，舌质暗红，苔黄腻，脉沉细弦。

西医诊断：肌肉萎缩待查。

中医诊断：痿证（脾湿胃热）。

立法：健脾和胃，化湿濡筋。

取穴：百会、神庭、攒竹、中脘、气海、关元、天枢、手三里、内关、合谷、阴陵泉、足三里、丰隆、公孙、太冲。

手法：头及腹部穴平补平泻，肢体穴施以泻法。

诊疗经过：针刺治疗3次后头晕减轻，未再心慌胸闷，肢体活动不利未再进展；针刺治疗5次后，排便改善，完善检查后明确诊断为脊髓受压，脊髓型颈椎病，加刺王氏夹脊穴，与“督脉十三针”交替使用；针刺治疗10次后，肢体活动不利较前减轻，右上肢可抬离躯干45º，行走时拖曳改善，排便1～2日一行，无头晕、胸闷。

【按语】脊髓压迫症是一种由于肿瘤、炎症、外伤等多种原因导致脊髓受压而出现相应症状的疾病。本例患者发病时间长，脾之运化与胃之受纳功能失调，脾失健运，痰湿内蕴，日久郁而化热，浸淫经脉，营卫运行受阻，筋脉失于濡养而成痿。如《症因脉治》说：“脾热痿软之因，或因水饮不谨，水积热生，或因膏粱积热，湿热伤脾，脾主肌肉，故常不仁，脾主四肢，故常痿软。”《证治汇补·痿躄》说：“湿痰痿者，肥盛之人，血气不能运动其痰，致湿痰内停，客于经脉，使腰膝麻痹，四肢痿弱，脉来沉滑，此膏粱酒湿之故，所谓土太过，令人四肢不举是也。”本病的针灸治疗中，选取中脘与气海相配伍，中脘为任脉经穴，为胃之募穴，脾胃相表里，脾主肌肉，故取中脘以健脾和胃，调畅气血，补益后天之本；气海穴是任脉的重要穴位，肓之原穴，此穴是先天元气汇聚之处，可以补益先天之本。两穴合用，可先后天同补。

周老在治疗本病时，取阳明经穴为主，因《素问·痿论》中有“治痿者独取阳明”之说。同时还结合治神理论，选取头部腧穴调神，以及任脉穴位补益先后天之本。在后期明确诊断为脊髓型颈椎病后，加刺王氏夹脊穴及督脉，既于脊髓病变局部取穴，加强针刺治疗的针对性，又对全身阳气有振奋的作用。

（五）瘰疬

病案

张某，女，59岁。2012年12月初诊。

主诉：颈部、腹股沟多发结节1年。

现病史：患者2009年发现颈部、腹股沟多个结节，开始如同花生米大小，后快速增长，大到如同大枣，当地医院考虑颈部淋巴结核，2009年6月起开始抗结核治疗，次月发现转氨酶升高，暂停抗结核治疗，遂于当地医院中药及针灸治疗，后病情平稳，今慕名到北京找周老针灸治疗。查体：颈部、腹股沟可触及数个核块如黄豆大小，皮色不变，质稍硬，表面光滑，无明显红肿及疼痛。

既往史：1984年曾患结核性腹膜炎，经抗结核治疗已痊愈。

中医诊查：舌红，苔白腻，有裂纹，脉沉弦。

西医诊断：颈部淋巴结核。

中医诊断：瘰疬（气虚血瘀，痰热内蕴）。

立法：调和气血，消痰散结。

取穴：

方1：使用6寸金针曲池透臂臑。

方2：神庭、百会、攒竹、手三里、内关、合谷、中脘、天枢、关元、血海、足三里、三阴交、太冲、公孙。

每周两次。

治疗经过：经过数次治疗已经增大的淋巴结有所缩小。

【按语】颈部淋巴结核目前临床非常少见，此典型病案值得共同分享、学习。周老治疗颈部淋巴结核针灸处方有以下特点：①曲池透臂臑是金针王乐亭先生治疗瘰疬（颈部淋巴结核）的绝招，周老加以继承，并得到发展，因为金针不易操作和保存，现以芒针代之。②选穴中以神庭、百会、攒竹治神，手足三里、关元、血海、三阴交扶正祛邪；合谷、内关、中脘、天枢、太冲、公孙行气化痰散结，这充分体现出周老“针灸治痰”的观念。

6寸金针一针透三穴，即曲池、手三里、臂臑，三穴均为手阳明大肠经经穴，阳明为多气多血之经，透此三穴，可起行气活血、消肿散结之功。局部也可火针，为贺普仁教授温通之法，既可治疗瘰疬未溃者，又可治疗已溃者，乃“痰为阴邪，火能祛之”之意也。

（六）痴呆

病案1

赵某，男，71岁。2022年6月21日初诊。

主诉：反应迟钝、记忆力下降伴行走不稳2年余。

现病史：患者2年余前无明显诱因逐渐出现站立及行走不稳，动作迟缓，反应迟钝，记忆力下降明显，于外院查头颅 CT 提示“脑积水”，行脑室引流－腹腔分流术，术后复查脑积水减少，完善头颅 MRI 提示海马萎缩，考虑为“阿尔茨海默病”。现患者记忆力下降，反应迟钝，四肢乏力，行动迟缓，站立及行走不稳，需人搀扶，流涎较多，纳可，眠安，小便失禁，大便日一次，质软成形。

既往史：患者于 2018 年不慎摔伤头部，当地医院诊为“丘脑出血”，行手术治疗后恢复尚可。平素脾气急躁易怒，嗜食肥甘厚味，有长年饮酒史。

家族史：否认家族有痴呆病史。

中医诊查：舌淡红，苔白水滑，根部厚腻。脉弦滑有力。

西医诊断：阿尔茨海默病。

中医诊断：痴呆（痰火内结，上扰清窍）。

立法：化痰开窍，平肝清火。

取穴：百会、神庭、四神聪、中脘、关元、天枢、内关、通里、曲池、合谷、丰隆、绝骨、照海、公孙、太冲。

处方：

天麻 10g	法半夏 6g	茯苓 10g	炒苍术 10g
炒白术 10g	胆南星 6g	天竺黄 6g	水蛭 3g
豨莶草 15g	白芷 10g	广陈皮 10g	郁金 10g
石菖蒲 10g	水牛角丝 6g	五味子 6g	益智仁 10g
炙甘草 6g			

针刺 10 次、中药服用 28 剂后，患者精神好转，反应较前灵敏，活动轻便不少，记忆力稍改善。

【按语】周老认为健忘（痴呆）临床上可分三型：肝肾阴虚伴有血瘀型，治宜滋阴养血，补益肝肾，佐以益气活血；阳亢火旺型，治宜潜阳开窍，泻火清心，佐以活血通络；脾虚湿痰阻窍型，治宜健脾化痰，开窍醒脾，佐以宣通经络。然临床上患者表现更为复杂多变，单纯某一证型者少见，可能出现两个甚至三个证型并见的情况。本案患者曾受头部外伤造成颅内出血，手术后继发脑积水，水湿与瘀血互结，痹阻脑窍；加之平素脾气急躁易怒，嗜食肥甘厚味，长年饮酒，肝郁乘脾，脾胃运化失司，痰湿内生，郁而化火，痰火上扰清窍；年过七旬，久病体弱，脏腑功能皆不足，同时兼有脾肾不足的本虚之象。

针刺取穴以“四神方”加“补中益气方”为主，内关、通里为周老常用的清心开窍之对穴，可提高认知及语言能力；曲池、合谷降逆泄浊；丰隆、公孙化痰；太冲平肝，与合谷相配为“开四关”，可通调气血以开窍；照海是肾经滋阴要穴，绝骨为八会穴之髓会，两穴合用可补肾益髓。配合中药以半夏白术天麻汤为主方，立法以化痰开窍、平肝清火治其标，其中菖蒲配郁金、天竺黄配胆南星，均可涤痰开窍，为周老治疗痰蒙心窍所致痴呆、中风失语的常用对药；兼以健脾补肾益智培其本，如五味子、益智仁伍用以补肾健脑。

周老治疗阿尔茨海默病除了强调针药并用、标本兼治外，还尤为注重调护，鼓励患者多做脑力锻炼，如读书读报、看电视、听广播等，同时家属应当多与患者交流，并加强看护，避免跌倒、坠床等不良事件发生，体现了周老以人为本、医养结合的治疗观念。

病案 2

江某，男，62 岁。1987 年 10 月 15 日初诊。

主诉：记忆力减退 2 年余。

现病史：患者于 2 年前离休时突发语言不流利，右侧肢体活动不灵活，反应较慢，遂到某医院急诊就诊。查头 CT 示双侧多发腔隙性脑梗死，予留观住院治疗。3 周后，患者语言及肢体功能很快恢复，但记忆力没有任何改善，且有日趋加重之势。此后继续治疗 2 周，以多发腔梗伴语言及肢体功能痊愈、多发腔梗继发血管性痴呆无效而出院。出院后即刻来针灸科求治。目前记忆力严重减退，不会计数，吃过饭半小时以后即忘，甚至不认识自己家门。寐安纳佳，二便调。

既往史：体健。

家族史：无。

中医诊查：得神，遇事善忘，形神疲惫，嗜卧，舌淡红，苔水滑白腻，脉弦滑。

西医诊断：血管性痴呆。

中医诊断：痴呆（脾肾两亏，痰蒙清窍）。

立法：补肾健脾，豁痰开窍。

取穴：百会、神庭、关元、内关、神门、中脘、丰隆、绝骨。

手法：关元、绝骨穴施以补法，余穴平补平泻。

诊疗经过：按上法治疗 15 次，患者可走两站地距离而回家，计数能力也有所恢复。

【按语】血管性痴呆是脑血管病变或血管危险因素引起的脑损害所致的痴呆，患者表现出记忆、注意、执行功能和语言等高级认知功能的严重受损，多为多次脑梗死后形成痴呆，或因多发腔隙性梗死引起。本例患者经过针灸治疗，病情明显好转。周老在治疗本病时，取百会、神庭以醒脑开窍，内关、神门以安神定志，关元补益元气，中脘、丰隆豁痰，绝骨为髓会，以荣养脑窍。周老认为，痴呆一病的基本病理变化是脑髓空虚，肾气、肾精亏虚是其基本病机。因此补肾填精益髓是其基本治疗法则。虚是本病发病的重要病理基础，而痰、血瘀既是病理产物，又是致病因素，通过针灸、中药等手段可补肾益气，豁痰开窍，减缓疾病的发生发展。

（七）颤证

病案

耿某，女，76岁。2018年6月15日初诊。

主诉：双手及左下肢不自主颤动、行走不稳4年余。

现病史：患者4年前无明显诱因出现双手不自主颤动，遂于西医院就诊，经系统检查后诊断为帕金森病，予多巴丝肼片口服治疗，逐渐出现左下肢小碎步行走，左下肢亦出现颤动。为寻求中医治疗前来我科就诊。现症见：双手及左下肢不自主颤动，行走不稳，小碎步行走，行动迟缓，转身困难，双下肢乏力，健忘，反应迟钝，表情淡漠，面部表情僵硬，饮水易呛咳，进食馒头等有时费劲，畏寒，头晕。纳可，眠欠安，小便频，夜尿多，大便可。

既往史：既往体健。

中医诊查：舌质暗淡，苔白水滑，脉沉细。

西医诊断：帕金森病。

中医诊断：颤证（阳虚水泛，经脉失养）。

立法：温阳利水，荣养经脉。

取穴：百会、神庭、四神聪、神门、攒竹、承浆、风池、中脘、关元、天枢、内关、合谷、手三里、足三里、阴陵泉、血海、三阴交、太冲、后溪、申脉。

处方：

白芍 30g	茯苓 10g	炮附片 10g（先煎）	干姜 10g
炒白术 10g	炒苍术 10g	沙参 15g	五味子 15g
麦冬 15g	丹参 10g	葛根 10g	肉苁蓉 15g
全蝎 3g	首乌藤 15g	三七粉 3g（冲服）	

14 剂，水煎服，日 1 剂，日服 2 次。

二诊：患者自觉头晕和睡眠明显改善，中药上方去首乌藤，加郁金 10g，白芷 10g，羌活 10g，针刺取穴加入“督脉十三针”。

患者坚持每周 3 次针刺及口服中药治疗 6 个月，诸症明显缓解。

【按语】帕金森病相当于中医的颤证。真武汤出自《伤寒论》，为温阳化气利水的代表方剂，以四肢沉重或浮肿、小便不利、苔白不渴、脉沉为辨证要点。帕金森病患者发病时虽以头或肢体震颤、项背僵硬、四肢拘痉、动作减少为主症，但常伴头晕、畏寒肢冷、感觉异常、小便频数、多汗，又常因为肌肉僵直而引起肢体疼痛，因为活动减少而出现下肢肿胀等，与真武汤主证极为相似，正如《伤寒论》在论及真武汤时所云“头眩，身瞤动，振振欲擗地者，真武汤主之”。帕金森病多在中年以上发病，患者从中年到老年，体内肾精由亢盛逐渐衰减，肝肾阴亏而精血俱耗，以致筋脉失于濡养，发为“震颤”。阴损及阳，阳虚不能化气行水，水气泛滥，上犯清阳，故可见头晕；阳气运化不利、不能温煦四肢，故肢冷兼四肢沉重。《素问·生气通天论》云：“阳气者，精则养神，柔则养筋。”今阳气虚不能温煦筋脉肌肉，同时筋脉受水气浸渍，故筋肉跳动，全身颤抖，有欲倒于地之势。病属阳虚水泛，故用真武汤温阳化水。盖水之所制在脾，水之所主在肾，故欲利水当先温肾，在临床中常用真武汤治疗此病，每每取得良好疗效。

本例患者来诊时以右手颤抖、行走不稳为主症，辨病属于“颤证”范畴。畏寒、小便频、夜尿频多、舌淡、边有齿痕、苔薄白、脉沉细、尺弱，为肾阳虚衰、阳虚水泛之征。阳虚水泛，经脉失养则手颤、行走不稳。阳虚不能温煦则畏寒，肾气不固则夜尿频多。脑为髓海，肾主骨生髓，髓海失养则健忘、反应迟钝。四诊合参，辨证为阳虚水泛、经脉失养证。方药以真武汤为主加减，茯苓、白芍、苍白术、附子、干姜为主药，温肾扶阳、助阳利水；辅以沙参、麦冬、五味子、肉苁蓉，滋补肝肾；以丹参、葛根、全蝎、三七活血通络为佐药；加白芷、羌活温通经络。百会、神庭、四神聪、神门、攒竹是“治病先治神”的常用穴。百会为督脉经穴，居于人体之颠，具有益气升阳之功；神庭为督脉经穴，具有镇静安神的作用；四神聪为经外奇穴，有宁心安神、开窍醒神之功；神门是心经的原穴，既可养血又可安神；攒竹也是镇静安神的常用穴。加风池穴以加强息风止痉的功效；中脘为腑会穴，又为胃之募穴，有健脾和胃、益气化湿之效。关元位于任脉，为小肠之募穴，为重要的强壮要穴，取之可补益元气，使元气充盛，补肾健脾，补先天、益后天，是温阳利水之要穴。三阴交为三条阴经交会的穴位，取之可调节肝、脾、肾的功能，为调节水液代谢的常用穴位。天枢穴位于足阳明胃经，为大肠的募穴，取之可以调畅胃肠气机以利水。手、足三里分属手、足阳明经，既是同名经，又是同名穴，脾胃为气血生化之源，二穴同用具有养血荣筋之效。合谷、太冲为“四关”穴，是镇肝安神、解痉息风之要穴。血海、三阴交补血活血，以达息风之效。督脉总督一身之阳，“督脉十三针”为金针王乐亭“中风十三治”中的一法，是用于治疗情志病的重镇安神法，在本方中重在振奋阳气、散湿祛邪，以达息风解痉之佳效。后溪穴通督脉，取之可以加强温阳散寒之功，申脉为足太阳膀胱经穴位，是八脉交会穴之一，通阳跷脉，可以调节人体的运动功能。

（八）梅核气

病案

邓某，女，33岁。2020年4月27日初诊。

主诉：咽部不适3年余。

现病史：咽部不适3年余，曾到耳鼻喉科就诊，诊断为慢性咽炎，平素脾气急躁，爱思虑，自觉咽部不适，如有物梗，吐之不出，咽之不下，有时咽痒，食欲一般，怕食凉，口干无口苦，有时呃逆、腹胀，大便黏腻，日一次，小便可，寐差。

既往史：既往体健，无药物过敏史。

中医诊查：舌质淡，苔薄白，脉弦细。

西医诊断：慢性咽炎。

中医诊断：梅核气（肝郁脾虚，痰湿内阻）。

立法：疏肝解郁，理气化痰。

取穴：百会、四神聪、本神、神庭、神门、合谷、太冲、丰隆、中脘、列缺、内关、公孙、照海。

处方：

柴胡 12g	清半夏 10g	党参 10g	炙甘草 6g
黄芩 10g	大枣 10g	姜厚朴 12g	茯苓 30g
苏子 10g	桔梗 12	玫瑰花 10g	生姜 10g

二诊，2020 年 5 月 4 日。患者口服中药 7 剂及针灸治疗 3 次，自觉症状缓解，患者坚持针刺治疗，每周 3 次及进行口服中药治疗 15 天，诸症基本痊愈。

【按语】梅核气相当于西医所说的慢性咽炎，其因多是痰饮、气结两种因素造成。本例患者平素脾气急躁易怒，善思虑，导致肝郁气滞，肝气不疏，木失条达，肝郁则脾虚，脾主运化，脾虚则痰湿内生。《金匮要略·妇人杂病脉证并治》载："妇人咽中如有炙脔，半夏厚朴汤主之。"方中厚朴宽胸理气、消胀行气，半夏、茯苓、生姜，就是小半夏加茯苓汤，可以治疗脾胃虚弱所致的停饮。用苏子替原方的苏叶在解表的同时加强行气的作用，诸药合用可以下气治痰饮。合用小柴胡汤，以舒达少阳。方中加入桔梗以化痰利咽，加入玫瑰花以疏肝解郁。列缺和照海是八脉交会穴，为治疗慢性咽炎的要穴，丰隆、中脘、列缺、内关、公孙五穴为针灸化痰方。其中丰隆、中脘是主穴，丰隆穴是足阳明胃经的络穴，别走足太阴脾经，具有化痰的神效，化痰作用比较广泛，有形之痰与无形之痰均可应用，正如《玉龙歌》中云："痰多须向丰隆泻。"中脘为胃之募穴，八会穴之腑会，《医宗金鉴·十四经主病针灸要穴歌》载"中脘主治脾胃伤，兼治脾痛疟痰晕"。朱丹溪论痰最详，他认为痰乃脾失冲和，气阻津聚所致，主"实脾土，燥脾湿"为治痰之本，"顺气为先，分导次之"为治痰之序。由此可知，"实脾燥湿"与"顺气"为治痰两大法则。因脾为生痰之源，故取足太阴脾经络穴公孙配合内关以实脾燥湿。又因肺主一身之气、肺为贮痰之器，故取手太阴肺经络穴列缺以理气化痰。针灸化痰方五穴主次分明、标本兼顾，成为针灸治痰之首方，临床上以此方化裁可适用于各种痰证。百会、四神聪、本神、神庭、神门体现了"治病先治神"的学术思想。合谷、太冲开四关可以疏肝理气安神。针药结合取得了良好的疗效。

（九）中风

病案

李某，男，78岁。2023年10月18日初诊。

主诉：左侧肢体活动不利1年余。

现病史：患者1年前因脑梗死出现左侧肢体偏瘫，经治疗后效果不理想，遗留左侧上肢抬举无力，持物不能，不能独立行走，时常跌倒，语言尚可，纳差，二便调。

体格检查：神清，精神一般，心肺（–），左上肢肌力4级，左下肢肌力3级，右侧肢体肌力5级，左侧肌张力增高，右侧肌张力正常，左侧巴氏征（+），右侧巴氏征（–）。

辅助检查：头颅MRI提示左侧基底节梗死灶（陈旧）。

既往史：高血压病史20年，现口服拜新同30mg每日一次，血压控制在130/80mmHg。

中医诊查：舌暗淡，苔白厚，脉弦滑。

西医诊断：脑梗死后遗症。

中医诊断：中风—中经络（痰湿阻络）。

立法：化痰祛湿通络。

取穴：后溪、申脉、百会、神庭、内关、中脘、丰隆、阳陵泉、手足三里、曲池、合谷。

针刺5次后患者自觉肢体较前略有力，针刺1个月后患者可独自扶助行器行走。

【按语】督脉统领一身之阳，入络脑，阳主动，故取督脉之穴可清脑醒神，调摄阳气。后溪为小肠经输穴，八脉交会穴，通督脉。申脉为膀胱经穴，八脉交会穴，通阳跷脉，为阳跷所生，主脚屈伸难，其别支入络脑。两穴上下合用，共奏通督醒脑、矫健腿脚之功。阳陵泉为筋会，协助舒筋活络。曲池为手阳明经之合穴，多气多血，又为治神志病的十三鬼穴之一。内关、中脘、手足三里、丰隆诸穴可健运脾胃，化痰除湿，故诸症可除。

第三节
治风

一、理论基础

风邪也是中医常见的一种致病邪气，且有内风和外风之分。作为外感病邪之一的风邪在《黄帝内经》中有着重要的地位。《黄帝内经》多处总结“风为百病之长”,《素问·玉机真脏论》言“是故风者，百病之长也”,《素问·风论》曰“故风者，百病之长也”,《素问·生气通天论》曰“故风者，百病之始也”,《素问·骨空论》曰“余闻风者，百病之始也”，四处经文一脉相承，强调了风邪是外感病的始发和首要病因。《素问·风论》以“风邪”这一外感病邪为主要研究对象，真正讨论“风之伤人”出现的症状和引发疾病的机理。由上所述,《黄帝内经》对风邪的重视可见一斑，所以行文中才出现大量有关风邪的内容，形成了完善丰富的风邪理论。主要内容如下：

“风者，善行而数变，腠理开，则洒然寒，闭则热而闷。其寒也，则衰食饮；其热也，则消肌肉。故使人怢栗而不能食，名曰寒热……风气与太阳俱入，行诸脉俞，散于分肉之间，与卫气相干，其道不利。故使肌肉愤䐜而有疡，卫气有所凝而不行，故其肉有不仁也……风中五脏六腑之俞，亦为脏腑之风，各入其门户所中，则为偏风。风气循风府而上，则为脑风，风入头系，则为目风，眼寒。饮酒中风，则为漏风。入房汗出中风，则为内风。新沐中风，则为首风。久风入中，则为肠风，飧泄。外在腠理，则为泄风。故风者，百病之长也，至其变化，乃为他病也，无常方，然致有风气也。

帝曰：五脏风之形状不同者何？愿闻其诊及其病能。

岐伯曰：肺风之状，多汗恶风，色皏然白，时咳短气，昼日则差，暮则甚，诊在眉上，其色白。心风之状，多汗恶风，焦绝善怒，嚇赤色，病甚则言不可快，诊在口，其色赤。肝风之状，多汗恶风，善悲，色微苍，嗌干善怒，时憎女子，诊在目下，其色青。脾风之状，多汗恶风，身体怠堕，四肢不欲动，色薄微黄，不嗜食，诊在鼻上，其色黄。肾风之状，多汗恶风，面痝然浮肿，脊痛不能正立，其色炲，隐曲不利，诊在颐上，其色黑。胃风之状，颈多汗，恶风，食饮不下，隔塞不通，腹善满，失衣则䐜胀，食寒则泄，诊形瘦而腹大。首风之状，头面多汗，恶风，当先风一日，则病甚，头痛不可以出内，至其风日，则病少愈。漏风之状，或多汗，常不可单衣，食则汗出，甚则身汗，喘息恶风，衣常濡，口干善渴，不能劳事。泄风之状，多汗，汗出泄衣上，口中干，上渍其风，不能劳事，身体尽痛，则寒。”

风为百病之长，也在百病之先；五脏风之形状不同，但皆有多汗恶风情况。

二、临床应用

治风包括了治疗外风所致的面瘫，内风扰动所致的中风、眩晕、癫痫、帕金森病等疾患。周老对于面瘫的治疗积累了丰富经验，形成对急性期、后遗症期不同阶段的不同治疗方法。针对中风病急性期中脏腑神昏窍闭治以醒神开窍，对于神昏脱证治以回阳固脱，对中风恢复期、中风后遗症期久病入络、脏腑气血亏虚者均设有专门针灸处方。周老对于“开四关”法有深刻的认识，对于肝阳上亢、肝风内扰、肝郁化火等证所致中风先兆、头晕头痛、惊痛抽搐、脏躁不寐、面瘫诸多病证常使用“开四关”法平肝息风、清热泻火、镇静安神，取得良好疗效。

周老尤其擅长治疗由外风引起的周围性面瘫，对于面瘫的治疗积累了丰富经验。他认为治周围性面瘫的方法要根据不同的病位、病程、外邪的属性来确定。若患者急性期面瘫症状较重（面纹完全消失、眼睑闭合不全明显、外耳道有疮疡、耳后疼痛明显等）、病位在鼓索及鼓索以上，周老建议在一周内口服激素尽快控制神经水肿。此阶段的针刺手法宜轻、面部穴位少取，以远端穴位为主，常用面部2～3个穴位，加上百会、神庭、风池、外关、手三里、合谷、足三里、太冲。周围性面瘫通常在2个月内治愈，一小部分会在3个月内恢复。如果病情超过3个月，甚至半年及以上，则进入后遗症期，一般预后较差。周老突破古人“面上禁用火针”的禁忌，常采用毫火针点刺患侧面部，如阳白、鱼腰、四白、迎香、地仓、颊车、承浆、攒竹、丝竹空，每次取 3 ～ 5 个穴。针刺前严格消毒，后将针烧至针体通红迅速刺入穴位，随即用干棉球按压穴位片刻，然后用毫针针刺面部穴位加远端取穴。周老认为，面瘫后遗症属于正虚邪恋，经气阻滞，气血不通，经筋失于濡养所致，使用火针一是借外来之火资助内生之阳，帮助鼓舞人体的阳气，加强气血循环，疏通经脉，另一方面用火针直接刺额肌、眼轮匝肌、颊肌、口轮匝肌等处的面部穴位，促进病变部位的血液循环，达到舒经活络、活血化瘀的效果。因此运用火针是标本兼治、气血调和的两全之策，往往取得较好的疗效。

运用火针时，为了保证疗效，同时又减轻患者痛苦，周老强调医生要谨记“精、透、准、快”四个字，即选穴要精、烧针要透、取穴要准、进出要快。选穴要精，是指尽量选择特定穴、要穴，周老治疗本病，一般在三叉神经的每一分支都仅取一个穴；烧针要透，是指烧针要达到针体通红方可刺入体内；取穴要准，是指要确保火针刺入锁定的穴位上；进出要快，是要求烧针一次最好能连续针 3 个穴位。火针一般都不留针。针刺后，周老强调用干棉球按压针孔，此举的好处，高武在《针灸聚英》中早有描述：“凡行火针，一针之后……寻即以左手速按针孔上，则疼止，不按则疼甚。”同时周老都会嘱咐患者火针后可能出现的反应、处置办法及注意事项，确保万无一失。如患者惧怕火针，周老会采用双侧针刺法或敷生姜法。双侧针刺法先针刺健侧面部，然后针刺患侧，两侧穴位或部位一致，取左病刺右、右病刺左的巨刺法之意。敷生姜法是在针刺后，取切碎的生姜适量（轻轻挤去过多的姜汁，勿挤干）放至患侧症状最严重的 1 ～ 2 个穴位处，旨在温经通络，改善患侧的气血运行状况。

周老临床还常结合应用中药治疗，常用的处方基本方包括“四白二根二虫”，“四白”即白芥子、白僵蚕、白附子、白芷，“二根”即板蓝根、葛根，“二虫”即全蝎、蜈蚣。其中白僵蚕、白附子、全蝎为治疗口眼㖞斜名方“牵正散”的主要组成部分，在此搜风通络的基础上，白芷是阳明经的重要引经药，可疏风通络活血，白芥子长于祛痰通络，蜈蚣长于搜风通络，以助全蝎之力；板蓝根为清热解毒药，尤其是清解上焦毒热之要药，并有很强的抗病毒作用，西医学认为面瘫与病毒感染有密切关系，因此板蓝根针对发病初期耳后疼痛的患者尤为适合。葛根为解表解肌、解热生津、升阳之要药，既有助于祛风，又助清阳上升，促进面瘫恢复。辨证加减：风寒者，加姜黄、防风辛温散寒解表；如果偏风热者，加赤芍、黄芩、柴胡清热祛邪；如果久病入络者，加川芎、丹参、路路通、丝瓜络等活血通络。

（1）风寒型面瘫急性期针灸治疗：局部穴位周围可加用鲜姜末，风热型可耳尖等放血。取穴以阳明经、少阳经为主，主要包括百会、神庭、攒竹、阳白、太阳、承泣、颧髎、牵正、迎香、地仓、颊车等局部穴位，远端常取手三里、合谷、足三里、太冲等穴位。周老强调“治病先治神”，精神安定、情绪平稳是机体康复的重要前提条件。百会、神庭、攒竹是周老安神定志的常用头部腧穴组合，有时攒竹亦可用印堂代替，常配合内关、神门。合谷、太冲为四关穴，四关是四肢虎口要冲之处，是由手阳明大肠经的原穴和足厥阴肝经的输穴组成的。其中“面口合谷收”，合谷属阳主气，为大肠经之原，具有清热解表、疏风散邪、宣清肺气、通降肠胃的作用，主要作用于体表、头面和上肢部，《十四经要穴主治歌》说其“兼治头上诸般病”。太冲属阴主血，其位临下，为肝经之原，五行属木，肝为藏血之脏，用太冲可调和阴血，平肝潜阳，并兼有疏泄下焦湿热的功能。二穴相辅相成，互相制约，广泛用于临床。乙庚相合，有血有气，共居要冲之处，发挥调和气血、平肝潜阳、镇静止痛、搜风理痹、急救等多方面作用。手三里、足三里同属于多气多血之阳明经，为同名穴，周老常用二者相互配合，为益气活血的要穴，鼓舞周身气血运行，令气血上荣于面，促进面瘫的恢复。

（2）后遗症期顽固性面瘫针刺治疗

1）多用透刺法，阳白透鱼腰、承泣透睛明、头维透攒竹、地仓透颊车、率谷透太阳、太阳透下关。针具最好选用 3 寸针一次透到位为佳，亦可用 1.5 寸针接力透刺。透刺法是周老继承金针王乐亭牵正透法而来。牵正透法本是王乐亭针对中风后遗症口眼㖞斜日久重症，久治不愈而设。透刺法往往一针贯两经或数经以沟通经气，具有加强刺激量和增强疗效的作用。

2）双侧同治法：常用穴位包括阳白、攒竹、丝竹空、太阳、承泣、颧髎、迎香、地仓、颊车、下关等。毫针刺法：先刺健侧，再刺患侧。常用 1 寸毫针，阳白多向鱼腰透刺，承泣多向睛明方向透刺。先刺健侧，来源于《黄帝内经》的巨刺法“巨刺者，左取右，右取左也”。巨刺时一般在与患侧相对应的健侧，部位相应、经络相应、经穴相应的部位取穴和针刺。主治肢体疼痛及功能障碍，如中风半身不遂、口眼㖞斜、肩凝症、偏头痛、肋间神经痛、坐骨神经痛等。再次患侧，是对本法之进一步发挥，可加强穴位的刺激与治疗作用。

3）火针法：常用1寸毫针代替火针，烧红后快速点刺患侧面部穴位，常用穴位包括阳白、攒竹、丝竹空、太阳、承泣、颧髎、迎香、地仓、颊车、下关等，火针点刺后，可继续毫针留针治疗。火针疗法是周老继承国医大师贺普仁的经验，烧红的火针迅速刺入穴位，可以激发机体经气，鼓舞血气运行，尤其对于仅凭毫针刺法难以奏效的顽疾、痼疾等有很好的疗效。

4）敷姜法：鲜姜擦成细丝或细末，毫针直刺患侧面部穴位，取穴同上，其后在穴位周围敷上姜丝或姜末保留30分钟。生姜具有温经散寒、通经活络之效，经皮肤吸收之鲜姜汁液有助于改善麻痹区域的气血运行。

以上四种方法，均配合四肢远端取穴，双侧手三里、合谷、足三里、太冲。手、足三里为同名穴，均属于多气多血之阳明经，可补益气血，促进气血运行，"面口合谷收"，合谷配合太冲，为四关穴，临床应用广泛，无论治疗急性期还是面瘫日久者均是周老必用的穴位。

（3）周老治疗面肌痉挛的诊疗经验：周老治疗面肌痉挛的常用取穴为百会、神庭、攒竹（双侧）、承浆、完骨（患侧，运气法加上烧山火手法）、颧髎（患侧）、中脘、天枢（双侧）、气海、手三里（双侧，患侧手三里行运气法使循经感传向面部走）、合谷（双侧）、足三里（双侧）、太冲（双侧）。面肌痉挛为临床常见疾患，西医目前尚无好的办法，而针灸治疗效果好，是针灸治疗的优势病种。百会、神庭、攒竹是周老安神定志的常用头部腧穴组合，体现了周老强调"治病先治神"的学术思想，神志安定是康复的重要前提条件。承浆为局部取穴，也是周老的经验取穴，具有镇静作用，患侧完骨运气法加上烧山火手法、患侧颧髎为局部取穴，而且完骨穴为面神经出走的部位，合谷、太冲为四关穴，可镇静安神、息风止痉，手、足三里为远端循经取穴，患侧手三里行运气法使循经感传向面部走。周老强调，如果时间充裕，做半个小时运气法，可使隐性感传变成显性感传，气至病所，效果更佳。

三、典型病案选

（一）口僻

病案 1

刘某，男，22 岁。2021 年 12 月 1 日初诊。

主诉：右侧口眼㖞斜 1 天。

现病史：患者为地铁工作人员，1 天前上夜班时在窗户旁休息，不慎感受风寒，晨起后发现右侧口眼㖞斜，来我院就诊。现症见：右侧口㖞，右侧口角下垂，右眼抬眉无力，自觉右眼累、伴流泪，右侧面部自觉僵硬，鼓腮漏气，眠可，纳可，二便调。查：右眼闭合不全，露白，右侧额纹浅，右鼻唇沟浅，伸舌居中，四肢肌力正常。

既往史：既往体健，否认慢性病史。

中医诊查：舌质淡，舌体略胖，苔薄白，可见裂纹，舌底络脉迂曲，口唇略干，脉细略数。

西医诊断：特发性面神经麻痹（周围性面瘫）。

中医诊断：口僻（风寒外袭，风痰阻络）。

立法：祛风解表，化痰通络。

取穴：患侧攒竹、阳白、太阳、承泣、迎香、颧髎、颊车、下关、翳风；双侧风池（快）、合谷（双侧，直刺）。

手法：面部穴位浅刺。

处方：桂枝汤合牵正散。

桂枝 9g	白芍 9g	炙甘草 6g	大枣 3g
生姜 9g（自备）	制白附子 3g	全蝎 3g	僵蚕 3g

3 剂，水煎服，日 1 剂。

二诊：2021 年 12 月 4 日。右侧口眼㖞斜好转，右眼不累，流泪明显好转，自诉右眼皮有跳动感，吃饭好转，无明显口颊部存留。二便正常。查：右眼可闭合，右额纹、鼻唇沟仍浅，伸舌居中。舌质淡，舌体略胖，苔薄白，可见裂纹，舌底络脉迂曲，口唇略干，脉细略数。

针刺：同初诊。

处方：桂枝汤合牵正散。

桂枝 9g	白芍 9g	炙甘草 6g	大枣 3g
生姜 9g（自备）	制白附子 3g	全蝎 3g	僵蚕 3g

7剂，水煎服，日1剂。

三诊：2021年12月11日。右口眼㖞斜明显好转，右眼闭眼抬眉好转，不再流泪。查：右眼闭合正常，右额纹及鼻唇沟浅较前好转，伸舌居中，舌质淡，舌体略胖，苔薄白，可见裂纹，舌底络脉迂曲，口唇略干，右脉弦细滑、左脉弦滑。

针刺：患侧攒竹、阳白、太阳、承泣、迎香、颧髎、颊车、下关、翳风，针刺深度较初诊增加；双侧风池（快）、合谷（双侧，直刺）；天枢（双侧）、中脘、丰隆（双侧）。

处方：补阳还五汤合牵正散加减。

生黄芪 30g	当归尾 15g	赤芍 10g	地龙 10g
川芎 10g	红花 6g	桃仁 10g	制白附子 3g
僵蚕 6g	全蝎 3g	葛根 10g	威灵仙 20g
白芷 10g	生甘草 6g		

7剂，水煎服，日1剂。

四诊：2021年12月22日。右口眼㖞斜消失，纳食、二便正常，其他无不适症状。查：右眼闭合正常，右额纹及鼻唇沟基本正常，伸舌居中，舌质淡，舌体略胖好转，苔薄白，右脉弦细滑、左脉弦滑。

【按语】口僻，亦名口歪（㖞）、口㖞僻、口眼㖞斜，表现为口角向一侧歪斜，目不能闭合等，俗称吊线风，与西医学的特发性面神经麻痹（面神经炎，又称周围性面瘫、贝尔面瘫）相合。《灵枢·经筋》载："卒口僻，急者目不合，热则筋纵，目不开，颊筋有寒，则急引颊移口，有热则筋弛纵缓不胜收，故僻。"张介宾《类经》注："僻，歪斜也。"《诸病源候论·偏风口㖞候》说："偏风口㖞是体虚受风，风入于夹口之筋也。足阳明之筋，上夹于口，其筋偏虚，而风因乘之，使其经筋急而不调，故令口㖞僻也。"可见古人多认为本证是由于络脉空虚受风而得。但有感受风寒、风热的不同，瘀血阻滞脉络亦能导致口僻。朱文锋主编《中医诊断学》载："突发一侧口眼㖞斜而无半身瘫痪，患侧面肌弛缓，额纹消失，眼不能闭合，鼻唇沟变浅，口角下垂，向健侧㖞斜者，病名曰口僻，为风邪中络所致。”周仲瑛主编《中医内科学》云：“口僻，俗称吊线风，主要症状是口眼㖞斜，但常伴耳后疼痛，口角流涎，言语不清，而无半身不遂或神志障碍等表现，多因正气不足，风邪入脉络，气血痹阻所致，不同年龄均可罹患。”

针刺方案遵循周老急性期浅刺、轻刺原则，解表祛邪，防邪入里。恢复期增加针刺深度，联合体针中脘、天枢、丰隆调气化痰。

桂枝汤为《伤寒论》名方，原方：桂枝三两（去皮），芍药三两，甘草二两（炙），生姜三两（切），大枣十二枚（擘）。原文12条：太阳中风，阳浮而阴弱，阳浮者热自发，阴弱者汗自出，啬啬恶寒，淅淅恶风，翕翕发热，鼻鸣干呕者，桂枝汤主之。53条：病常自汗出者，此为荣气和，荣气和者，外不谐，以卫气不共荣气谐和故而。以荣行脉中，卫行脉外，复发其汗，荣卫和则愈，宜桂枝汤。95条：太阳病，发热汗出者，此为荣弱卫强，故使汗出。欲救邪风者，宜桂枝汤。

此患者年轻男性，地铁工作人员，值夜班感受风寒之邪发病，外感风寒引动风痰阻络，风寒束表，可见面部板滞；卫外不固，右眼闭合不全、抬眉差、流泪。《灵枢·本脏》云：“卫气者，所以温分肉、充皮肤、肥腠理、司开合者也。”卫气弱，司开合力弱。泪与汗皆属“五液”，感受外感风寒之邪，虽无明显汗出，但右眼累、流泪，亦属营卫不调，营卫不调既可见于外感表证，也可见于杂病自汗症，二者病因不一样，分属两种疾病类别，但有相同病理机制，而采取相同治法和方药。此患者右面部僵硬，右眼流泪，风寒袭表，卫强营弱，故选用桂枝汤解表祛风、调和营卫，3剂后右眼闭合好，流泪减少，间接说明桂枝汤调和营卫作用。

牵正散源自《杨氏家藏方》，治“口眼歪斜”，白附子、白僵蚕、全蝎（去毒）各等分（生用）。上为细末。每服一钱，热酒调下，不拘时候。患者长期地下工作，环境潮湿阴冷，阳气亏虚，气虚运化无权，痰浊内生，外感风寒之邪，引动伏痰阻络发病，合用牵正散祛风化痰、通经活络，发病第4天即可见到右眼闭合较好。

补阳还五汤源自清代王清任《医林改错》，为理血剂，具有补气、活血、通络之功效。生黄芪四两（120g），当归尾二钱（6g），赤芍一钱半（4.5g）；地龙一钱（3g），川芎一钱（3g），红花一钱（3g），桃仁一钱（3g）。主治中风之气虚血瘀证。见半身不遂，口眼㖞斜，语言謇涩，口角流涎，小便频数或遗尿失禁，舌暗淡，苔白，脉缓无力。临床常用于治疗脑血管意外后遗症、冠心病、小儿麻痹后遗症，以及其他原因引起的偏瘫，截瘫，或单侧上肢，或下肢痿软等属气虚血瘀者。以半身不遂、口眼㖞斜、苔白脉缓或脉细无力为证治要点。

三诊患者右侧口眼㖞斜明显好转，此时外邪已解，正气须固，但患者内生痰浊，偏侧面瘫，取补阳还五汤以益气养血，合牵正散加减化痰通络，加葛根解肌，威灵仙祛风通经，白芷祛风行气和血。

目前对于特发性面神经麻痹西医学指南仍建议口服激素、抗病毒等药，但此病发病见于任何年龄，孕产妇可见，免疫力低下人群亦可见，其中部分患者不宜用激素，因此中医治疗优势突出。结合疾病发生发展规律，分期辨治，祛邪扶正，常效佳。发病7天内的针刺强调浅刺祛邪解表为主，恢复期宜扶正，针药结合疗效更优，缩短疗程，减少复发。

病案2

折某，女，36岁。2023年9月28日初诊。

主诉：左侧口眼㖞斜21天。

现病史：患者21天前跑步受风后出现左侧眉棱骨痛，左侧口眼㖞斜，外院扎针灸，予甲钴胺、维生素B_1口服，2天前出现右耳后疼痛，无皮疹，左眼酸，右侧牙龈疼痛。现症见：左侧口眼㖞斜，左眼酸，右耳后及牙龈疼痛，纳眠可，二便调。

中医诊查：舌尖红，苔薄白，脉数。

西医诊断：面神经麻痹。

中医诊断：口僻（少阳证）。

立法：疏利气机，行气活血。

取穴：百会、神庭、攒竹（双侧）、阳白（左侧）、太阳（双侧）、承泣（左侧）、迎香（双侧）、颧髎（双侧）、地仓（双侧）、颊车（右侧）、下关（右侧）、翳风（双侧），风池（双侧，快）、合谷（双侧）；天枢（双侧）、中脘、丰隆（双侧）；外关（双侧）、中渚（双侧）。

手法：平补平泻手法，留针20分钟。

处方：小柴胡汤合黄芪桂枝五物汤加减。

北柴胡 9g	炒枳壳 9g	黄芩 3g	玄参 10g
葛根 10g	白芷 9g	丝瓜络 9g	生黄芪 15g
当归 10g	防风 10g	茯苓 9g	桂枝 6g

7剂，水煎服。

二诊：2023年10月7日。患者左侧口眼㖞斜、左眼酸、右耳后及牙龈疼痛等症状均有好转，纳眠可，二便调。舌暗红，苔薄白，脉弦。

针刺：取穴、手法同初诊。

处方：上方继服7剂。

【按语】此患者运动时阳气损耗，卫阳不足则卫表不固，加之汗出，更伤阳气，且腠理开泄，外邪易趁虚而入。9月初北京天气尚未转凉，患者跑步受风后，风热之邪侵袭面部经络，出现左侧口眼㖞斜的症状，属中医“口僻”范畴。《灵枢·经筋》解释口僻的病机为“足阳明之筋……卒口僻；急者，目不合，热则筋纵，目不开，颊筋有寒，则急，引颊移口，有热则筋弛纵，缓不胜收，故僻”，指出口僻的发病与阳明经受邪密不可分，患者左侧眉棱骨疼痛也佐证了这一点。发病20天后，患者口眼㖞斜症状仍存在，风邪留于经络，影响少阳经，少阳枢机不利，三焦气血津液运行不畅。《灵枢·经脉》描述手足少阳经的循行：足少阳胆经之脉“起于目锐眦，上抵头角，下耳后”，“其支者，从耳后入耳中，出走耳前，至目锐眦后”；手少阳三焦经之脉“上项，系耳后，直上出耳上角”，“其支者，从耳后入耳中，出走耳前”，少阳气机阻滞，则患者右耳耳后疼痛。足少阳胆经和足厥阴肝经相表里，肝开窍于目，故患者左眼酸涩。而牙龈疼痛，则是阳明经邪热留滞、化火上攻之象。风热之邪阻滞阳明、少阳两经，以致面部气血失和，经筋纵缓不收，应予祛风透热、行气活血等治疗。方中柴胡味辛、苦，性微寒，归肝、胆、肺经，具有疏散退热、疏肝解郁的功效，黄芩清热燥湿，与柴胡外透内清，共同透解少阳邪热；葛根，味甘、辛，性凉，归肺、胃、脾经，具有解肌退热、通经活络的功效，白芷可助辛散发表，并止诸痛，玄参清热凉血，滋阴降火，三者合用，共同清透阳明邪热；防风祛风止痉，丝瓜络祛风通络，共除留滞经脉之风邪；桂枝温通经脉，助阳化气，黄芪益卫固表，补气升阳，枳壳理气化痰，茯苓利水渗湿，当归补血活血，五药行气活血，并消除可能生成的痰湿。

在周围性面瘫发病过程中，部分患者恢复略慢，如结合三焦气化，据舌脉判断患者的气机升降出入情况、气虚与否及气化功能情况，在针刺过程中加入补气活血、调畅气机、促进气化等功能的穴位及中药，疗效更优，缩短病程，同时能较好改善预后，预防复发。

病案3

单某，女，62岁。2021年8月25日初诊。

主诉：左侧口眼㖞斜4月余。

现病史：患者2021年4月25日无明显诱因出现口㖞眼斜，就诊于当地医院，予以针刺、中药治疗，症状有所缓解。刻下：左侧面部僵硬感，眼皮紧，漱口时有漏水，左侧抬眉毛无力。

查体：左侧额纹浅、鼻唇沟浅、鼓腮漏气，努嘴时左眼周及左口角肌肉抽动。

中医诊查：舌暗红，苔薄黄腻，脉沉弦。

西医诊断：面神经麻痹。

中医诊断：口僻（湿热内蕴，经筋痹阻）。

立法：清利湿热，通经活络。

取穴：双侧攒竹、太阳、迎香、风池、合谷、天枢、丰隆、公孙，患侧阳白透鱼腰、丝竹空、颧髎透承泣、颊车透地仓、下关，中脘。

手法：平补平泻手法，留针20分钟。

处方：小柴胡汤合葛根芩连汤合麻黄附子细辛汤加减。

北柴胡10g	枳壳10g	黄芩3g	黄连3g
太子参10g	白芍20g	白芷10g	延胡索10g
葛根20g	干姜3g	川芎10g	老鹳草15g
丝瓜络20g	细辛3g	麻黄3g	制白附子5g
生甘草6g			

7剂，水煎服。

二诊：2021年9月1日。症状较前缓解，加羚羊角、钩藤息风。

处方：

北柴胡10g	枳壳10g	黄芩3g	黄连3g
太子参10g	白芍30g	白芷10g	生黄芪15g

葛根 20g	干姜 3g	川芎 10g	当归尾 9g
丝瓜络 20g	钩藤 20g（后下）	升麻 9g	川牛膝 9g
泽兰 9g	羚羊角 0.3g（冲服）		

7 剂，水煎服。

三诊：2021 年 9 月 13 日。症状较前缓解，继续治疗。

处方：

北柴胡 10g	枳壳 10g	黄芩 3g	秦艽 10g
党参 9g	白芍 6g	白芷 10g	防风 10g
葛根 20g	干姜 5g	川芎 10g	当归尾 9g
威灵仙 20g	钩藤 20g（后下）	升麻 9g	桂枝 6g
姜黄 6g	羚羊角 0.3g（冲服）	生甘草 6g	

7 剂，水煎服。

四诊：2021 年 9 月 22 日。左侧口眼㖞斜较前好转，左侧面肌痉挛好转，喝水不流口水，仍有左下唇、左眼内眦紧张，左上眼睑上抬略差，努嘴时左眼周及左口角肌肉抽动，紧张不适，纳可，大便较前好转。

针刺：前穴加王氏老十针（上中下三脘、气海、天枢、足三里）。

处方：补阳还五汤加减。

生黄芪 30g	当归头 15g	川芎 10g	秦艽 30g
细辛 3g	防风 10g	玄参 10g	熟地黄 10g
葛根 20g	干姜 5g	麦冬 30g	当归尾 9g
威灵仙 20g	钩藤 20g（后下）	升麻 9g	桂枝 6g
姜黄 6g	羚羊角 0.3g（冲服）	生甘草 6g	

7 剂，水煎服。

【按语】本例患者以左侧口眼㖞斜 4 个月来诊，当属中医口僻范畴，西医学属特发性面神经麻痹。其病程较长，在努嘴时可见左眼周及左口角肌肉抽动，已出现面部连带动作，属于顽固性面瘫，恢复较困难。本例患者经 4 诊后，左侧口眼㖞斜及面部僵硬感较前得到较好改善，具备临床典型性，特记录如上。

《金匮要略·中风历节病脉证并治》载："络脉空虚，贼邪不泻，或左或右，邪气反缓，正气即急，正气引邪，㖞僻不遂。"口僻多由外感风寒、劳累等因素使面部经络受邪而发。疾病后期正气不足，筋脉失养，气血不畅，脉络瘀阻，应增强益气扶正、活血通络之力。

首诊针刺双侧取穴及透刺法促使面部经筋恢复，中药方选小柴胡汤合麻黄附子细辛汤加减。方中柴胡、枳壳开少阳枢机，使气血疏浚，太子参、干姜健脾温阳益气，白芍、甘草酸甘化阴、濡养筋脉，麻黄、细辛温经通络，面部为阳明经走行，故加用葛根、白芷“解经气之壅遏”（黄元御《长沙药解》），更加延胡索、川芎、老鹳草、丝瓜络等行气通络之品，使诸药共奏健脾理气、温经通络之功。二诊，患者诸症较前改善，前方去麻黄、白附子、细辛等祛风散邪之品，加用当归尾、川牛膝等药，增强入血分活血通络之力，羚羊角在黄元御《玉楸药解》中记载为“味苦、咸，微寒，入足厥阴肝经。清风明目，泻热舒筋”，故加用本品增加舒筋解痉之力。经诊治患者气机得开，经络得畅，四诊改用王氏老十针及中药补阳还五汤加减，增强益气扶正之功。

病案 4

邸某，男，81 岁。2022 年 6 月 10 日初诊。

主诉：右侧面部、耳内起疱疹，伴右侧口眼㖞斜半月。

现病史：患者半月前生气、受风后出现右侧面部、咽部、眼周及耳内疱疹，耳周及耳内疼痛，1 天后继发右侧口眼㖞斜，伴右耳听力下降、耳鸣，于某医院就诊考虑为“亨特综合征”，静点更昔洛韦抗病毒治疗，后于某社区医院针刺及中药治疗，症状稍改善。现右侧面部及耳内疱疹已干燥结痂，局部疼痛明显，右侧口眼㖞斜，闭目露睛，漱口漏水，伴右耳听力下降，耳鸣如蝉，轻微头晕，口苦，纳可，寐欠安，小便可，大便质偏稀。

既往史：既往 2 型糖尿病史，血糖控制一般。

中医诊查：舌淡红，苔黄略腻，边有齿痕。脉细滑，关部略弦。

西医诊断：亨特综合征。

中医诊断：面瘫（肝郁脾虚，风痰阻络）。

立法：疏肝健脾，化痰通络。

取穴：点刺大椎、风池；百会、神庭、攒竹、阳白（右）、四白（右）、迎香（右）、地仓（右）、耳门透听会（右）、角孙（右）、翳风（右）、中脘、气海、天枢、曲池、外关、合谷、列缺、丰隆、丘墟、蠡沟、太冲。

手法：平补平泻，留针 30 分钟。

处方：

柴胡 10g	当归 10g	白芍 10g	炒苍术 10g
炒白术 10g	生黄芪 30g	防风 6g	陈皮 10g
白僵蚕 6g	全蝎 6g	白附子 9g	蜈蚣 3 条
白芥子 9g	丹参 10g	路路通 15g	川芎 10g
升麻 6g	炙甘草 6g		

针刺 5 次、中药服用 14 剂后，患者口眼㖞斜、耳鸣耳聋及耳内疼痛诸症皆有减轻。

【按语】亨特综合征，即 Ramsay Hunt 综合征，又称膝状神经节炎，是一种常见的周围性面瘫，发病率仅次于贝尔面瘫。1907 年由 Ramsay Hunt 首先报告，由此得名。该病主要表现为一侧耳部剧痛，耳部疱疹，同侧周围性面瘫并可伴有听力和平衡障碍。本病由潜伏在面神经膝状神经节内的水痘带状疱疹病毒，于机体免疫功能降低时再活化引起，除侵犯膝状神经节外，还可累及邻近的前庭神经，西医通常使用激素、抗病毒药及神经营养剂治疗。中医对该病可按症状不同从“口僻”“蛇串疮”“耳聋耳鸣”等病入手论治，虽症状变化多样，然抓住辨证论治的要点进行异病同治，可去繁就简。

本案患者年事已高，脾胃虚弱，加之情志不遂、外感风邪，故邪毒趁虚而入，侵袭经络，而见面瘫、疱疹、耳聋耳鸣诸症，经络辨证当在手足阳明、足少阳、足厥阴经处着眼，脏腑辨证当从肝胆、脾胃方面考虑，结合舌脉，辨证属肝郁脾虚、风痰阻络。面瘫发病早期有明确外感因素者，可点刺大椎、风池，以加强解表散寒、疏风通络作用，若属风热者可在大椎、风池处放血拔罐，体现了周老针灸六治思想中“治风”的思路和方法；腑会中脘，亦是胃的募穴，有较强的健脾胃、补气血功能；气海为任脉穴位，是人体元气生发之处，可以益气助阳，培元固本；丰隆为胃经络穴，可以健脾化痰，列缺为肺经络穴，可疏风解表，蠡沟和丘墟分别为肝胆经络穴，可疏肝利胆，又列缺、丰隆、蠡沟三穴合用为周老所创的“络穴止痛方”，针对带状疱疹后神经痛可起到行气化痰、祛风止痛之效，体现了周老针灸六治思想中“治痛”的思路和方法；面瘫无论病程长短取穴均以局部取穴为主，患侧攒竹、阳白、四白、迎香、地仓等均为局部取穴；百会、神庭、攒竹镇静安神，体现了周老“治病先治神”的理念；耳门透听会为一针透三穴，配合局部角孙、翳风，体现了周老针灸六治思想中“治聋”的思路和方法；

合谷、太冲为远端取穴，合谷为手阳明大肠经的原穴，多气多血的手阳明是循行于面部的主要经穴，善治头面部疾患，《四总穴歌》曰“面口合谷收”，《玉龙歌》曰“头面纵有诸样症，一针合谷效如神”，《针灸甲乙经》载“唇吻不收……合谷为主之”，太冲为足厥阴肝经的原穴，《灵枢·经脉》言“肝足厥阴之脉……下颊里，环唇内”，《百症赋》言“太冲泻唇㖞以速愈”，面瘫为经筋之病，肝又主筋，与合谷相配一阳一阴，一上一下，可以调和气血。配合中药治疗以疏肝健脾、息风化痰、活血通络为法，以逍遥散、补中益气汤、玉屏风散及牵正散合方加减，标本兼顾。

病案 5

苏某，女，55 岁。2018 年 1 月 3 日初诊。

主诉：右侧面瘫 2 天。

现病史：患者自述 2 天前因受凉出现右侧面瘫，右侧额纹消失，右眼闭合不全，鼻唇沟变浅，口角向左歪斜。鼓腮漏气，无耳周疼痛，无听觉过敏，无味觉变化，某医院头 CT 未见明显异常。服用维生素 B_1 及甲钴胺，因甲状腺肿瘤病史未服用激素药物。眠纳可，二便调。

既往史：甲状腺肿瘤。

中医诊查：舌淡舌尖红，苔薄白，脉弦数。

西医诊断：面神经炎。

中医诊断：面瘫（风邪袭络）。

立法：祛风通络。

取穴：百会、四神聪、神庭、本神、攒竹、颧髎、阳白、牵正、风池、地仓、外关、合谷、太冲。

手法：浅刺，不做任何手法行气，勿令刺激过重。

处方：

连翘 15g	金银花 15g	僵蚕 10g	淡竹叶 9g
甘草 10g	荆芥穗 10g	牛蒡子 9g	路路通 12g
芦根 15g	川芎 12g	葛根 10g	金银藤 15g

每日 1 剂，日 2 次服用。

二诊：2018 年 1 月 10 日。经几次针灸后，患者面瘫状况略改善，继续同前针灸治疗，继续口服甲钴胺，嘱患者热敷患侧。

三诊：2018年1月13日。患者口角㖞斜症状改善，自觉面部轻松，继续同前一次针刺治疗。根据患者病因，调整中药，于1月3日处方的基础上去金银藤，加用全蝎3g，增强祛风通络的疗效。针刺去外关，加用四白、地仓透颊车、下关。

【按语】面瘫是针灸门诊最常见病证，周老强调，急性期面瘫的针刺治疗，一般10天内宜轻刺、浅刺，过重刺激可能导致面肌痉挛等不良后果。取穴以阳明经、少阳经为主，主要包括百会、神庭、攒竹、阳白、太阳、承泣、颧髎、牵正、迎香、地仓、颊车等局部穴位，远端常取手三里、外关、合谷、足三里、太冲等穴位。所谓轻刺、浅刺是指针刺宜浅，刚刚穿透皮肤即可，不做任何手法行气，勿令刺激过重。百会、神庭是周老安神定志的常用头部腧穴组合，周老强调“治病先治神”的学术思想，神志安定是身心康复的重要前提条件。合谷、太冲为四关穴，四关是四肢虎口要冲之处，是由手阳明大肠经的原穴和足厥阴肝经的原穴组成的。合谷善治口面疾患，《四总穴歌》载“面口合谷收”，合谷属阳主气，为大肠经之原，具有清热解表、疏风散邪、宣清肺气、通降肠胃的作用，主要作用于头面和上肢，《十四经要穴主治歌》说其“兼治头上诸般病”。太冲善治口㖞，《百症赋》载“太冲泻唇㖞以速愈”，太冲属阴主血，其位临下，为肝经之原，五行属木，肝为藏血之脏，用太冲可调和阴血，平肝潜阳，并兼有疏泄下焦湿热的功能。二穴相辅相成，互相制约，广泛用于临床，乙庚相合，有血有气，共居要冲之处，发挥调和气血、平肝潜阳、镇静止痛、搜风理痹、急救等多方面作用。外关为手少阳经的络穴，又为八脉交会穴之一，通于阳维脉，“阴维为病苦寒热”，因此外关是祛散风寒、风热的要穴。

病案6

刘某，女，27岁。2023年8月15日初诊。

主诉：左侧口眼㖞斜7个月。

现病史：患者7个月前孕晚期感染新冠病毒后出现左侧口眼㖞斜，产后于外院就诊，头颅CT检查未见明显异常，诊断为面神经炎，予口服营养神经药物、针灸治疗和鼠神经生长因子治疗，症状改善不明显。现患者左侧口眼㖞斜，左侧额纹变浅，左眼闭合不全，左侧口角下垂，示齿不完全，鼓腮不能，受风后及疲劳时左面部不适感加重，纳食可，眠尚安，二便调。

既往史：体健。

中医诊查：舌淡红，苔薄白，脉沉细。

西医诊断：面神经麻痹。

中医诊断：面瘫（风寒袭络）。

立法：疏风散寒，通经活络。

取穴：百会、神庭、攒竹、阳白透鱼腰（左）、承泣透睛明（左）、颧髎、太阳、下关、地仓透颊车（左）、迎香、完骨、手足三里、内关、合谷、三阴交、太冲。

手法：面部腧穴患侧火针点刺加透刺，其他腧穴取双侧，平补平泻。每周治疗2次。

处方：

生黄芪 30g	炙黄芪 30g	当归尾 10g	炒苍术 10g
炒白术 10g	白僵蚕 6g	全蝎 6g	丝瓜络 10g
川芎 10g	杭菊花 10g	天麻 10g	赤芍 10g
白芍 10g	水蛭 5g	豨莶草 15g	桂枝 6g
川牛膝 10g	白芷 6g		

水煎服，日二次。

治疗经过：患者连续治疗2个月后，左眼闭合不全及左侧口角㖞斜症状好转。继续目前治疗方案。

【按语】面神经麻痹，中医称"面瘫""口眼㖞斜"，是以颜面部表情肌群运动功能障碍为主要特征的一种常见病。任何年龄均可发病，20～40岁多见，起病急，且少自觉症状，多为清晨起床后刷牙漱口时发觉口角㖞斜，笑或露齿时更为明显，口唇漏水，鼓气时漏气，食物易残留于患侧颊腮，患侧前额皱纹消失、不能蹙眉，眼睑闭合受限，用力紧闭时，则眼球转向外上方，露出白色的巩膜，此称贝尔现象，鼻唇沟变浅或偏曲，部分患者患侧眼角流泪，舌前2/3的味觉减退及唾液分泌障碍。

中医认为面瘫是由于人体正气亏虚，脉络失养，风寒或风热之邪乘虚而入，或由风痰瘀血阻滞脉络而成。本案患者为风寒外袭，风邪侵袭面部阳明、太阳和少阳脉络，以致经气阻滞，经脉失养，纵缓不收而发生面瘫。周老从治神入手，先取百会、神庭、攒竹以安神定志，后取迎香、手三里、足三里等阳明经腧穴，阳白、完骨等少阳经腧穴，以疏通阳明，少阳经气，配合局部取穴之颧髎、颊车、地仓等，以加强局部经气的通调作用。合谷为手阳明原穴，手阳明经是循行于面部的主要经脉，多气多血，故合谷善治头面部疾患，正如《四总穴歌》所曰："面口合谷收"。太冲为足厥阴肝经的原穴，《灵枢·经脉》言："肝足厥阴之脉……下颊里，环唇内。"合谷与太冲配为"四关穴"，搜风理痹，属循经远端取穴法。在针刺手法上，周老认为面瘫早期宜浅刺，过了急性期宜深刺，后遗症期宜采用透刺，并运用火针，温经散寒，化瘀消结，除湿蠲痹。方剂以牵正散为主方祛风通络，加入了足阳明经的引经药白芷，可疏风通络活血；患者久病体虚，予黄芪、白术益气固表；当归、川芎、豨莶草为疏经活血、养血通络药物。以上诸药合用，治疗初发面瘫，配合针灸治疗，效果显著。

（二）颤证

病案

王某，女，49岁。2022年3月1日初诊。

主诉：运动迟缓、双手不自主颤抖5年余。

现病史：患者5年前开始出现双手不自主颤抖，右侧为著，伴肢体僵硬，活动迟缓，起步困难，行走呈小碎步，有前冲感，于某医院诊断为"帕金森病"，一直未系统诊治，症状缓慢进展加重，3天前开始口服西药（盐酸普拉克索）治疗。刻下症见：双手不自主颤抖，右侧为著，肢体僵硬，屈伸不利，活动迟缓，行走欠稳，转身困难，畏寒，口干不欲多饮，纳可，眠欠安，小便调，大便干。月经量少，周期不规律。

既往史：体位性低血压病史，否认其他慢性病史。

中医诊查：舌淡暗，苔白水滑，脉沉细弦。

西医诊断：帕金森病。

中医诊断：颤证（脾肾阳虚，水湿内停）。

立法：补肾健脾，温阳利水。

取穴：百会、神庭、攒竹、风池、中脘、关元、天枢、手三里、内关、神门、气海、太渊、合谷、足三里、阴陵泉、三阴交、太白、太冲、太溪。

处方：

炒白芍 15g	炮附片 10g（先煎）	干姜 10g	炒苍术 10g
炒白术 10g	茯苓 10g	北沙参 15g	麦冬 15g
五味子 6g	钩藤 10g（后下）	白僵蚕 6g	羌活 10g
生黄芪 30g	炙黄芪 30g	当归 10g	阿胶珠 10g（烊化）
丹参 10g	炙甘草 6g		

二诊：针刺 8 次、中药服用 21 剂后，患者诉肢体僵硬及手抖症状减轻，但大便干结难行，眠浅易醒，考虑有水湿内停、郁久化热之象，针刺加支沟、阳陵泉清利湿热，改善便秘症状；中药继以真武汤为主方，加远志、炒枣仁养血安神，火麻仁、肉苁蓉润肠通便。

调整治疗 1 周后复诊，患者诉便秘及失眠明显改善。

【按语】本案患者中年女性，脾肾阳虚，水湿内停，瘀血阻络而发为本病。针刺取穴方面，周老取百会、神庭、攒竹先安其神，《素问·骨空论》云“从风憎风，刺眉头”，故攒竹在此还有息风的作用；取胃之募穴中脘、大肠募穴关元补益后天；气海为大气所归，犹百川之汇海者，故曰“气海”，此穴能助全身百脉之沟通，凡气之所至，血乃通之，配合“脉会”太渊，又为手太阴肺经原穴，增加补气之力；配伍多气多血的手、足阳明经之手、足三里，共奏活血通络止颤之功；肝为风木之脏，内寄相火，其气主升主动，取肝经原穴太冲，配功擅调经止痛的合谷，频泻“四关”，有平肝息风之功；三阴交为肝、脾、肾足三阴经之会，太溪为肾经原穴，针之可滋肾水以柔肝木，潜浮阳而息风火；阴陵泉、太白为脾经合穴及原穴，可健脾化湿。中药方面，周老根据《伤寒论》第 82 条“太阳病，发汗，汗出不解，其人仍发热，心下悸，头眩，身瞤动，振振欲擗地者，真武汤主之”，认为帕金森病按中医辨病辨证属阳虚水泛之颤证，临床上常以真武汤为主加减治疗帕金森病。其中茯苓、白芍、苍白术、附子、干姜，温肾扶阳、助阳利水，为主药；辅以北沙参、麦冬、五味子滋补肾水，生炙黄芪、当归、阿胶珠、丹参益气养血活血，钩藤、僵蚕、羌活以息风止颤，共为佐药。

（三）中风

病案 1

李某，女，23 岁。2012 年 8 月 11 日初诊。

主诉：左侧肢体活动不利 1 月余。

现病史：患者一个半月之前无明显诱因出现头晕、头痛，随即出现左侧肢体活动不利，于某医院神经内科诊断为“颅内静脉窦血栓形成，伴发脑梗死”，住院治疗 2 周，头痛症状缓解，但仍时有头晕，左侧肢体活动不利。为寻求非药物疗法而来我处就诊，来诊时左侧肢体活动不利，步行欠稳，左上肢可抬举，力量稍弱，左腕屈伸困难，左手萎软不用，偶伴头晕头痛和左上肢轻度麻木感，纳食不香，眠欠安，大便不成形。

既往史：体健。

家族史：无。

中医诊查：得神，语少喜静，声音低微，面黄少光泽。舌暗淡，苔白腻，脉细涩。

西医诊断：颅内静脉窦血栓形成，伴发脑梗死。

中医诊断：中风（气虚血瘀）。

立法：益气活血，化瘀通络。

取穴：百会、神庭、风池、中脘、气海、肩髃、曲池、手三里、内关、合谷、八邪、十宣、伏兔、血海、足三里、阳陵泉、三阴交、公孙、太冲。

手法：中脘、气海、足三里、三阴交施以毫针补法，十宣穴放血，余穴平补平泻，留针 30 分钟。

诊疗经过：针刺治疗 1 次后即诉头晕头痛减轻，睡眠亦有好转；针刺治疗 3 次后，左侧肢体麻木消失，左下肢力量增加，但左上肢仍感力弱，左手指仅可稍屈曲；针刺治疗 6 次后，左下肢力量恢复，步行正常，左上肢抬举、后伸较前灵活，左手指可屈曲伸展，但对指力弱，可辅助右手完成简单动作。

【按语】颅内静脉窦及脑静脉血栓形成是一种少见的静脉缺血性卒中，占所有卒中患者的 0.5% ～ 1.0%。本病为妊娠、产褥期、药物或感染等多种原因引起血液高凝状态所致，也有报道甲亢合并发病者。由于本病发生的部位不同，不同的静脉窦血栓表现不同，加之发病年龄、病因不同，其临床表现多种多样，但共同的常见症状包括头痛等高颅压症状、偏瘫等卒中症状以及癫痫等脑病样症状。青年发病多于老年人，女性略多于男性，其中伴发神经功能缺损的患者占总发病人数的50%以上。本例患者在发病1个月后进行针灸治疗后病情有所恢复。但患手因瘫痪严重，在最后一次就诊时也只能达到辅助手的功能。本病发病以青年多见，致残率高，提示我们应早期开始中医治疗。对于血液有高凝倾向或血流动力学异常的人群要尽早干预，做好一级预防。

周老认为，本病所见偏瘫症状可遵从中风病诊治。本病从发病开始即出现头痛，然后出现偏瘫，可以认为在发病之初是以肝阳上亢为主，故在治疗时，应注意平肝潜阳。除针刺四关穴以外，还应给予头部百会、四神聪或阿是穴放血治疗以活血通络止痛。如出现目睛不正，视物双影，还应给予耳尖穴放血治疗。当随后出现阳亢化风，经络不通，半身不遂，肢体偏枯不用时，以息风通络为主。全身肢体手足大穴都要取，而且对于早期的软瘫，可予电针治疗，以兴奋神经，促进恢复；也可给予十二井穴或十宣穴放血以加强对于偏瘫手足的神经刺激。后期则多以气虚血瘀为主要病机，主要治疗是防止肌肉废用性萎缩和疾病的二级预防。

病案2

侯某，男，46岁。2011年6月2日初诊。

主诉：头晕伴站立、行走不能6个月。

现病史：患者于2011年初突发大面积小脑出血，昏迷，某医院行去除骨瓣减压术，术后存活，意识恢复，逐渐康复，后至某康复中心行平衡功能锻炼后出院，为进一步治疗来针灸门诊。就诊时头晕，头部、躯干、四肢均可见姿势性震颤，爆破性言语，四肢有力，但有明显的共济失调表现，双手指鼻明显不稳，双下肢不能完成跟膝胫试验。不能独自坐在床上，躯干摇晃明显，站立时需两人架撑，双腿分开站立，躯干及双下肢震颤明显。

既往史：高血压病史10年。

中医诊查：得神，舌强语謇，语声高亢重浊，肢体震颤，拘急不用，舌暗红，苔薄白，脉弦滑。

西医诊断：小脑出血（去骨瓣减压术后）。

中医诊断：中风——中脏腑转中经络（风痰阻络，清窍失养）。

立法：息风化痰，濡养清窍。

取穴：

第1组：百会、神庭、攒竹、内关、神门、风池、手三里、中脘、天枢、气海、足三里、丰隆、太冲、合谷、公孙。

第2组：督脉十三针。

以上两组穴位交替使用。

手法：中脘、气海、手三里、足三里施以毫针补法，其余穴位平补平泻，留针30分钟。

诊疗经过：本例患者用此法治疗，每周5次，持续3个月，症状明显改善，目前已能够独自站立，可自行手扶助行器行走，头晕减轻，共济失调仍存在，但程度已减轻，家属万分感激。

【按语】本例是小脑出血后遗症导致的中枢性眩晕，治疗棘手，就诊前曾康复训练至发病后半年，就诊前完全无自理能力，甚至不能坐稳，四肢震颤，走路不稳，平衡动作失调，反应较慢。周老将其按眩晕、中风之法治疗，再加镇静安神法。周老针灸“治神”“治痰”“治风”的理论和方法应用于临床，对于难治病可缓图其功。

周老认为，小脑出血与高血压病有直接关系，多数表现为突然起病的眩晕、频繁呕吐、剧烈头痛、眼球震颤等。重症大量出血呈迅速进行性颅内压升高，很快进入昏迷。因其极易引发枕骨大孔疝致死，故病情凶险。本例患者经过及时抢救，挽救生命，但是小脑受损所造成的平衡障碍、语言不利十分突出。周老针灸治疗本病时，取百会、神庭以调神兼荣养清窍；仰卧位和俯卧位两组穴位交替使用，以息风化痰，平衡阴阳，通调经脉，恢复其正常功能。

病案3

曹某，男，68岁。1988年4月初诊。

主诉：突发左侧肢体无力5日。

现病史：患者于来诊前5日突感左侧肢体无力，不能走路，遂去某医院就诊，诊断为脑梗死。输液治疗3日后病情非但没有减轻，肢体无力现象反而越来越重，故来就诊。现症见：左侧肢体活动不利，左上肢抬起困难，左下肢无力，不能走路，左侧上下肢肌力3级。平素脾胃功能较差，纳食不多，经常感到乏力，睡眠好，二便调。

中医诊查：得神，一般情况尚好，神疲倦怠，语声低微，左半身不遂，行走拖拽，舌质淡红，苔薄白，边有齿痕，脉平缓。

西医诊断：脑梗死。

中医诊断：中风—中经络（气虚血瘀，经络阻滞）。

立法：益气行血，通经活络。

取穴：百会、中脘、气海、太渊、足三里、三阴交。

手法：补法，留针30分钟，每日针1次，10次为1个疗程。

诊疗经过：经1个疗程的治疗以后，患者即可下地缓慢行走。肌力由3级上升到4级。再经1个疗程治疗（隔日1次），走路基本正常，肌力已恢复至5级，但患者自觉周身乏力，遂按原方进行第3个疗程（隔日1次），以达补中益气、强身健体之效。病告痊愈。

【按语】本例患者平素脾胃功能较差，纳食不多，经常感到乏力，结合舌脉，考虑气虚为本，血瘀为标。故治以益气行血，通经活络。取中脘、气海两穴补先后天气之不足；太渊穴为脉会，为手太阴肺经穴位，可补气复脉；百会可醒脑开窍，又升提阳气，使气血运行通畅，上达头部，改善脑部血液循环；足三里、三阴交可气阴双补，平衡阴阳。经月余治疗，病情即愈，患者及其家属无不称道。

周老认为，如患者先天禀赋不足，或脾胃失于调摄，而导致脾胃功能受损，形成中阳不足，脘腹胀满，餐后加重，纳少便溏，气短乏力，面黄体瘦，妇人或出现小腹发凉、阴挺于外等病理现象，治宜补中益气，升阳举陷。

病案4

武某，男，78岁。2017年9月7日病房会诊。

主诉：意识欠清伴双下肢活动不能3月余，肢体不自主运动2天。

现病史：患者3个月前无明显诱因突然跌倒，伴有意识欠清，呼之可醒，醒后即刻入睡，双下肢无力，外院行头MRI提示双侧额顶叶多发脑梗死（急性–亚急性期），双侧顶叶梗死区域少量出血，脑桥、双侧基底节区及半卵圆中心多发腔隙灶及软化灶。予改善循环治疗后好转出院。1个月前患者双下肢肢体活动不利较前加重，再次就诊于外院，复查头CT提示双侧额顶叶脑梗死不除外，双侧额叶、半卵圆中心及基底节区多发腔隙灶，脑白质病，脑萎缩。2天前出现双上肢不自主运动，伴头部不自主运动、吐弄舌，纳可，眠一般，二便失禁，大便次数多。

既往史：既往2型糖尿病病史20余年，发现高血压病1月余，肺部感染近1个月。

家族史：暂无。

中医诊查：患者意识不清，喉中喘促，痰声辘辘，言语欠清欠流利，不自主点头，向左侧吐弄舌头。舌暗红，苔白厚腻，脉沉细涩。

西医诊断：脑梗死恢复期。

中医诊断：中风—中脏腑（气虚血瘀）。

立法：益气活血，健脑益智，醒神开窍，佐以中药豁痰平喘。

取穴：耳尖、指尖放血，百会、四神聪、本神、印堂、水沟、风池、翳风、廉泉、关元、手三里、通里、内关、合谷、阴陵泉、三阴交、丰隆、照海、太冲。

手法：平补平泻，留针30分钟。可配合火针、放血、拔罐疏通经络气血。

处方：

石菖蒲10g	郁金10g	柴胡10g	黄芩6g
鱼腥草15g	金银花15g	天麻10g	炒白术10g
炒苍术10g	杏仁6g	半夏6g	陈皮10g
生薏苡仁15g	豆蔻仁6g	羚羊角粉0.6g（冲服）	

日1剂，水煎服，200mL，每日2次。

【按语】《灵枢·刺节真邪》载“虚风之贼伤人也，其中人也深，不能自去”，“虚邪偏客于身半，其入深，内居荣卫，荣卫稍衰，则真气去，邪气独留，发为偏枯”，王清任《医林改错》指出“中风半身不遂，偏身麻木”是由“气虚血瘀”引起，该患者年老体虚，正气不足，贼风客人，发为中风，故结合舌脉，中医辨证为中脏腑—气虚血瘀证。

曲池、内关、合谷、足三里、阳陵泉、三阴交是治疗中风常用的“手足十二针”穴位处方，双侧共十二针，功能调和气血，通经活络。周老对“手足十二针”进行了改良，以长于益气养血的手三里替换曲池，以长于滋水涵木、平肝潜阳的太冲替换阳陵泉，改良后的“手足十二针”更适宜中风之虚证或虚实夹杂证。百会、四神聪、本神是周老“四神方”主穴，可醒脑开窍，镇静安神，填髓益智。水沟、内关、丰隆化痰醒神开窍，是周老豁痰方的主穴。关元益肾健脑，合谷、太冲作为四关穴，周老用其平肝潜阳，解痉息风，镇静安神，搜风理痹。

中药加石菖蒲、郁金豁痰开窍；患者肺部感染，加柴胡、黄芩、鱼腥草、金银花清热，三仁汤除湿热之邪，半夏白术天麻汤化痰息风；弄舌，加羚羊角粉0.6g解热镇静。

（四）动眼神经麻痹

病案

张某，男，54岁。2017年12月10日初诊。

主诉：左眼视物成双2周。

现病史：2周前无明显诱因出现左眼下视成双，下楼受限，伴左侧头痛，头晕昏沉，查头颅CT未见明显异常，于某医院诊断为“动眼神经麻痹”，予口服甲钴胺，症状无缓解。现为针灸治疗就诊。现症：左眼下视视物成双，口干不欲饮，头晕，头昏，无视物旋转，无恶心呕吐，纳眠可，二便调。

既往史：糖尿病病史20余年，平素血糖控制不佳，空腹血糖＞8mmol/L，未规律用药。2011年行冠脉支架置入术。

家族史：否认。

中医诊查：舌淡红，苔薄白，脉沉细。

西医诊断：动眼神经麻痹。

中医诊断：视歧（肝肾阴虚）。

立法：补肾益精，养血柔肝。

取穴：百会、神庭、攒竹、承泣透睛明、臂臑、养老、合谷、足三里、光明、太溪、太冲。

手法：诸穴平补平泻。

处方：暂不予。

医嘱：积极控制血糖，监测血糖情况。

诊疗经过：治疗5次后，下视成双症状减轻；治疗10次症状基本消失，血糖控制尚可。

【按语】视歧之病名见于《灵枢·大惑论》“精散则视歧，视歧见两物”，又称复视。视歧多因风痰、风热上扰，肝肾阴虚所致，是以目睹一物成二像为主要表现的内障类疾病。治疗时根据“治病先治神”理论，取百会、神庭、攒竹安神定志。肝开窍于目，肝胆经互为表里，光明穴属足少阳胆经之络穴，有联络肝胆气血的作用，主治目痛、夜盲、视神经萎缩、视物不明。太冲平肝息风，聪耳明目，主治头痛、眩晕。臂臑配光明为治目疾经验配伍穴组。承泣透睛明为局部取穴。养老清头明目，舒筋活络。瞳孔为水轮，属肾，足三里、太溪补气益肾。诸穴相配共奏益肾填精、清肝明目之效。

第四节
治痛

一、理论基础

疼痛是临床常见症状，它是由于人体受到某种刺激所产生的正常生理反应，而这种反应超越一定程度以后，就会形成痛证。

关于“痛”的病机，《黄帝内经》做了诸多精辟论述。

1. 脉络缩踡致痛

《素问·举痛论》云：“帝曰：愿闻人之五脏卒痛，何气使然？岐伯对曰：经脉流行不止，环周不休。寒气入经而稽迟，泣而不行，客于脉外则血少，客于脉中则气不通，故卒然而痛。”又云：“寒气客于脉外，则脉寒，脉寒则缩踡，缩踡则脉绌急，绌急则外引小络，故卒然而痛。”

2. 营卫气伤致

《素问·阴阳应象大论》曰：“气伤痛。”《素问·调经论》曰：“寒湿之中人也……荣血泣、卫气去……按之则气足以温之，故快然而不痛。”营行脉中主濡养，卫行脉外主温煦。营卫和调，则气血流畅；若营卫之气因某种原因遭受损伤，则气血运行受阻，即可产生痛感。如风寒湿之邪外袭、营卫不和，常可出现头痛、身痛或其他局部痛等。经按揉，使营卫之气运行得以畅通，痛即缓解。《伤寒论》中不少方药，都是通过调和营卫的作用来达到治病之目的。

3. 血气虚滞致痛

《素问·举痛论》曰："寒气客于背俞之脉则脉泣，脉泣则血虚，血虚则痛……按之则热气至，热气至则痛止矣。"脉络受寒气侵袭之后，引起缩踡的同时，使局部血气运行不畅而导致相应之虚，虚则血滞，故痛。

4. 血涩脉急致痛

《素问·举痛论》曰："寒气客于厥阴之脉……则血泣脉急，故胁肋与少腹相引痛矣。厥气客于阴股，寒气上及少腹，血泣在下相引，故腹痛引阴股。"

5. 血气稽留致痛

《素问·举痛论》曰："寒气客于小肠膜原之间，络血之中，血泣不得注于大经，血气稽留不得行，故宿昔而成积矣。"意即血气凝滞、脉络瘀阻，疼痛经年累月不去，则血气稽留，日久即能成积，积反过来又可影响周围血气运行而产生痛。《灵枢·百病始生》曰："积之始生，得寒乃生，厥乃成积也。"意即由于寒气侵留，血气瘀涩而成积致痛，积成之后，又能阻碍血气运行，使局部失于温养，而痛增。

6. 间液凝聚致痛

寒邪不仅凝滞血气，对分肉之间液亦可凝聚。《灵枢·五癃津液别》曰："寒留于分肉之间，聚沫则为痛。"《灵枢·周痹》曰："风寒湿气，客于外分肉之间，迫切而为沫，沫得寒则聚，聚则排分肉而分裂也，分裂则痛。"意即寒凝肌腠、间液凝聚而成稠沫状，排斥肌肉筋膜，斥裂而致痛。

7. 脉满纷争致痛

寒气入侵，人体正气奋起抗御，正邪相争，脉络满盛，血气撩乱，肿胀充血，亦可致痛。《素问·举痛论》曰："寒气客于经脉之中，与炅气相薄则脉满，满则痛而不可按也。寒气稽留，炅气从上，则脉充大而血气乱，故痛甚不可按也。"此"炅气"即人体正气，"不可按"即痛而拒按。

8. 阳热亢盛致痛

阳热亢盛，灼伤经脉血气，阻碍气血运行，因而痛。《灵枢·痈疽》曰："阳气大发，消脑留项，名曰脑烁。其色不乐，项痛而如刺以针。"临床上各种热性痈痛即属此类。

9. 气血逆上，常导致厥逆头痛等疾患

《素问·方盛衰论》曰："气上不下，头痛颠疾。"《素问·举痛论》曰："寒气客于五脏，厥逆上泄……故卒然痛。"

10. 六腑气津失常致痛

《素问·举痛论》曰："寒气客于肠胃，厥逆上出，故痛而呕也。寒气客于小肠，小肠不得成聚，故后泄腹痛矣。"这是寒邪导致肠胃功能紊乱、失于温运而致痛。又云："热气留于小肠，肠中痛，瘅热焦渴，则坚干不得出，故痛而闭不通矣。"这是热结伤津、腑气不通而致痛，《伤寒论》阳明腑实腹痛即为此类。

11. 阳衰阴盛致痛

《素问·疟论》曰："阴阳上下交争，虚实更作……巨阳虚，则腰背头项痛；三阳俱虚，则阴气胜，阴气胜，则骨寒而痛。"正邪交争，人体阴阳失衡，或阳衰阴盛，或阴盛阳衰，寒邪内生，脏腑经脉失于温运，因而致痛。

12. 阳微阴竭致痛

在人体正邪交争中，阴阳双方导致衰竭之程度时，往往可突然出现剧烈疼痛，甚而出现痛昏现象。《素问·举痛论》曰："厥逆上泄，阴气竭，阳气未入，故卒然痛死不知人；气复反，则生矣。"

综上十二种有关"痛"的论述，其引起"痛"的因素可归之为寒、热二类，而致痛病机总离不开气血运行受阻，即"不通则痛"之机理。因此，临床治疗"痛"这类疾病时，不管运用何治法，如温、理、和、消、活，总脱离不了以"通"为用这个基本原则。《中国医学大辞典》说："痛：身有所苦楚而不能忍也。"《素问·刺腰痛》云："足太阳脉令人腰痛，引项脊尻，背如重状，刺其郄中……厥阴之脉令人腰痛，腰中如张弓弩弦，刺厥阴之脉，在腨踵鱼腹之外，循之累累然，乃刺之，其病令人言默默然不慧，刺之三痏。”不慧，即不爽。条文叙述了足太阳、足少阳、足阳明、足少阴、足厥阴经脉腰痛的症状及刺法。《素问·痹论》说：“风寒湿三气杂至，合而为痹也。其风气胜者为行痹，寒气胜者为痛痹，湿气胜者为着痹也。”又说：“痛者，寒气多也，有寒故痛也。”《灵枢·周痹》曰：“周痹者，在于血脉之中，随脉以上，随脉以下，不能左右，各当其所……痛从上下者，先刺其下以遏之，后刺其上以脱之。痛从下上者，先刺其上以遏之，后刺其下以脱之。”《伤寒论》中云：“伤寒八九日，风湿相抟，身体疼烦，不能自转侧……风湿相抟，骨节烦疼掣痛，不得屈伸，近之则痛剧。”朱丹溪说：“彼痛风也者，大率因血受热，已自沸腾，其后或涉冷水，或立湿地，或扇取凉，或卧当风，寒凉外搏，热血得寒汗，汗浊凝涩，所以作痛。”

周老认为疼痛的病因很多，有因气滞、血瘀、寒凝、食积、虫积及外伤等造成的实证，也有因气血不足、经脉失养而引发的虚证。疼痛的部位也非常广泛，从头到脚，从躯干到四肢，从五脏六腑到皮、肉、筋、骨、脉，以及舌、齿、五官九窍等，可以说人体除毛发及爪甲外，均可以发生疼痛。从疼痛的性质上看，有胀痛、重痛、刺痛、绞痛、灼痛、冷痛、隐痛、掣痛等。一般来讲胀痛多为寒凝引起；疼痛并且有沉重感称为重痛，多与湿邪有关；痛如针刺称刺痛，多为瘀血致病的特点；疼痛如绞如割，非常剧烈，称绞痛，多为实邪闭阻气机而成；疼痛伴有灼热感，并且喜冷者，多为火热之邪所引起；疼痛伴有怕冷喜暖者为冷痛，多为寒邪阻络或阳气不足，或为先天失养而成；疼痛不剧烈，并可以忍耐，但缠绵不休，持续时间较长者为隐痛，一般多为阳气不足，阴寒内生，气血运化滞涩而成；疼痛时呈抽掣感或牵拉感为掣痛，多由经脉失养或经脉阻滞不通所致，此种疼痛多与肝有关。另有新患之持续性疼痛，并拒按者，多为实证；而久病之隐痛，并喜暖喜按者多为虚证。

二、临床应用

周老认为实证疼痛可通过疏肝理气、活血化瘀达到止痛目的，治疗以局部取穴、循经取穴、特定经验穴相结合。“调气止痛方”为常用处方，可广泛用于多种疼痛的治疗。穴位组成为列缺、丰隆、蠡沟。治则为疏理肝气，活血化瘀，通络止痛。而对于颈肩痛、腰痛等常见疼痛，则以“颈四针”“腰五针”等为主方治疗。针具的选择要根据疼痛的虚实缓急而定，毫针、火针、艾灸、三棱针、火罐等各有所宜。毫针是治疗各种疼痛的基础针具；火针多用于血瘀、寒凝、外伤等造成的实痛、久痛；艾灸多用于因气血不足造成的虚痛，更多用于妇科、胃肠疾患；三棱针放血与拔罐相互配合，尤其擅治急性带状疱疹等引发的神经痛。

（一）头痛

近年来，随着社会发展速度的增快，人们生活工作学习的压力日益增大，各种身心疾患随之加重，头痛成为严重影响人们生活工作的疾病之一。头痛是神经科门诊常见的症状及就诊原因，其中原发性头痛又占头痛就诊患者的一半以上。原发性头痛最常见的为紧张性头痛和偏头痛，位居致残性疾病前十位之中。原发性头痛常反复发作，由于长期受到头痛困扰，患者多有不良情绪，其中以焦虑抑郁症状多见。不良情绪障碍又会加重头痛症状，形成恶性循环，导致患者生活质量下降和药物滥用等，给社会带来沉重的负担。有研究对我国大陆地区 31 个省、自治区和直辖市的 18 ～ 65 岁人群进行调查，结果显示原发性头痛的患病率为 23.8%，其中紧张性头痛为 10.9%，偏头痛为 9.3%。调查表明，我国原发性头痛每年的总花费为 6727 亿元（包括偏头痛 3317 亿元、紧张性头痛 2763 亿元、慢性每日头痛 648 亿元），占国内生产总值（GDP）的 2.24%（直接花费为 1088 亿元，占 GDP 的 0.36%；间接花费为 5639 亿元，占 GDP 的 1.88%）。原发性头痛不仅造成巨大的经济负担，而且还严重影响生活质量，极大地困扰了患者的身心健康。中医所谓头痛，是指由于外感六淫或内伤杂病致头部脉络拘急或脑失濡养，清窍不利所引起的，以自觉头痛为其临床特征的一种常见病证。头痛一证，中医学早已研究记载，多以“头痛”“偏头风”“厥头痛”“脑风”“首风”“半头痛”“真头痛”等名称记录。早在商代甲骨文中就有记载头痛之病，周朝《周礼》中提出“春时有痟首疾”，以“首疾”为名，并明确指出了头痛好发于春季，这与春季多风邪，风邪易侵袭人体上部有关。关于头痛病名，首见于《黄帝内经》，《素问·奇病论》中载有“人有病头痛，以数岁不已……当有所犯大寒，内至骨髓，髓者以脑为主，脑逆故令头痛……”而《素问·风论》记载：“首风之状，头面多汗，恶风，当先风一日则病甚，头痛不可以出内，至其风日则病少愈。”可见，早在《黄帝内经》中就已详细记录了头痛的病名、症状及病因病机。《景岳全书》载："凡诊头痛者，当先审久暂，次辨表里。盖暂病者，必因邪气；久病者，必兼元气。以暂病言之，则有表邪者，此风寒外袭于经也，治宜疏散，最忌清降；有里邪者，此三阳之火炽于内也，治宜清降，最忌升散，此治邪之法也。其有久病者，则或发或愈，或以表虚者，微感则发；或以阳盛者，微热则发；或以水亏于下，而虚火乘之则发；或以阳虚于上，而阴寒盛之则发。所以暂病者当重邪气，久病者当重元气。此固其大纲也。"

周老认为，头统诸阳，为"诸阳之会""清阳之府"，五脏精华之血，六腑清阳之气，皆朝会于此，为至清至高之处。或为风、寒、暑、湿之外感，或为情志饮食之内伤，使经络血脉闭而不通，逆而不顺，均可导致头痛。头痛的治疗思路是经络辨证与虚实辨证相结合，局部治疗与整体调节相结合。经络辨证以头痛部位为依据，局部取穴与循经远端取穴相互配合。常用方法为：颠顶痛属厥阴头痛，针刺百会、行间；偏侧头痛属少阳头痛，近取太阳、率谷，远取外关、足临泣；前额痛属阳明头痛，近取头维，远取内庭；后头痛属太阳头痛，近取风池、脑户、风府，远取昆仑；全头痛，近取四神聪、本神、神庭、百会，远取神门安神定志。在局部治疗的基础上，同时进行整体调节。整体调节须辨虚实，虚证以气血不足、经络失养为病机；实证主要分为气滞和痰阻两型。虚证者治以益气活血、通络止痛，常以针灸"补中益气方"（百会、神庭、内关、神门、手三里、中脘、天枢、气海、足三里、三阴交）和"五脏俞加膈俞"方配合使用；实证者以气滞为主者，治疗宜疏肝理气，活血化瘀，通络止痛，以"调气止痛方"加减。"调气止痛方"是治疗疼痛的一个处方，穴位组成为列缺、丰隆、蠡沟，分属肺经、胃经、肝经络穴，又称"络穴止痛方"。肺主一身之气，胃经是多气多血之经，肝主疏泄，性喜条达，肝气郁结最易导致气血不畅，络穴可沟通表里内外，组成疏肝理气、活血化瘀、通络止痛之针灸方剂。痰阻者治以理气化痰、健脾和胃，常用针灸"化痰方"加减。

（二）头面痛（三叉神经痛）

三叉神经痛是一种常见神经科疾病，病理特征主要为患者面部三叉神经支配的区域疼痛，疼痛间歇发作，可呈刀割、烧灼、针刺或电击样。西医目前对三叉神经痛的病因及发病机制尚不明确，目前主要有以下几种假说：①神经血管压迫学说：也是目前比较主流、公认的假说，即患者的三叉神经受到包括小脑上动脉、小脑前下动脉、小脑后下动脉或椎动脉的压迫，继而导致神经脱髓鞘，使受损轴突对正常神经产生异常反应，导致痛觉传递神经元相互接触而引起疼痛。②遗传学说：个别家族性特发性的三叉神经痛患者常伴显性遗传特征且支持三叉神经痛的遗传成分，但这还有待于进一步研究。③癫痫学说：研究发现有些三叉神经痛患者疼痛发作时的脑电图可捕捉到“癫痫样放电”现象，且抗癫痫药物有效，故又称为“癫痫性神经痛”，但这并不能解释所有三叉神经痛的发生。④骨性压迫学说：该学说从三叉神经痛右侧多发的特点和人体解剖结构方面，认为一般人体右侧卵圆孔和圆孔相对狭窄使得三叉神经在经过该孔入颅时可能受血管压迫更明显，而致疼痛，但又无法解释左侧疼痛发生的原因。

中医将本病归为“面痛”“面颊痛”“眉棱骨痛”“齿槽风”等范畴，《张氏医通》中描述为不能开口言语、饮食皆妨、手触之则痛等。中医理论认为此病主要病机在于气滞血瘀、经络受阻，不通则痛；面为阳明部分，病因则与阳明燥热、情志内伤，外感风寒、风热等相关，故中药治疗多为调理风寒凝滞、风痰阻络、肝胆郁热、瘀血阻滞等。肝脏功能在此病发生发展中占有重要地位，肝主升发，肝失疏泄则情志抑郁、气血不畅；肝主藏血，肝不藏血则机体失于濡养，经脉为风所乘。病久或年老者，则气血亏虚、肝肾不足，引起脉络失荣，不荣则痛。中医治疗主要根据辨证，给予中药汤剂口服，或者应用针灸、拔罐、推拿等疗法，以达到通络止痛之功效。

周老认为本病临床有外感和内伤之分，但病机均为经络气血运行受阻，不通则痛。

（1）治疗原则：疏经止痛为主。

（2）取穴

眼支痛：角孙、丝竹空、外关、足临泣。

上颌支痛：下关、完骨、外关、足临泣。

下颌支痛：颊车、大迎、承浆、外关、足临泣。

经验穴：①膻中、期门（双侧）、气海四穴为菱形反应区，面痛患者在此有反应；②络穴止痛方：列缺、丰隆、蠡沟；③内庭、行间。

（3）手法：平补平泻。

（4）方解：外关为手少阳经之穴，足临泣为足少阳经之穴，两经合于目锐眦、颊，两穴为八脉交会穴，相伍属于同名经配穴，相互促进，相互为用，具有疏肝泻胆、调和气血、宣通筋络、散瘀定痛之功，故治疗三叉神经痛收效快捷。

膻中、期门（双侧）、气海四穴构成一个菱形，是夏寿仁老中医多年总结的、用于治疗三叉神经痛的特效经验穴。“络穴止痛方”为周老经验穴，应用广泛，对于绞痛类表现的疾患，如痛经、胆囊炎、胆结石效果均好，用于各种气滞血瘀导致的疼痛，效果亦十分理想。内庭、行间分别为胃经、肝经的荥穴，荥主身热，三叉神经痛属中医的热证，非寒证，故用内庭、行间清胃、肝经之热。

（三）颈椎痛

颈椎痛多由颈椎病引起，是中老年人的常见病、多发病，是一种缓慢进展的颈椎退行性疾病，西医称为颈椎综合征。《杂病源流犀烛·诸痹源流》曰：“痹者，闭也。三气杂至，壅闭经络，气血不行，不能随时祛散，故久而为痹。”现代中医认为此病因为平素体虚，正气不足，卫气不固，风寒湿邪乘虚，流注督脉，经络受阻，气血运行不畅，或寒湿久羁，或肝肾阴虚，经脉失养而成。症状为颈项部疼痛，颈项强直，活动受限，颈椎棘突旁压痛。颈椎 X 线检查提示颈椎退行性改变，颈椎生理曲度改变，椎骨骨质增生，椎间隙狭窄，椎间孔狭小。

（1）治疗原则：疏风散寒，补益肝肾，通调经脉。

（2）取穴：天柱、落枕（第 2、3 掌骨间的背侧面，本节后 0.5 寸）、风池、大椎、绝骨。

（3）手法：绝骨、落枕行巨刺法，得气提插 2 分钟，嘱患者活动颈部 5 分钟，反复 3 遍，在局部痛点按压。天柱、风池、大椎行平补平泻法。绝骨行补法。

（4）方解：风池为治风之要穴，刺之可疏风解表，祛除病因，病因去则经络通。大椎与诸阳经有经络上的直接联系，除能调解本经的经气外，尚能调节六阳经经气，具有祛风通络、疏经活血的功效。《伤寒论》曰：“头项强痛，或眩冒……当刺大椎。”《针灸大成》曰：大椎穴主“气注背膊拘急，颈项强不得回顾”。针刺大椎可壮全身之阳气，鼓舞正气，疏通督脉，阳气通达、气血充沛以濡筋骨，利关节，滋养筋脉。落枕为治疗颈椎病的经外奇穴，天柱为局部取穴，二穴具有疏通经脉的作用。绝骨为髓会，为足少阳经之穴，肝胆相表里，故有补益肝肾的功能。对伴有颈项酸痛、不得俯仰回顾者，疗效显著。

（四）胃脘痛

脾与胃同位于人的腹部，二者相表里，共同完成食物的消化吸收。生理条件下，脾主运化，以升为顺，胃主受纳，以降为顺，二者升清降浊。若脾胃功能失调，受纳无权，运化失司，临床则会出现胃脘隐痛、腹胀便溏、全身无力、面色无华，甚则少气懒言、四肢发凉等脾胃虚寒之证，或胃脘胀痛拒按、恶心呕吐等气滞之证。

（1）治疗原则：虚寒型健脾和胃、温中散寒，气滞型理气和胃止痛。

（2）取穴

虚寒型（慢性）：上脘、中脘、下脘、足三里、气海、天枢、内关、太白。

气滞型（急性）：梁门、筋缩、梁丘。

（3）手法：足三里采用烧山火法，余穴采用平补平泻法。

（4）方解：烧山火是复式补泻法中的一种补法，由两种以上单式补泻法中的补法组合而成，是一种纯补的方式，施术后患者可出现全身及针下热的感觉。足三里为足阳明胃经之合穴及下合穴，《灵枢·邪气脏腑病形》说“合治内腑”，采用烧山火法刺之，配合上脘、中脘、下脘三个局部穴位，有温胃散寒、健脾和胃的作用。太白为足太阴脾经之原穴，中医认为邪气伤人先腑后脏，胃病久而伤脾，因此胃脘痛的患者刺太白既可防病又可治疗。筋缩穴为督脉之穴，刺之对胃脘部的拘挛性疼痛有很好的作用。梁丘为胃经之郄穴，郄穴是经络之气深聚的部位，临床多用于治疗本经所属脏腑的急性疾病。三穴共奏理气和胃止痛之效。

（五）足跟痛

本病多发于老年人，其痛使足难以落地。由于年老体衰，肾气不足，足跟久任于地，致使足部之气血运行不畅，经络不通，骨失所养。

（1）治疗原则：补肾通络。

（2）取穴：照海透足跟。

（3）手法：平补平泻法。

（4）方解：照海为肾经穴，刺之可补肾益髓，足跟为肾所主，其经脉循行别入跟中，所以照海透足跟，在补肾治本的同时，达到疏通局部经气的作用。

（六）风湿痛

风湿痛属于中医“痹证”范畴。《素问·痹论》说：“风寒湿三气杂至，合而为痹也。其风气胜者为行痹，寒气胜者为痛痹，湿气胜者为着痹也。”痹证临床表现为肢体关节疼痛，酸楚，沉重，屈伸不利。多为风寒湿邪侵入人体，闭阻经络，流注关节，以致气血运行不畅而为痹。

（1）治疗原则：通经活络为主，佐以祛风、散寒、胜湿等。

（2）取穴：曲池、合谷、血海、阳陵泉、太冲。

（3）手法：平补平泻法。

（4）方解：临床上，治疗周身大小关节疼痛，身重麻木，痛处游走不定时，不能在所有关节俱刺，这时应该考虑全身治疗，首先“开四关”以定痛，《标幽赋》云“寒热痹痛，开四关而已之”，再依据“治风先治血，血行风自灭”的理论，配以曲池、血海共同达到活血搜风理痹之功。阳陵泉为足少阳胆经之合穴，又为八会穴之筋会，具有舒筋通络止痛的作用。诸穴共用，达到活血通络、祛风散邪止痛之效。

（七）类风湿痛

类风湿关节炎多发于中老年女性，属于中医“痹证”范畴。痹者，闭也，乃是气血凝滞不通之意，多由正气不足，风寒湿内侵，日久从热而化，导致风湿热邪留连经络关节，湿郁化热，热酿成毒，湿浊热毒闭阻血脉，致瘀血停着，瘀血复与风湿热毒胶结，难解难分。临床常见症状为关节肿痛，晨僵，活动受限。

（1）治疗原则：补肾壮骨、活血化瘀为主，佐以清热解毒、祛风胜湿。

（2）取穴：八邪、八风、大杼、绝骨、膈俞等。

（3）手法：八邪、八风采用泻法，大杼、绝骨、膈俞采用补法。

（4）方解：大杼、绝骨、膈俞为八会穴之骨会、髓会、血会，是骨、髓、血之精汇聚的穴位。泻八邪、八风以祛风胜湿，清热解毒，配以膈俞乃血之会穴，取“治风先治血，血行风自灭”之意。大杼、绝骨补益骨髓，强筋健骨。

（八）常用止痛药

周老在治疗痛证，尤其是瘀血致痛时，常针药结合，常用的止痛药为豨莶草、桃仁、水蛭、红花。

1. 豨莶草

【药性】辛、苦，寒。归肝、肾经。

【功效】祛风湿，利关节，解毒。

【应用】

（1）风湿痹痛，中风半身不遂。本品辛散苦燥，能祛筋骨间风湿，通经络，利关节。生用性寒，宜于风湿热痹；酒制后寓补肝肾之功，常用于风湿痹痛，筋骨无力，腰膝酸软，四肢麻痹，或中风半身不遂。可单用为丸服，如《林氏活人录汇编》豨莶丸、《万氏家抄方》豨莶丸；或与臭梧桐合用，如《济世养生集》豨桐丸。《方脉正宗》中配蕲蛇、黄芪、当归、威灵仙等，治中风口眼㖞斜，半身不遂者。

（2）风疹，湿疮，疮痈。本品辛能散风，生用苦寒能清热解毒，化湿热。治风疹湿疮可单用内服或外洗，亦可配白蒺藜、地肤子、白鲜皮等祛风利湿止痒之品。治疮痈肿毒红肿热痛者，可配蒲公英、野菊花等清热解毒药；《乾坤生意秘韫》中治发背、疔疮，与五爪龙、小蓟、大蒜同用饮汁取汗。

此外，本品能降血压，可治高血压病。

【用法用量】煎服，9 ～ 12g。外用，适量。治风湿痹痛、半身不遂宜制用，治风疹湿疮、疮痈宜生用。

豨莶草能祛风湿，通经络，利关节。生用性寒，善清热解毒，化湿热，除风痒，故用于风湿热痹，关节红肿热痛以及湿热疮疡、风疹、湿毒瘙痒等证；酒蒸制后转为甘温，祛风除湿之中寓有补益肝肾之功，故可用于风湿四肢麻痹，筋骨疼痛，腰膝酸软及中风半身不遂等证，但单用作用缓慢，久服方效。

2. 水蛭

【药性】咸、苦，平。有小毒。归肝经。

【功效】破血通经，逐瘀消痛。

【应用】

（1）血瘀经闭，癥瘕积聚。本品咸苦入血，破血逐瘀力强，主要用于血滞经闭，癥瘕积聚等证。常与虻虫相须为用，也常配三棱、莪术、桃仁、红花等药用，如抵当汤（《伤寒论》）；若兼体虚者，可配人参、当归等补益气血药，如化癥回生丹（《温病条辨》）。

（2）跌打损伤，心腹疼痛。取本品破血逐瘀之功，亦常用于跌打损伤，可配苏木、自然铜等药用，如接骨火龙丹（《普济方》）。治瘀血内阻，心腹疼痛，大便不通，则配伍大黄、牵牛子，如夺命散（《严氏济生方》）。

【用法用量】煎服，1.5～3g；研末服，0.3～0.5g。以入丸、散或研末服为宜。或以鲜活者放置于瘀肿局部吸血消瘀。

3. 红花

【药性】辛，温。归心、肝经。

【功效】活血通络，祛瘀止痛。

【应用】

（1）血滞经闭、痛经，产后瘀滞腹痛。红花辛散温通，为活血祛瘀、通经止痛之要药，是妇产科血瘀病证的常用药，常与当归、川芎、桃仁等相须为用。治痛经，单用奏效，如《金匮要略》红蓝花酒，以本品一味与酒煎服；亦可配伍赤芍、延胡索、香附等以理气活血止痛；治经闭，可配伍当归、赤芍、桃仁等，如桃红四物汤（《医宗金鉴》）；治产后瘀滞腹痛，可与荷叶、蒲黄、牡丹皮等配伍，如红花散（《活法机要》）。

（2）癥瘕积聚。本品能活血通经，祛瘀消癥，可治疗癥瘕积聚，常配伍三棱、莪术、香附等药。

（3）胸痹心痛，血瘀腹痛，胁痛。本品能活血通经，祛瘀止痛，善治瘀阻心腹胁痛。若治胸痹心痛，常配桂枝、瓜蒌、丹参等药；治瘀滞腹痛，常与桃仁、川芎、牛膝等同用，如血府逐瘀汤（《医林改错》）；治胁肋刺痛，可与桃仁、柴胡、大黄等同用，如复元活血汤（《医学发明》）。

（4）跌打损伤，瘀滞肿痛。本品善能通利血脉，消肿止痛，为治跌打损伤、瘀滞肿痛之要药，常配木香、苏木、乳香、没药等药用；或制为红花油、红花酊涂擦。

（5）瘀滞斑疹色暗。本品能活血通脉以化滞消斑，可用于热郁瘀滞之斑疹色暗，常配伍清热凉血透疹的紫草、大青叶等用，如当归红花饮（《麻科活人全书》）。

此外，红花还可用于回乳、瘀阻头痛、眩晕、中风偏瘫、喉痹、目赤肿痛等证。

【用法用量】煎服，3～10g。外用适量。

【使用注意】孕妇忌用。有出血倾向者慎用。

4. 桃仁

【药性】 苦、甘，平。有小毒。归心、肝、大肠经。

【功效】 活血祛瘀，润肠通便，止咳平喘。

【应用】

（1）瘀血阻滞诸证。本品味苦，入心肝血分，善泄血滞，祛瘀力强，又称破血药，为治疗多种瘀血阻滞病证的常用药。治瘀血经闭、痛经，常与红花相须为用，并配当归、川芎、赤芍等，如桃红四物汤（《医宗金鉴》）；治产后瘀滞腹痛，常配伍炮姜、川芎等，如生化汤（《傅青主女科》）；治瘀血日久之癥瘕痞块，常配桂枝、丹皮、赤芍等药，如桂枝茯苓丸（《金匮要略》），或配三棱、莪术等药；若瘀滞较重，须破血逐瘀，可配伍大黄、芒硝、桂枝等药用，如桃核承气汤（《伤寒论》）；治跌打损伤，瘀肿疼痛，常配当归、红花、大黄等药用，如复元活血汤（《医学发明》）。

（2）肺痈，肠痈。取本品活血祛瘀以消痈，配清热解毒药，常用治肺痈、肠痈等证。治肺痈可配苇茎、冬瓜仁等药用，如苇茎汤（《备急千金要方》）；治肠痈配大黄、丹皮等药，如大黄牡丹皮汤（《金匮要略》）。

（3）肠燥便秘。本品富含油脂，能润燥滑肠，故可用于肠燥便秘证，常配伍当归、火麻仁、瓜蒌仁等，如润肠丸（《脾胃论》）。

（4）咳嗽气喘。本品味苦，能降肺气，有止咳平喘之功，治咳嗽气喘，既可单用煮粥食用，又常与杏仁同用，如双仁丸（《圣济总录》）。

三、典型病案选

（一）头痛

病案 1

周某，女，30 岁。

主诉：全头痛 5 年，加重 3 天。

现病史：患者 5 年前无明显原因出现头痛，曾就诊我院脑病科，头颅 CT 检查（–），颈椎 X 线检查（–），5 年来头痛时轻时重。3 天前感受风寒后，头呈持续性钝痛，痛甚时伴头晕伴恶心，多梦，无耳鸣，无视物成双，纳可，二便调。

末次月经：2017年11月16日。

中医诊查：舌边尖红，苔白、边有齿痕，寸关脉滑数、迟脉沉弱。

西医诊断：头痛。

中医诊断：头痛（痰瘀互阻）。

立法：化痰通络止痛。

针刺治疗：取穴太阳、头维、百会、四神聪、中脘、关元。特殊穴位针刺：风池。留针30分钟。

【按语】中焦气机不畅，清阳不升，浊气阻塞，而见头晕、头痛，当升清降浊，故取中脘以健脾胃，关元以壮元阳，升清气以降浊气。清阳得升，浊气得降，头痛自解。

对于中焦气机升降失调，痰浊中阻的全头痛病，可用健脾益气化痰法调理气机升降，处方选中脘、关元。

病案2

徐某，女，29岁。2017年12月10日初诊。

主诉：头痛半年，加重1周。

现病史：患者近半年劳累后反复头痛，以双侧太阳穴、颞部刺痛为主，休息可缓解。平素照顾孩子，多思虑。1周前生气后再次出现头痛，颞部胀痛，口干口苦，睡眠差，纳可，二便调。

既往史：体健。

中医诊查：舌红苔薄白，脉弦细。

西医诊断：神经性头痛。

中医诊断：头痛（肝胆火旺）。

立法：疏肝利胆，清热止痛。

取穴：百会、神庭、头维、太阳、率谷、外关、列缺、合谷、丰隆、蠡沟、太冲、足临泣。

手法：行平补平泻手法。

医嘱：清淡饮食，禁酒、茶等刺激性饮品。

治疗3次后，患者疼痛明显减轻，继续治疗3次，口干口苦等症状减轻，头痛未再发作。

【按语】头痛的西医病因繁多，如神经原因、颅内感染、颅内占位病变、脑血管疾病、颅外头面部疾病，以及全身疾病如急性感染、中毒等均可导致头痛。头痛中医分外感与内伤两种，外邪中以风邪为主，因风为阳邪，“伤于风者，上先受之”，常夹寒、湿、热邪上袭；另外痰浊、瘀血阻络均可引起头痛。本患者为内伤头痛，取百会、神庭镇静安神，加“络穴止痛方”调气止痛，穴位组成为列缺、丰隆、蠡沟，分属肺经、胃经、肝经，因肺主一身之气，胃经多气多血，肝主疏泄，络穴沟通表里，共用可疏肝理气，活血化瘀，通络止痛。临床用于头痛、面痛、痛经、胆囊炎、胆结石等气滞血瘀导致的疼痛效果极佳。另外因疼痛部位、症状表现有区别，因此结合经络辨证与脏腑辨证，疼痛在前额属阳明经头痛，取头维、内庭清胃泄热，痰阻者加“化痰方”列缺、中脘、天枢、丰隆理气化痰，健脾和胃；偏侧疼痛属少阳经头痛，取太阳、率谷、足临泣、太冲清肝利胆。

病案3

毛某，男，40岁。2018年10月2日初诊。

主诉：头痛4小时。

现病史：4小时前受风后右侧头痛，右前额附近疼痛明显，紧痛为主，恶心无呕吐，发病前无明显预兆，急查头颅CT，未见明显异常，仍疼痛剧烈就诊。

中医诊查：舌红苔白，脉弦。

西医诊断：头痛。

中医诊断：头风（外感风寒）。

立法：疏风散寒。

针灸治疗：毫针刺百会、神庭、头维、攒竹、太阳、合谷、列缺。痛处局部刺络放血拔罐，火针点刺痛点、阳白、头维、太阳，治疗后疼痛明显缓解。

诊疗经过：继续针刺治疗两次，巩固疗效，头痛未复发。

【按语】本案患者为急性外感头痛，有别于内伤头痛，发病急，症状剧烈。急则治其标，局部刺络放血。刺络放血具有疏经通络、活血化瘀、消肿散结、醒脑开窍、镇静安神、清热解毒、和血养血、调和阴阳等作用。其适宜病种较多，从病证性质看主要为实证、热证、瘀证、痛证及急证，体现了“诸痛为实，血实者宜决之”“热者泻之”“菀陈则除之”“急则治其标”的治疗原则。杨继洲在《针灸大成》中也专门论述了刺络放血的急救作用，并称其乃起死回生妙诀。刺络放血对于头面躯体痛证也具一定疗效，以治疗四肢部肿痛最为多见。

火针又称“燔针”，是一种将特殊材料制成的针在火上烧红后迅速刺入人体一定穴位的治疗方法，能使热量直达病所，激发人体阳气，增强经络的气血运行，起到扶正助阳、温通经脉、活血通络的作用。西医学研究认为，火针有灼伤破坏局部病变组织、激发再生修复功能、改善局部微循环障碍和代谢功能、恢复受损组织结构和神经功能、促进白细胞的渗出并提高其吞噬机能、促进炎症吸收的作用。临床试验发现火针可以改善大脑皮层调节作用，影响头部血管的收缩功能，强通经络而止痛。贺普仁教授认为，凡属寒热虚实，病灶轻重远近，无所不宜。盖寒病得火而散者，犹如烈日消冰，有寒随温解之义；热病得火而解者，犹如暑极反凉，乃火郁发之之义也；虚证得火而壮者，犹如火迫冰而气升，有温补热益之义也；实证得火而解者，犹如火能消物，有实则泻之之义也；痰得火而解者，以热则气行，津液流通故也。因此说，火不虚人，以壮人为法也。

百会、神庭镇静安神。头维属足阳明胃经，足阳明、足少阳之会，主治头痛，眩晕，目痛，迎风流泪。太阳穴为经外奇穴，主治病证为头痛、偏头痛、眼睛疲劳、牙痛等疾病。合谷，属手阳明大肠经原穴，主治发热，头痛，目赤肿痛，鼻衄，咽喉肿痛，齿痛等。列缺是手太阴肺经络穴，通行表里阴阳之气，邪气在表时可借宣散肺气之功祛风解表，邪气入里时又可借表经之道，引邪外出；故具有疏风解表、宣肺理气、止咳平喘之效，是治疗伤风外感病的要穴。肺经不上头面，但列缺能治疗头项、颜面疾患，是因为此穴为肺经络穴，直接联络手阳明大肠经，可通调两经经气，治疗两经病变；大肠经上颜面，其支脉通项后大椎，故列缺具有清热散风、通络止痛之功，既可治疗外感风邪之头痛项强，又可治疗经气阻滞，气血运行不畅的头痛项强；还可通过疏解面齿风邪，治疗口眼㖞斜、齿痛等。

病案 4

章某，女，55 岁。2023 年 5 月 19 日初诊。

主诉：头痛反复发作 40 余年。

现病史：患者头痛反复发作 40 余年，以眉棱骨及头顶闷痛为主，时有发散性疼痛，劳累时加重，睡眠欠佳，入睡困难，晨起疲惫，伴有头昏，食欲不振，二便尚可。已绝经。

既往史：体健。

中医诊查：舌淡红，苔薄黄，脉沉结代。

西医诊断：紧张性头痛。

中医诊断：头痛（气血亏虚）。

立法：益气养血。

取穴：百会、神庭、攒竹、风池、中脘、气海、天枢、手足三里、内关、神门、合谷、太渊、绝骨、太白。

处方：

党参 10g	炙黄芪 30g	当归 10g	柴胡 6g
炒白术 10g	茯神 15g	合欢花 10g	远志 10g
炒酸枣仁 30g	黄精 15g	枸杞子 10g	川芎 10g
广陈皮 10g	北沙参 15g	麦冬 15g	五味子 6g
升麻 6g	炙甘草 6g		

7 剂，水煎服，日二次。

二诊：2023 年 5 月 26 日。患者诸症减轻，大便 2 日一行，入睡困难，食欲较前好转，近日出现口腔溃疡。舌淡红，边有齿痕，苔根白腻，脉左沉细缓结代。处方：北沙参 30g，麦冬 15g，五味子 6g，天麻 10g，炒苍白术各 10g，茯神 15g，合欢花 10g，远志 10g，炒酸枣仁 30g，生地黄 15g，甘草梢 6g，竹叶 6g，柏子仁 15g，陈皮 10g，红景天 15g，丹参 10g。14 剂，水煎服，日二次。

三诊：2023 年 6 月 13 日。患者头痛诸症好转，偶有右侧偏头痛，纳食可，睡眠改善，大便 1 ～ 2 日一行，口腔溃疡已愈。舌淡红，苔薄白，脉沉细。取穴：百会、神庭、攒竹、太阳透率谷（右）、风池、中脘、气海、天枢、曲池、内关、神门、合谷、足三里、三阴交、公孙、太冲。处方：党参 10g，炙黄芪 30g，当归 10g，炒白术 10g，柴胡 6g，合欢花 10g，川芎 10g，杭菊花 10g，香附 10g，广郁金 10g，远志 10g，炒酸枣仁 30g，赤芍 10g，北沙参 15g，麦冬 15g，五味子 6g。7 剂，水煎服，日二次。

【按语】头统诸阳，为“诸阳之会”“清阳之府”，五脏精华之血、六腑清阳之气，皆朝会于此，为至清至高之处。不论六淫外侵、七情内伤、脏腑虚损或经络瘀塞等，皆可使经络血脉闭而不通，引起头痛。头痛的辨证思路可以分为辨经络脏腑、辨虚实寒热、辨外感内伤。

（1）辨经络脏腑：首先要辨明所属经络脏腑，循经用药十分重要，因为头是人之颠顶，要达到颠顶，必须循经而行。头为清阳之府，手足三阳经脉均循行头面，厥阴经亦上会于颠顶。头痛的发生主要是由各种病因导致头部脉络绌急，脉络失养。外感风、寒、暑、湿、燥、火之邪客于经络，或湿浊、气滞、血瘀阻于经络，经气不利，经络绌急；或脏腑功能衰退，气血亏虚，经脉失养，均可出现头痛。由于受邪经络的不同，头痛的部位亦各异，根据头痛部位，定所属的经络、脏腑，然后循经用药：一是引经药，二是调理所属脏腑用药。

（2）辨虚实寒热：知虚实、明寒热，虚则补之，实则泻之，寒则温之，热则散之。补虚泻实是治病的一个要点，治疗头痛尤当注意辨虚实寒热。虚者头部经脉失养，以补养为主；实者头部经气郁滞，以疏泄为主；寒者头部经脉绌急，以温经为主；热者头部经气不利，以清利为主。

（3）辨外感内伤：外感者，其病机为邪壅经脉，气血不畅，经脉绌急。内伤者，与肝、脾、肾关系密切，因于肝者，多为肝气郁结，化火上扰清空；因于脾者，或为痰浊内生，上蒙清窍，或为生化之源不足，气血亏虚，脉络失养；因于肾者，或为肾虚无以生髓，髓海空虚，或为肾水亏虚，水不涵木，肝阳偏亢，上扰清空。因此，外感与内伤，病因病机各异，施治亦不同。治疗头痛当辨明外感内伤，外感者病程短，以祛邪为主，内伤者病程久，以调理为主。肝阳上亢若以疏风清热为主，则更易导致肾阴亏虚，使病情加重；风热头痛若以镇肝潜阳为法，则易引邪入脏，为生他变。

本患者辨证为气血亏虚，脉络失养。周老治疗思路是经络辨证与虚实辨证相结合，局部治疗与整体调节相结合。周老提出“治病先治神”，针刺近取百会、神庭、攒竹镇静安神，远取神门安神定志。三诊时患者出现右侧偏头痛，偏侧头痛属少阳头痛，近取太阳透率谷，疏通经络、化瘀行气、通调少阳经脉之气血而止痛。在局部治疗的基础上，同时进行整体调节。常以针灸“补中益气方”（百会、中脘、气海、足三里、三阴交）加减以益气行血，通经活络，补中益气。太白穴为脾经原穴，具有健脾益气的作用，患者食欲不振，加之以调理脾胃。周老治头痛根据临床证型、病程往往针药同用，本案以补中益气汤为底加减，辨证施治。补中益气汤方源自《脾胃论》，是甘温为主的补剂，具有补其中、升其阳的疗效，且对于顽固性头痛的治疗具有良好的疗效。再加上川芎活血止痛；茯神、合欢花、远志、炒酸枣仁安神益智，解郁，改善睡眠；黄精、枸杞子、五味子补气养阴，健脾益肾。诸药配伍使用可以很好地起到益气升清、通络止痛的疗效。

（二）胃痛

病案 1

田某，女，63 岁。

主诉：胃中嘈杂不休、胀痛多年，加重 1 周。

现病史：患者多年来时有自觉胃中嘈杂，伴有胀满，疼痛，反酸，时有烧灼感，喜嗳气，纳少，便黏腻，夜寐欠安，多汗。

既往史：浅表性胃炎。

家族史：否认家族遗传病史。

中医诊查：舌质红，苔白腻，脉滑。

西医诊断：浅表性胃炎。

中医诊断：痞满（脾虚湿阻）。

立法：健脾化湿。

取穴：百会、中脘、天枢、关元、足三里、阴陵泉。

手法：平补平泻法。

处方：百合乌药汤加平胃散加减。

百合 10g	乌药 10g	姜厚朴 10g	炒苍术 10g
陈皮 10g	党参 20g	茯苓 20g	泽兰 12g
海螵蛸 20g	竹茹 10g	炒枳壳 10g	香橼 15g
佛手 10g	炙甘草 10g	槐花 10g	炒白术 10g

7 剂颗粒剂，分 2 次冲服。

医嘱：畅情志，忌生冷。

二诊：腹胀好转，上方加丹参 20g。

【按语】此患者症状虚实夹杂，寒热并存，方以“百合乌药汤”为主，配以理气止痛药物。服药后症状明显改善。“百合乌药汤”出自陈修园的《时方歌括》：“百合合众瓣而成，有百脉一宗之象，其色白而入肺，肺主气，肺气降而诸气俱调。”百合有治疗心绞痛之功，其入手太阴肺经，肺为诸气之主，肺气畅则诸气调和，但百合甘润微寒，清热透邪，乌药辛温行气止痛，两药相伍，一凉一温，一走一守，柔中有刚，润而不滞，辛而不燥，故对胃脘痛有很好的疗效。海螵蛸抑酸止痛，香橼、佛手理气止痛，党参、白术、茯苓健脾化湿。槐花有清热活血之效，久病夹瘀，加服丹参、泽兰活血止痛。平胃散具有燥湿运脾、行气和胃之功。两方合用，患者症状明显改善。

百会为诸阳之会，具有益气升阳之效，尤与中脘、足三里相配，可补中益气，调理中焦，加强中焦的分清降浊功能。中脘、天枢为胃与大肠之募，调腑气，升清降浊，具有健脾和胃之功。关元为小肠的募穴，是任脉与三阴经的交会穴，是人体元气生发之处，具有益火壮阳、健脾补土之功。阴陵泉为脾经合穴，具有健脾利湿之效。针灸配合汤药，患者症状缓解迅速。

病案 2

王某，男，60 岁。

主诉：胃脘胀痛 1 年，加重 1 月余。

现病史：患者疼痛与情绪波动相关，平素情绪急躁，易怒，时感心情不畅，进食不香，胃脘部胀痛时轻时重。发作时有气逆冲撞之感。诉咽部有物如核吐之不出，吞之不下。

中医诊查：舌暗红，苔薄白，脉弦滑。

西医诊断：慢性胃炎。

中医诊断：胃脘痛（肝气犯胃）。

立法：疏肝和胃。

针刺治疗：主穴选用足三里、内关、中脘、膻中。配穴选用太冲、天枢、期门、肝俞、胃俞、合谷。太冲、合谷行泻法。针刺后以红光照射胃脘部，距离皮肤 60cm 左右，留针 25 分钟。1 次治疗之后患者自觉症状较前改善，发作频率降低。3 次为一个疗程，治疗 4 个疗程后症状基本消失。

【按语】本病发生常与寒邪客胃、饮食伤胃、肝气犯胃和脾胃虚弱等因素有关。本病病位在胃，与肝、脾关系密切。基本病机是胃气失和、胃络不通或胃失温养。现代人因为饮食劳倦、恣食生冷油腻等不良生活习惯使得胃脘痛的发病率逐年上升。治疗中除根据辨证取穴针刺外，还要灵活运用多种针法及治疗手法，如红外线照射、艾灸等。艾灸施用时可用直接灸或温灸器灸使艾灸热力缓缓渗透入穴位、经络，有艾灸得气感最佳。脾胃疾病的产生多与情志和饮食相关。治疗中取太冲、肝俞等穴位调理气机，助患者恢复阴平阳秘、气血冲和的状态。并叮嘱患者养成良好的生活习惯。

治疗胃脘痛宜辨证分型论治。

（1）肝气犯胃

立法：疏肝和胃。

主穴：足三里、内关、中脘、膻中。

配穴：太冲、天枢、期门、肝俞、胃俞。

红光照射：针刺后红光照射胃脘部或背部。

（2）脾胃虚寒

立法：健脾温中。

主穴：足三里、内关、中脘。

配穴：天枢、脾俞、三焦俞、胃俞。

红光照射：针刺后红光照射胃脘部或背部。

灸法：神阙、中脘温灸器艾灸，艾灸热力缓缓渗透入穴位、经络，有艾灸得气感最佳。

（3）肝郁脾虚，中焦虚寒

立法：健脾温中，调和肝脾。

主穴：引气归原、腹四关、肝俞、脾俞。

配穴：太冲、足三里、内关。

红光照射：针刺后红光照射胃脘部或背部。

灸法：神阙、中脘温灸器艾灸，艾灸热力缓缓渗透入穴位、经络，有艾灸得气感最佳。

如胃脘痛兼有频频呃逆者，采用攒竹穴快速捻针法，每分钟 120 ～ 200 次，呃逆止或频率降低为度。根据辨证，每次选 6 ～ 8 穴为一日施针数目，主穴与配穴各取 3 ～ 5 个联合使用，24 小时替换。

（三）腹痛

病案 1

刘某，女，45 岁。

主诉：左下腹部疼痛 1 年余，伴行经期腹痛。

现病史：患者2016年8月份流产后出现左下腹部疼痛。于某医院就诊，诊断为盆腔炎。于我院妇科检查，未发现明显异常。近2个月乳房胀痛加重，平素易怒，偶有心悸、腹泻等不适。现症见：乏力，左下腹部疼痛，行经期腹痛，四肢、腹部发凉。大便不爽，小便调。纳可眠欠安，多梦易醒，醒后入睡困难。

既往史：乳腺增生，盆腔炎，痛经。

末次月经：2017年11月20日，经期5天。

过敏史：喹诺酮类药物过敏，过敏体质。

中医诊查：舌淡胖边有齿痕，苔白，脉沉弦。

西医诊断：盆腔炎，痛经。

中医诊断：腹痛（冲任瘀阻）。

立法：调理冲任。

取穴：足三里、血海、合谷、三阴交、列缺、太冲、归来、中脘、天枢、气海、关元、次髎。

手法：平补平泻。特殊手法针刺：太冲穴采用青龙摆尾手法，使针感向下腹部传导。

经针灸治疗后缓解。

【按语】痛经是指妇女在经期或经期前后发生周期性小腹疼痛或痛引胸腰，甚至剧痛难忍，或伴有恶心呕吐的病证。本病发病以青年女性为多见。其发生常与受寒饮冷、情志不调、起居不慎、先天禀赋、久病体虚等因素有关。本病病位在胞宫，与冲、任二脉及肝、肾关系密切。实证是冲任瘀阻，气血运行不畅，胞宫经血流通受阻，不通则痛；虚证为冲任虚损，胞宫、经脉失却濡养，不荣则痛。

痛经的治疗在经期前1周、行经过程中及经后1周疗效尤为明显，一般需要连续治疗几个疗程。次髎穴是治疗痛经的要穴，针灸次髎穴需要精准掌握针刺的角度和深度，务必长针刺入骶后孔，刺手手下得气“如鱼吞钩饵之浮沉”，患者大多自觉酸麻胀感或酸麻向小腹或骶尾部放射。

周老对于痛经常辨证治疗如下。

（1）寒凝气滞

立法：理气散寒。

主穴：中极、三阴交、地机、次髎、十七椎。

配穴：关元、太冲。

要穴：十七椎、次髎。

红光照射：针刺后红光照射腰骶部或下腹部，温热舒适为度。

（2）气血亏虚，冲任失养

立法：调补气血，温养冲任。

主穴：关元、足三里、三阴交、次髎、十七椎。

配穴：肾俞、脾俞、气海。

要穴：十七椎、次髎。

红光照射：针刺后红光照射腰骶部或下腹部，温热舒适为度。

取效要点：次髎务必长针刺入骶后孔或针感酸麻得气为度。

（3）肝气郁滞

立法：疏肝活血。

处方：血海、合谷、三阴交、太冲、归来。

病案 2

张某，女，38 岁。

主诉：排卵期疼痛多年。

现病史：患者排卵期痛，多梦，纳可，大便干，小便调。

既往史：乙肝，规范抗病毒治疗。

西医诊断：子宫腺肌瘤（子宫肌腺症）。

中医诊断：石瘕（气滞血瘀）。

针刺治疗：特殊穴位，五脏俞。特殊手法，从阴引阳。第一组：百会、神庭、攒竹、中脘、气海、天枢、关元、归来、列缺、丰隆、蠡沟、合谷、太冲。第 2 组：至阳、膈俞、筋缩、肝俞、命门、肾俞、大椎、长强、次髎。交替使用。月经结束后 1 周开始针灸治疗。

【按语】子宫腺肌瘤为中医癥瘕之病，多为气滞血瘀、肾虚血瘀、湿热瘀阻、痰湿瘀结等证型。主要相关脏腑为肝、肾、肺、脾，而心又为五脏六腑之大主，遵循“调其气而破其血，消其食而豁其痰”之原则，取五脏俞以调理五脏之功能。并配合调理肝脾、通行阳气之法，取太冲、中脘、大椎、长强。

（四）面痛

病案 1

郝某，女，67 岁。

主诉：左侧头面疼痛 7 天。

现病史：右侧头面痛，伴右侧下牙齿疼痛，偶伴头晕，无呕吐，纳可，寐欠安，二便调。

既往史：1991 年右侧膝关节外伤（右侧半月板损伤），腰椎间盘突出。

中医诊查：舌质淡暗，苔腻，脉弦涩。

西医诊断：三叉神经痛。

中医诊断：面痛（神志不宁，络脉不通）。

立法：安神通络。

针刺治疗：百会、地仓、颊车、下关、阳白、攒竹、合谷、太冲，留针 30 分钟。

【按语】 痛的病机可分为虚实两部分，不通则痛，痛为气滞、血瘀。失养则痛，痛为血虚。痛可扰神，疼痛难忍，可见夜不能寐、不能自控等症。本患者头面疼痛，眠欠佳，可用安神通络方，处方为百会、太冲、地仓。取百会以安神，太冲以疏肝，地仓以通络，并疏通局部气血，以达到安神通络止痛的目的。

病案 2

郑某，女性，65 岁。

主诉：右侧脸颊发作性疼痛 1 年余。

现病史：患者 1 年多来，经常出现右侧脸颊部疼痛，呈刀割样剧烈疼痛，每次疼痛发作半分钟至 1 分钟，近 1 年多来反复发作，每遇着凉、着热、洗脸、刷牙、咳嗽以及风吹等均可诱发。发作时不伴有发热、肢体无力等，无鼻塞、无口角㖞斜等。在发病期间曾先后去综合医院神经内科就诊，服用“去痛片”、卡马西平、苯妥英钠、地西泮、甲钴胺以及维生素 B_1 等，药后疼痛可缓解，但反复发作。且因患者年老体弱，服药后经常出现头晕、嗜睡、乏力、失眠，特别是头晕不敢走路，步态不稳较重，医生也建议患者服用中药治疗看是否有效，故来就诊。辅助检查：头颅CT平扫未见异常，血、尿、便常规正常，血生化示总胆固醇5.9mmol/L、甘油三酯1.8mmol/L、低密度脂蛋白3.4mmol/L，余大致正常。心电图大致正常。刻下症见：面红目赤，五心烦热，失眠多梦，咽干。

中医诊查：舌红少苔，舌边有瘀斑，脉弦细涩。

西医诊断：三叉神经痛。

中医诊断：面痛（肝肾亏虚，阴虚阳亢，经络不通）。

立法：滋补肝肾，平肝潜阳，活血通络。

取穴：百合、神庭、攒竹、承浆、颊车、膻中、期门、气海、外关、支沟、阳陵泉、列缺、丰隆、蠡沟、内庭、行间、足临泣。

处方：滋阴息风通络汤。

熟地黄25g	山药20g	山茱萸20g	丹皮10g
当归15g	白芍20g	天麻10g	钩藤30g
牛膝20g	益母草20g	青葙子15g	蔓荆子15g
丹参20g	全蝎6g	水蛭6g	

水煎服200mL，早晚分服。

二诊：自述药后诸症稍减轻，已减少卡马西平用量。睡眠可，烦热、头晕减轻。前方加石决明、夏枯草，继服2周。

三诊：服中药后3周仅有一次因受风小发作，其他无任何不适，嘱继服前方。

患者服前方加减2个月后，卡马西平已停药，至今未再发作。

【按语】中医学认为本病基本病机多因外感风邪，经络不通，或情志所伤，肝胆火旺，或肝胆病及脾，脾虚生痰，痰热壅阻，上扰清窍，经络不通而致，多为单侧面颊疼痛。归纳病机为风寒外侵，风热外袭，阳明热盛，肝火上炎，痰火上扰，阴虚阳亢，久病入络等。本案根据其症状、舌脉分析，因其病久，故属肝肾不足，阴虚阳亢，经络不通，选用自拟滋阴息风通络汤治疗。方中熟地黄、山药、山茱萸滋补肝肾；当归、白芍养血活血；因是风阳上扰，治风先治血，血行风自灭，故用当归、白芍、天麻、钩藤、牛膝、丹皮平肝息风潜阳；青葙子、蔓荆子清肝泻火；丹参、益母草、全蝎、水蛭息风镇痉，活血通络止痛。以上诸药合用，共奏滋补肝肾、平肝潜阳、活血息风、通络止痛之功，故而获效。现代药理学也证实，白芍中所含牡丹酚、苯甲酰芍药苷和氧化芍药苷等既有抗炎作用，还可镇痛、解痉、提高免疫功能等，而全蝎、水蛭等对急慢性疼痛均有强效抑制作用，具有较好的修复受损神经的功效。

百会补之益气升阳，泻之清热泻火；神庭乃神之所居；攒竹为膀胱经腧穴，具清热解表之功；三穴共起安神定志的作用。本案从舌苔、脉象上辨证，应为阴虚火旺，火性炎上，循经上扰面部所致。故周老取肝经之荥穴行间，胃经之荥穴内庭，以清肝胃之火，引热下行。膻中为气会，气海为生气之海，共奏调节气机、益元气之功；期门为肝之募穴，功于疏肝理气，平肝降逆；三穴共用为夏寿人教授治疗三叉神经痛的有效穴组，即菱形反应区。外关为手少阳与阳维脉之交会穴，有散风解表清热的作用。列缺、蠡沟、丰隆三穴为周老用于止痛的一组经验穴。列缺为肺经络穴，功于行气；蠡沟为肝经络穴，功于行血；丰隆为胃经络穴，功于行气血；故三络合伍，共奏宣通气血、清化通络之功。

病案 3

陈某，男，64 岁。2018 年 3 月 15 日初诊。

主诉：发作性闪电样触痛 3 月余。

现病史：3 个月前突发右侧上牙发作性闪电样触痛，在某医院诊断为“三叉神经痛”，予卡马西平治疗后，症状缓解，但每遇风寒，症状反复，表现为左侧上牙、颧部频发发作性闪电样触痛，每于刷牙、洗脸、进食时发作，伴情绪低落、口干、心烦易急。

既往史：体健。

中医诊查：舌淡红，苔白厚腻，脉弦浮细数。

西医诊断：三叉神经痛。

中医诊断：面痛（肝郁气滞，胃肠积热）。

立法：息风通络止痛。

处方：合谷、太冲、列缺、蠡沟、丰隆、内庭。

疗效：针治 10 次后，症状明显减轻，再针 20 次后痛止。

【按语】三叉神经痛多见肝郁气滞、胃肠积热型，周老多用通络止痛方加减治疗。周老认为列缺为手太阴肺经的络脉，肺主一身之气，故可行气；蠡沟为足厥阴肝经络穴，可理气疏肝行血，故可活血；丰隆属足阳明胃经之络穴，阳明经多气多血，故可气血并治、行气活血；三穴合用，行气活血，通络止痛，再加内庭清胃肠积热，故可使热清气顺，络通痛止，取效迅捷。

病案4

邢某，男，78岁。2018年9月29日初诊。

主诉：右侧面痛2年，加重2周。

现病史：2年前诊断“三叉神经痛”，经针刺治疗好转，2周前再次出现，右侧迎香穴附近窜痛，烧灼痛，怕洗脸、刷牙，张嘴亦可诱发。纳差，二便调。

中医诊查：舌暗红，苔略黄腻，脉细滑。

西医诊断：三叉神经痛。

中医诊断：面痛（湿热蕴结）。

立法：清热利湿止痛。

取穴：百会、神庭、下关、完骨、外关、合谷、列缺、丰隆、蠡沟、足临泣、太冲。

手法：平补平泻，每周3～5次，每次30分钟。

治疗经过：治疗5次后，患者面痛明显缓解，面部敏感性下降，能正常洗脸、刷牙、吃饭，偶有发作，疼痛持续数秒缓解。

【按语】本案患者典型三叉神经痛发作，属下颌支痛。取穴百会、神庭镇静安神。下关属足阳明胃经的面部经穴，足阳明、足少阳经交会穴，主治面口病证，耳聋、耳鸣、聤耳等耳疾。操作方法为平刺0.5～1寸。足阳明经循行于口、鼻、面部，上述病证，取本穴可疏通经络，消肿止痛，对于多种原因导致的面痛、口眼㖞斜均可选用，常与颧髎、颊车、地仓、合谷等配伍应用。外关穴为手少阳之穴，足临泣为足少阳之穴，两经合于目锐眦、颊，为八脉交会穴，具有疏肝泻胆、调和气血、散瘀止痛之效。列缺、丰隆、蠡沟为周老络穴止痛方，调气止痛。

周老临床治疗时头面部一般仅取百会、神庭、攒竹、承浆等穴，却不取局部疼痛阿是穴。这样处理的原因有二：其一，治病的首要是治神；其二，此类疼痛本身会重复发作，故而对其进行直接针刺，可能导致疼痛发作甚至扩大，对于其后续治疗无益。因此在治疗时除局部经络取穴外，多配合夏寿人老中医经验取穴，膻中、期门（双）、气海四穴构成一个菱形，是治疗三叉神经痛的特效经验方。加之“络穴止痛方”列缺、蠡沟、丰隆调气止痛，疗效显著。

病案 5

柴某，女，43 岁。2008 年 5 月 25 日初诊。

主诉：右脸颊部针刺样疼痛麻木 7 年余，加重 1 月余。

现病史：患者 2001 年劳累后出现右脸颊部针刺样疼痛及麻木，牵及头部，患者就诊于社区医院诊断为“三叉神经痛”，予口服止痛药物治疗（具体不详），患者症状未见明显改善。2002 年 2 月就诊于北京某医院，查头颅 MRI 提示“右桥小脑角瘤并包绕后组脑神经（三叉神经、外展神经、视神经等）”，先后行伽玛刀术、射频神经阻断术均效果不佳，患者仍右脸颊部针刺样疼痛及麻木明显，2002 年 8 月行开颅肿瘤切除手术，术后右脸颊部针刺样疼痛及麻木减轻。1 个月前患者面部受风寒后出现右脸颊部针刺样疼痛麻木加重，伴偏头痛，言语、饮食困难，面部碰触后疼痛加剧，服用卡马西平治疗能暂时缓解，求进一步中医诊疗。纳少，眠差，二便调，月经正常。

既往史：2006 年诊断脑脊液鼻滴漏（右侧），于北京某医院行右蝶窦修补术。

中医诊查：舌淡红，苔薄黄腻，舌边尖红，脉弦数。

西医诊断：继发性三叉神经痛。

中医诊断：面痛（肝胆风热）。

立法：清热平肝，疏风活络。

取穴：百会、神庭、攒竹、颧髎、下关、大迎、膻中、期门、列缺、丰隆、蠡沟、外关、气海、阳陵泉、丘墟、内庭、行间、侠溪、太冲、合谷。

处方：

黄芩 6g	生石膏 20g	柴胡 10g	炒栀子 10g
玄参 15g	生地黄 15g	延胡索 10g	川楝子 6g
香附 10g	广郁金 10g	熟大黄 10g	炙甘草 10g

针刺 5 次，服药 14 剂后，患者诉右脸颊部针刺样疼痛麻木明显减轻，偏头痛缓解，可正常言语交流、进食，面部可触碰。

【按语】三叉神经痛是指三叉神经分支范围内反复出现的阵发性、短暂性的剧烈疼痛，临床可分为原发性与继发性两种类型，本患者属继发性三叉神经痛。本病的临床特点是单侧颜面及头部疼痛，连及眼齿，其痛暴发，痛势强烈，如触电感，甚至于微风吹面或咀嚼时痛亦难忍，但痛止后如常人。本病属中医“头风”或“面痛”的范畴。《丹溪心法》认为，头风之痛，在一侧者，其痛多在颞部或头角，或左或右连目系。多因风邪袭于少阳所致，或因肝经痰火郁结。治以祛风通络，或疏肝豁痰等法。本例患者因脉弦数，舌边尖红，苔薄黄腻，可辨证为肝胆风热证。

针灸穴位选取百会补之益气升阳，泻之清热泻火；神庭乃神之所居；攒竹为膀胱经验穴，具清热解表之功；合谷、太冲为“四关方”，具有疏肝解郁、镇静安神之功；以上五穴共起安神定志的作用，体现周老“治病先治神”的学术思想。本案从舌苔、脉象上辨证，应为肝胆风热，火性炎上，循经上扰面部所致。故周老取肝经之荥穴行间，胆经之荥穴侠溪、原穴丘墟、合穴阳陵泉，胃经之荥穴内庭，以清肝胃之火，引热下行。本方取颧髎、下关、大迎等穴，属局部取穴，旨在疏通面部经气以止痛。膻中为气会，气海为生气之海，共奏调节气机、益元气之功；期门为肝之募穴，功于疏肝理气、平肝降逆；三穴共用为夏寿人教授治疗三叉神经痛的有效穴组，即菱形反应区。外关为手少阳与阳维脉之交会穴，有散风解表清热的作用。列缺、蠡沟、丰隆三穴为周老治疗疼痛的经验穴“调气止痛方”。列缺为肺经络穴，功于行气；蠡沟为肝经络穴，功于行血；丰隆为胃经络穴，功于行气血；故三络合伍，共奏宣通气血、清化通络之功。

中药处方中生石膏大寒质重，清肺胃火热，为阳明气分之要药；栀子清热泻火；黄芩能清上泻下，走表达里，可泻上焦心肺之火，除中焦肠胃湿热，共为君药。柴胡在此可疏肝解郁，通络止痛，解半表半里之热邪；玄参、生地黄相伍，能清热凉血，养阴生津，共为辅药。延胡索入血分，活血行气，为血中之气药，可治一身上下内外各种疼痛；川楝子入肝经，疏肝止痛，又可导热下行；广郁金性寒，辛开苦降，入肝、肺二经，平肝解郁，活血散瘀；香附宣畅十二经气分，兼入血分，善于疏肝解郁；熟大黄，以黄酒蒸拌炮制而成，泻下清热之力较生品为缓，可清热化湿，上药共为佐药。甘草味甘性平，通行十二经，炙甘草可温中益气，缓中健脾，缓药性之寒，以护脾胃，为使药。

针药并用，以清热平肝、疏风活络为大法，治疗而愈。

（五）颈项痛

病案 1

骆某，男，54 岁。

主诉：摔倒后双上肢无力，伴颈肩部疼痛 1 天。

现病史：患者于入院前 1 天晚不慎摔倒，头部先着地，右侧面部皮肤擦伤，约 1 小时后出现双上肢无力，针刺样疼痛，肩颈部疼痛，双手麻木胀痛，以大拇指为主。无头晕目眩，无行走困难。无肢体关节红肿，无肌张力增高。无吞咽困难，无饮水呛咳。遂来我院就诊，查头颅 CT 未见明显异常，未予重视，回家后双上肢无力，针刺样痛感加重，复诊收入院。刻下能见，双上肢无力，抬举困难，针刺样疼痛，纳可，二便调。

既往史：高血压、糖尿病、颈椎病多年。

家族史：父母均患高血压，糖尿病。

中医诊查：舌暗，苔白，脉弦滑。

西医诊断：颈部过伸综合征。

中医诊断：痹证（血脉瘀滞）。

立法：活血化瘀，通络止痛。

西药：腺苷钴胺 1.5mg，每日一次，肌内注射；维生素 B_1 100mg，每日一次，肌内注射。甲基强的松龙 40mg 入 0.9% 氯化钠注射液 100mL 静脉滴注，每日一次。

取穴：颈四针、肩髃、天宗、曲池、手三里、外关、中渚、足三里、三阴交、八邪、阿是穴，十宣放血。

手法：平补平泻。

处方：自拟活血通络方。

红花 10g	水蛭 3g	豨莶草 15g	桃仁 10g
羌活 10g	桑枝 10g	葛根 30g	鸡血藤 30g
白芍 30g	炙甘草 12g	天麻 10g	川芎 10g

3 剂颗粒剂，每日 2 次，温水冲服。

医嘱：减少活动。

二诊：3剂药后患者肢体疼痛无力症状明显好转，舌苔较黄，舌质暗红，脉滑，大便干，口干，口渴，有内热之象出现。于前方加知母10g，生石膏15g，桑枝15g，清热引药上行，葛根加量为60g，又给予患者3剂，颗粒剂温服。

上3剂药后患者双手麻木无力症状基本消除，调整降糖药物后痊愈出院。

【按语】颈部过伸综合征，是指颈椎受损所致的颈、肩和上肢疼痛及相应神经根感觉运动和营养障碍的一组综合征，临床表现为颈项肩活动受限或疼痛，可出现内颈向肩、臂、手指放射的疼痛。颈椎运动受限，颈肌紧张。肩、臂、手和指的感觉运动障碍，易见麻痹和肌肉萎缩，手指可出现血液循环障碍。

本病在中医属于“痹证”范畴，是以关节肌肉疼痛重着为特征的一种常见疾病，《素问·痹论》曰：“风寒湿三气杂至，合而为痹也。”历代医家都认为，风寒湿是本病发生的重要原因，王清任在《医林改错》中指出“痹证有瘀之血”以来，后世医家逐步认识到瘀血在痹证发生中的地位。

寒邪收引，其性凝滞，寒客血脉易使血脉收缩，血液凝滞，脉道不通，不通则痛。湿为阴邪，易伤人体阳气，使气机升降失常，经络阻滞，而导致血不畅行，遂成瘀血，发为痹证。热邪伤津，血枯而涩滞不畅，遂为热痹。本例患者无以上几种病因，直接因外伤后瘀血阻络而致痹证。

痹证是由于风寒湿热等邪气入侵机体导致筋骨肌肉关节的血液运行不畅，瘀血停滞所致。因此在治疗上宜活血化瘀，通络为主。本例患者外伤所致瘀血阻络，以活血祛瘀药为主，葛根大量应用可活血通络，白芍缓急止痛，余多为活血止痛之要药，患者服用之后止痛效果明显。

颈四针位于督脉，能调节一身之阳气，气行则血行。外关是八脉交会穴之一，通于阳维脉，阳维脉“维络诸阳”，针刺外关可助阳以行气活血。肩髃、天宗可调和气血，疏通经络。阿是穴以痛为腧，止痛效果最佳。曲池、手三里，为手阳明大肠经穴，局部取穴可治疗上肢麻木、疼痛。中渚、外关为手少阳三焦经腧穴，可治疗上肢肩臂疼痛，手指屈伸不利。八邪为经外奇穴，可治疗手指麻木，屈伸不利。十宣放血，活血通络止痛。足三里、三阴交，气血双补，养血益气，活血通络。诸穴和用，共奏益气活血、通络止痛之功。

病案2

张某，女，28岁。

主诉：颈部转侧不利 1 天。

现病史：患者晨起后出现左侧颈项疼痛，活动受限，强行活动则加重疼痛。

既往史：追问病史，诉有受凉及劳累史，1 年前有落枕病史。

辅助检查：查 CT 未见骨骼及椎间盘异常。

西医诊断：急性颈椎关节周围炎。

中医诊断：落枕——剧痛痉挛期（筋脉拘挛不通）。

立法：舒筋止痛。

针刺治疗：后溪穴动留针法，得气后嘱患者缓缓活动患部，10 分钟可迅速缓解症状，治疗一次而症状减半，颈部活动度增加。

二诊：予活血舒筋法治疗，取双侧夹脊穴、天宗、秉风、天柱及阿是穴；配合患处阿是穴拔罐治疗。

4 次治疗后症状消失，仅有颈部酸沉不适感，嘱规律作息，避风寒勿劳累，适度活动增强项背肌肉功能。

【按语】落枕是以颈项突然发生疼痛、活动受限为主症的病证，又称“失枕”“失颈”。其发生常与睡眠姿势不正、枕头高低不适、颈部负重过度、寒邪侵袭等因素有关。本病病位在颈项部经筋，与督脉、手足太阳和少阳经密切相关。基本病机是经筋受损，筋络拘急，气血阻滞不通。剧痛期采取动留针手法，得气后，嘱患者缓缓活动患部可以迅速缓解症状。剧痛痉挛期局部避免重手法的揉捏或拔罐，以免引起肌肉的进一步痉挛和水肿。

（1）落枕方一

辨证分型（剧痛痉挛期）：筋脉不通。

立法：舒筋止痛。

取穴：①外劳宫、风池、风府。②后溪。

刺法要诀：根据实际情况灵活选用组穴，动留针法，得气后嘱患者缓缓活动患部，一般 5 ～ 10 分钟即可缓解症状。

（2）落枕方二

辨证分型（缓解期）：筋脉不通。

立法：活血舒筋。

取穴：双侧夹脊穴、阿是穴、天宗、秉风、天柱。

刺法要诀：可配合拔罐法，手法宜轻，避免引起肌肉痉挛，起罐后局部皮肤浅红或深红为度。

病案3

金某，男，28岁。2017年5月4日初诊。

主诉：颈肩部疼痛伴头晕3年余。

现病史：患者自述3年前因工作原因出现颈肩部疼痛，伴头晕，无视物旋转，无恶心、呕吐，无手麻，纳眠可，二便调。颈肩部僵硬，有压痛。

既往史：体健。

中医诊查：舌淡红，苔薄白，脉和缓有力。

西医诊断：颈椎病。

中医诊断：项痹（脉络痹阻）。

立法：通络止痛，开痹止晕。

取穴：百会、四神聪、神庭、本神、颈四针（颈4、5、6、7椎棘突下）、天宗、曲垣、秉风、肩髃、肩髎、曲池、风池（双侧）、合谷。

手法：平补平泻法。

二诊：2017年5月5日。患者按约来诊，症状略好转，但肩部僵硬，给予颈肩部火针及放血拔罐疗法，按患者要求去合谷穴，其余治疗及取穴同前。

三诊：2017年5月12日。患者肩部症状明显好转，但近来头晕症状明显，不能乘坐地铁及电梯，给予患者头部百会、四神聪放血，其余治疗及选穴治疗同前。

四诊：2017年5月31日。患者因工作忙碌每周针一次，颈肩疼痛症状明显好转，头晕基本消失。

【按语】颈椎病患者以中老年人、睡眠体位不佳者、坐姿不当者居多。本病病因主要与颈椎退行性变、发育性颈椎管狭窄、慢性劳损等因素有关。临床症状为颈背疼痛、上肢无力、手指发麻、下肢乏力等，是针灸门诊常见病。

“颈四针”为周老独创，分别位于颈椎第4至第7椎棘突下，“颈四针”位于后正中线上，属于督脉，能够活血散风通络。天宗、曲垣、秉风、肩髃、肩髎，为局部取穴；放血疗法可疏通经络，达到治疗目的。

（六）肩痛

病案

李某，男，55岁。

主诉：肩部疼痛5年。

现病史：肩关节僵硬不适，受寒、劳累后加重，适度活动及热敷后稍有缓解，疼痛剧烈时转侧即影响睡眠。

查体：肩关节活动受限，肩部肌肉未见明显萎缩。

辅助检查：X线检查未见骨骼损伤。

西医诊断：肩周炎。

中医诊断：肩痹（筋脉不通）。

立法：化瘀通络，舒筋止痛。

针刺治疗：患者阳明经、太阳经循行位置均痛，配合合谷及后溪，肩三针粗针深刺，针尖朝向臂臑方向，以手下肌肉轻度跳动为度。针刺后拔罐以祛寒通络止痛；阿是穴、臂臑、肩贞、秉风、天宗、肩髃、肩髎拔罐，起罐后局部皮肤黑紫。

9次治疗后症状基本消失。

【按语】肩痹是以肩部持续疼痛及活动受限为主症的病证。由于风寒是本病的重要诱因，故又称为“漏肩风”。本病多发于50岁左右的成人，故俗称“五十肩”。因患肩局部常畏寒怕冷，尤其后期常出现肩关节的炎症粘连和肌肉萎缩，肩部活动明显受限，故又称“肩凝症”“冻结肩”等。其发生与体虚、劳损、风寒侵袭肩部等因素有关。本病病位在肩部筋肉，与手三阳经、手太阴经关系密切。基本病机是肩部经络阻滞不通或筋肉失于濡养。本病相当于西医学的肩关节周围炎，是软组织退行性、炎症性病变。

周老治疗本病经验如下。

（1）肩痹毫针方

辨证分型：筋脉不通。

立法：化瘀通络，舒筋止痛。

主穴：肩前、肩髃、肩髎、肩贞、阿是穴。

配穴：阳明经筋证配合谷；少阳经筋证配外关；太阳经筋证配后溪。

刺法要诀：肩三针粗针深刺，针尖朝向臂臑方向，以手下肌肉轻度跳动为度。

（2）肩痹血罐方

辨证分型：筋脉不通。

立法：强通止痛。

主穴：阿是穴、臂臑、肩贞。

特色：肩胛骨内侧缘用皮肤针中等强度叩刺。

要诀：散刺拔罐，出色深瘀血，顽麻冷痹症状顿解。

（3）肩痹火针方

辨证分型：筋脉不通。

立法：强通活络止痛。

主穴：阿是穴、臂臑、肩贞。

特色：沿经脉走行，间隔 3 ～ 5cm 点刺以通经络。

要诀：肌肉丰厚处可深刺，肩关节密布韧带、肌腱，针刺上述部位宜轻手法浅刺，不可伤及肌腱、韧带。

（4）肩痹拔罐方

辨证分型：筋脉不通。

立法：祛寒通络止痛。

主穴：阿是穴、臂臑、肩贞、秉风、天宗、肩髃、肩髎。

要诀：依据体型选择罐型号，着罐力度宜大，起罐后局部皮肤黑紫为度。

注意事项：事先做好知情，注意患者的耐受程度，每 2 ～ 3 分钟通过玻璃观察局部皮肤状况，尽量避免皮肤出水疱。

（七）腰痛

病案 1

姚某，女，56 岁。2011 年 5 月 13 日初诊。

主诉：腰痛 10 余年，加重 1 个月。

现病史：10 年前无明显诱因出现腰痛，平卧休息时加重，活动时或走路时减轻。最近1个月因劳累而加重。另左膝关节痛3个月，蹲起时腘窝及髌骨内侧疼痛明显。否认外伤史。

理化检查：①外院所做的腰椎MRI：L3～L4、L4～L5椎间盘膨出，骶2水平骶管囊肿。②外院所做的左膝关节MRI：左膝内侧半月板后角损伤Ⅰ度可能性大，左膝关节腔内、髌上囊内中等积液，左侧胫骨平台髁间嵴下方、股骨内侧髁及髌骨后缘关节面下骨髓水肿。

西医诊断：腰椎间盘突出症。

中医诊断：腰痛（肾气亏虚，瘀血阻络）。

立法：补肾活血通络。

针灸处方：命门、肾俞（双侧）、腰阳关、大肠俞（双侧）、十七椎、鹤顶（左侧）、血海（左侧）、内外膝眼（左侧）、阳陵泉（左侧）、太溪（双侧）、委中（双侧）。

针灸治疗3次，腰痛明显减轻，膝关节痛稍改善。

【按语】命门、肾俞（双侧）、腰阳关、大肠俞（双侧）、十七椎是由周老“腰五针”发展而来的，“腰五针”包括大肠俞（双侧）、十七椎、秩边（双侧），是治疗腰痛的基本针灸方，加上命门、腰阳关，两穴位于督脉，正处腰中，增强了通督、补肾、壮骨之功，腰为肾之府，肾俞（双侧）为肾脏精气转输于背部的穴位，为治疗腰痛之要穴。从另一个角度分析，命门、肾俞（双侧）、腰阳关、大肠俞（双侧）、委中（双侧）为著名针灸大家王乐亭治疗腰痛针灸处方的“腰八针”，周老继承了前人的经验加以临床应用。

病案2

马某，女，37岁。2018年1月3日初诊。

主诉：双侧腰痛10余年。

现病史：患者自述10余年前出现双侧腰痛，以右侧疼痛僵硬为主，弯腰穿鞋袜动作不能自行完成，晨起、久站久坐、寒冷时疼痛明显加重。眠纳可，二便调。

既往史：体健。

中医诊查：舌淡，苔白，脉沉缓。

西医诊断：非特异性下腰痛。

中医诊断：腰痛（寒湿痹阻，瘀血阻络）。

立法：祛瘀散寒止痛。

取穴：肾俞（双侧）、大肠俞（双侧）、十七椎、秩边（双侧）、腰痛点（双侧）、夹脊穴、阿是穴。

手法：火针点刺双侧夹脊穴，阿是穴拔罐放血。其余诸穴平补平泻法。

二诊：2018 年 1 月 4 日。患者行 1 次针刺后自述腰部症状缓解，晨起疼痛明显减轻。继续针刺治疗同前。

三诊：2018 年 1 月 5 日。患者自述症状明显好转，能自行弯腰、穿鞋袜，腰部僵硬程度减轻，继续火针及放血等治疗同前。

【按语】 西医认为，非特异性下腰痛常见发病部位由腰到臀部，疼痛原因为韧带、软骨、肌肉受到牵拉，多以阿司匹林、对乙酰氨基酚等药物治疗，或到康复科进行物理治疗。

周老善用独创的穴位组合“腰五针”治疗腰痛。方中大肠俞、十七椎位于腰骶关节附近，是腰部活动的枢纽。大肠俞属膀胱经，膀胱主表，与肾相为表里，因此又有补肾散寒、解表通络之功。十七椎为经外奇穴，当后正中线上，第五腰椎棘突下，属于督脉，督脉贯脊属肾，腰为肾之府，故十七椎穴可以温肾散寒，强腰壮脊，常用于治疗腰骶痛、痛经。秩边亦为膀胱经的穴位，是肾府的邻近穴，可以补肾散寒，周老认为该穴止痛作用强于环跳穴。“腰五针”分布于膀胱经、督脉，主要位于腰、骶、臀部，可相互配合治疗腰痛。

病案 3

李某，男，68 岁。2022 年 8 月 17 日初诊。

主诉：腰痛伴左下肢放射痛 1 周。

现病史：1 周前患者搬重物时出现腰部疼痛，活动略受限，体位改变及行走时有向左下肢后外侧放射感，自行拔罐、贴膏药均不见缓解。现症见：腰部酸痛，喜温喜按，活动受限，体位改变及行走时有向左下肢后外侧放射感，纳可，眠欠安，二便调。

查体：神清，精神可，一般查体正常，心肺（-），腰部肌肉僵硬，腰部前屈、背伸、侧屈受限。L4、L5 棘突旁有明显压痛，挺腹试验（+），左侧直腿抬高试验（+），45°，右侧直腿抬高试验（-）。

辅助检查：腰椎 MRI 提示 L4 ～ L5 椎间盘突出。

中医诊查：舌淡红，苔薄白，脉沉细。

西医诊断：腰椎间盘突出症。

中医诊断：腰腿痛（气滞血瘀）。

治疗原则：通经活络，活血化瘀。

取穴：腰五针、阳陵泉、悬钟、昆仑。

治疗 5 次后腰部活动改善，酸痛感减轻。继续治疗 5 次，腰痛及左下肢放射感改善，又行第 2 个疗程痊愈。

【按语】腰腿痛是临床常见病和多发病之一，好发于中老年人，其他年龄受寒湿或扭伤亦可有之。周老在临床过程中，应用“腰五针”取得良好疗效。

（八）足跟痛

病案

陈某，女，45 岁。

主诉：足跟痛半月余。

现病史：患者为商城导购，自诉生产后曾有足跟痛，知为受凉所致，保暖后好转，多年来间断发作。近半月天气炎热，家人频开空调，受凉后再次出现双足跟痛，伴有腰酸、耳鸣、两目干涩症状，贴膏药效果不明显，纳可，便调。

既往史：体健。

家族史：无。

中医诊查：舌红，少苔，脉沉细。

西医诊断：足底筋膜炎。

中医诊断：足跟痛（肾经亏虚，筋脉失养）。

立法：补肾养血，舒筋活络。

取穴：照海透足跟。

处方：

熟地黄 30g	芍药 30g	炙甘草 6g	全当归 10g
枸杞子 10g	川芎 6g	车前子 6g	杜仲 6g
牛膝 10g	菟丝子 10g	菊花 10g	

颗粒剂，每日 1 剂，分 2 次温水冲服。

医嘱：少站立，穿软底鞋，注意保暖。

2017 年 7 月 26 日复诊。足跟痛缓解，眼干涩及腰酸症状均有改善，诉小便稍多，去车前子，再服前方。

【按语】该患者中年女性，商场导购，平日站立时间较长，且45岁，肾气渐亏，天癸将竭，足跟痛考虑为肾精不足、无力生髓充骨、足跟失养所致，且该患者伴有腰酸、眼干等肾精亏虚的表现，故在芍药甘草汤缓急柔筋止痛的基础，给予大量的滋养肾精的药物，如熟地黄、枸杞子、杜仲、牛膝等，用车前子取其通肾开窍引经之意，因尿多，后停用。当归、川芎养血活血，促其精血互化，经治疗患者症状明显改善。

照海透足跟，可直接疏通局部气血，通经止痛，同时又是循经取穴，照海为足少阴肾经穴，通于阴跷脉，针刺照海可补肾气，通经络，止疼痛。

（九）风湿痛

病案

郭某，女，64 岁。

主诉：双手麻木疼痛 1 年余，遇冷加重。

现病史：患者 1 年前无明显诱因出现阵发性双手麻木，疼痛遇冷加重，伴有口干，眼干，唾液及眼泪减少，短气乏力，曾于外院查抗核抗体（ANA，+），schirmer（施墨）试验（+），诊断为“干燥综合征合并雷诺现象”。

既往史：高血压。

家族史：否认家族遗传病史。

中医诊查：舌暗淡，舌体裂纹，少苔，脉沉细。

西医诊断：干燥综合征，雷诺现象。

中医诊断：厥证（气阴两亏，筋脉失养）。

立法：益气养阴，温阳通络。

取穴：曲池、手三里、外关、中渚、合谷、太渊、八邪、十宣、足三里、三阴交。

手法：十宣放血，余平补平泻。

处方：当归四逆汤加减。

红花 10g	水蛭 3g	豨莶草 15g	桃仁 10g
当归 10g	赤芍 12g	桂枝 6g	细辛 3g
通草 6g	生黄芪 30g	黄精 20g	乌梅 10g
麦冬 10g	五味子 10g	桑椹子 10g	枸杞子 12g
鸡血藤 15g	甘草 6g	大枣 10g	

7 剂，颗粒剂，每日 1 剂，分两次冲服。

医嘱：保暖，忌接触冷水等。

二诊：手麻疼痛好转，仍眼干、口干，去细辛，加天花粉 12g，石斛 15g，再服 7 剂。

三诊：手麻、冷痛祛除，眼干口干之症好转。

【按语】干燥综合征是一种侵犯外分泌腺体尤以侵犯唾液腺和泪腺为主的慢性自身免疫性疾病。主要表现为口、眼干燥，也可有多器官、多系统损害，累及神经肌肉系统，个别患者可发生孤立性颅神经瘫痪，有时也可发生多发性颅神经及周围神经病变。该患者双手麻木疼痛，考虑为干燥综合征日久，累及周围神经症状。

《伤寒论》35 条载，“手足厥寒，脉细欲绝者，当归四逆汤主之”。手足厥寒，脉细欲绝者是厥阴血虚，不能温煦四末，荣于脉中，阴邪寒化脏厥之脉证也。用当归四逆汤和厥阴以散寒邪，调营血以通阳气也。本方君以当归养血和营，厥阴主肝为血室也。佐以细辛，能达三阴，外温经而内温脏，温以行之；桂枝温之，芍药润之，甘草、大枣之甘以养之；通草入经通脉以续其绝，而止其厥。合为养血通络温经散寒之剂。该患者患“干燥综合征”，具有口干、咽干、津液亏虚之症，阴亏日久，阴损及阳，阴阳俱损，经脉失于温煦濡养而成痹痛。故加黄精、乌梅、麦冬、五味子、桑椹子、枸杞子等滋阴之剂，患者气短，加黄芪以益气，鸡血藤活血通络，益气养阴生津与温阳通络之药并用甚为有效。红花、水蛭、豨莶草、桃仁活血通络止痛。

曲池、合谷、手三里，手阳明大肠经穴，可治疗上肢麻木，疼痛。中渚、外关为手少阳三焦经腧穴可治疗上肢肩臂疼痛，手指屈伸不利。八邪为经外奇穴，可治疗手指麻木，屈伸不利。十宣放血，活血通络止痛。足三里、太渊、三阴交养血益气，活血通络。

（十）带状疱疹后神经痛

病案1

李某，男，28岁。

主诉：右侧胁肋部疼痛2天。

现病史：饮酒且熬夜后，出现右侧胁肋部疼痛，皮肤色红，两日后出现局部疱疹簇状分布，疼痛剧烈，痛甚夜间转侧影响睡眠。

中医诊查：舌红苔黄，脉洪。

西医诊断：带状疱疹。

中医诊断：蛇串疮（火毒郁结）。

立法：泻火解毒。

针刺治疗：联合使用毫针方及刺血方，予龙眼、大椎、阿是穴梅花针强刺激叩刺出血后拔罐，然后针刺患侧夹脊穴、阿是穴、肝俞、胆俞、行间、太冲、液门、支沟。

刺血拔罐3次后疱疹结痂，疼痛减轻；6次后，症状基本消失。

【按语】带状疱疹是以皮肤突发簇集状疱疹，呈带状分布，并伴强烈痛感为主症的病证。因其疱疹常累如串珠，分布于腰、胁部，状如蛇形，名“蛇串疮”，又称为“蛇丹”“缠腰火丹”等。其发生常与情志不畅、过食辛辣厚味、感受火热时毒等因素有关。本病病位在皮部，主要与肝、脾相关。基本病机是火毒湿热蕴蒸于肌肤、经络。本病相当于西医学的带状疱疹，是由水痘–带状疱疹病毒所致的急性疱疹性皮肤病。

龙眼穴是本病的特效穴，针刺及点刺出血可以泻火解毒。如果患者疱疹皮损面积大，可以毫针点刺疱壁助疱液流出，之后可用碘伏消毒。

周老治疗带状疱疹采用多种治法。

（1）围刺方

辨证分型：热邪毒盛证。

立法：清热除邪。

处方：局部围刺。

（2）火针方

辨证分型：火毒郁结证。

立法：泻火解毒。

取穴：阿是穴。

刺法：沿皮点刺，如有疱，则刺破疱壁即可，如仅有皮色红或疼痛，则沿皮点刺。

（3）刺血方

辨证分型：火毒郁结证。

立法：泻火解毒。

取穴：龙眼、大椎、膈俞、阿是穴。

要诀：穴位三棱针点刺、豹文刺；亦可沿疱疹带或疼痛带梅花针强刺激叩刺出血而后拔罐放血治疗。

（4）毫针方

辨证分型：湿热火毒郁结证。

立法：清利湿热，止痛。

主穴：患侧夹脊穴（高于皮损到1～2个神经根处），阿是穴。

配穴：肝俞、胆俞、行间、太冲、液门、支沟。

刺法：阿是穴围刺法。

病案2

陈某，女，55岁。2010年11月5日初诊。

主诉：左侧胸胁、后背疼痛剧烈19天。

现病史：19天前左侧胸胁、后背出现剧烈疼痛，几天后（2010年11月1日）发现左侧胸胁、后背起红色疱疹，局部疼痛剧烈，呈刀割样。5天后来到周老处针灸治疗。

西医诊断：带状疱疹。

中医诊断：蛇串疮（肝胆湿热蕴结）。

立法：清泄肝胆郁热。

针灸治疗：疱疹局部拔罐放血，龙头、龙尾、肺俞、膈俞、大肠俞拔罐放血。拔罐放血之后针刺取穴：龙眼、百会、神庭、攒竹（双侧）、曲池（双侧）、外关（双侧）、合谷（双侧）、列缺（双侧）、中脘、天枢（双侧）、气海、阳陵泉（双侧）、蠡沟（双侧）、丰隆（双侧）、太冲（双侧）。

经过5次治疗后，基本痊愈，疱疹已经结痂，局部疼痛已经消失。

【按语】疱疹局部、龙头、龙尾拔罐放血可局部泄热解毒；“肺主皮毛”，肺俞拔罐放血泄肺热。“治风先治血”，膈俞为血会，为八脉交会穴之一，膈俞拔罐放血可凉血活血。大肠俞为大肠的背俞穴，大肠俞拔罐放血可泄大肠阳明郁热。龙眼是治疗带状疱疹（缠腰龙）的经验穴；百会、神庭、攒竹（双侧）镇静安神；曲池（双侧）、外关（双侧）、合谷（双侧）疏风清热；列缺（双侧）、蠡沟（双侧）、丰隆（双侧）为周老创立的针灸“络穴止痛方”；中脘、天枢（双侧）、气海疏通腹部气血；胸胁多为肝胆经所过，阳陵泉（双侧）、蠡沟（双侧）、太冲（双侧）清泄肝胆郁热。取穴精当，故疗效颇佳。

周老治疗带状疱疹以放血疗法为主：①头面部：取太阳、印堂、百会、大椎、耳尖放血为主；②腹部：取气海、天枢、水道为主；③背部：取肺俞、膈俞、大椎为主；④腰部：大肠俞、委中、膈俞为主。

病案3

刘某，女，86岁。2018年3月1日初诊。

主诉：左胸胁肋簇集样水疱伴剧烈疼痛1个月。

现病史：患者1个月前无诱因“左胸胁肋簇集样水疱伴剧烈疼痛”诊断为带状疱疹，疱疹消退后出现左胸胁肋痛剧，入睡困难，口服加巴喷丁后可入睡，但仍夜间痛醒，昼夜均痛，现左侧胸胁肋见簇集样水疱伴局部持续性烧灼样疼痛伴刺痛，又疲乏无力，夜寐不安，夜间有时痛醒，夜半咽干喜饮，心烦急躁，大便干，两日一行。

既往史：否认糖尿病、冠心病、风湿免疫疾病、肿瘤及结核等病。否认药食过敏史。

中医诊查：舌淡胖苔白腻泛黄，脉双关弦浮滑数。

西医诊断：带状疱疹。

中医诊断：蛇串疮（肝胆湿热，肺胃蕴热，瘀血阻络）。

立法：清热利湿，泻火解毒，祛瘀止痛。

取穴：

①局部阿是穴刺。

②针夹脊穴 T5、T6、T7，支沟、阳陵泉、上巨虚、曲池、阴陵泉。

针刺方法：局部阿是穴刺络放血；余穴泻法，留针 30 分钟。

针后患者疼痛明显减轻，夜间可安睡数小时，夜间仅痛醒一次，之后宗上法治疗 6 个月，患者痛减十分之七，可基本耐受疼痛，因年老体衰，行动不便，遂停针观察。

【按语】本例带状疱疹患者辨证为肝胆湿热，肺胃蕴热，瘀血阻络，拟当清热利湿、泻火解毒、祛瘀止痛为法，主要选取肝、胆、肺、胃经上的腧穴进行治疗。其中，支沟穴为手少阳三焦经之“经”穴，清三焦热而利胸胁，另加阴陵泉，其穴为足太阴脾经的合穴，“合主气逆而泻”，故其可健脾渗湿止泻，《通玄指要赋》载“阴陵开通于水道”，《席弘赋》载“阴陵泉治心胸满”，因此上巨虚配伍阴陵泉可健脾祛湿，通调水道。以上诸穴相配，可清除湿热余邪，养阴益气，润燥止痛，再加阿是穴刺络放血，祛瘀生新，通络止痛，诸穴相伍，可使湿热得清，火毒得除，瘀血得祛，故能消除疱疹而效如桴鼓，取效迅捷。

（十一）坐臀风

病案

田某，女，68 岁。2022 年 1 月 28 日初诊。

主诉：左下肢放射样疼痛伴麻木 5 年，加重 1 个月。

现病史：患者 5 年前因劳累后出现左侧下肢后侧放射样疼痛，伴麻木感，曾行腰椎 MRI 检查提示腰 4～5、腰 5～骶 1 椎间盘突出并压迫神经根，未行手术治疗，间断针灸治疗后症状可缓解。1 个月前受凉后自觉左侧下肢后侧疼痛较前加重，行走 100 米后感下肢疼痛明显，需停下休息，每遇咳嗽及打喷嚏放射痛明显。刻下症见：左侧腰部及左下肢后侧疼痛，腰部、臀部、大腿、小腿后侧放射样疼痛，行走受限，伴小腿及足外侧麻木，腰部沉重感，怕凉，纳可，眠欠安，二便可。

既往史：既往小儿麻痹病史，遗留双下肢活动不利，右足内翻畸形；脑梗死、高血压、糖尿病史多年。

中医诊查：舌暗淡，苔白腻，脉沉紧。

西医诊断：坐骨神经痛。

中医诊断：坐臀风（寒湿痹阻）。

立法：温通经络，散寒止痛。

取穴：腰 4 ～ 5、腰 5 ～骶 1 夹脊穴，十七椎、大肠俞（双侧）、秩边（双侧）、殷门（左）、委中（左）、承山（左）、昆仑（左）。

手法：毫针刺，平补平泻法；腰 4 ～ 5、腰 5 ～骶 1 夹脊穴火针点刺。

针刺 4 次后，患者诉腰腿放射样疼痛明显减轻，行走轻快。

【按语】坐骨神经痛是指沿坐骨神经通路（腰部、臀部、大腿后侧、小腿后外侧及足外侧）以放射性疼痛为主要特点的综合征。坐骨神经受累部位不同，可产生不同的疼痛症状，临床上分别称为干性坐骨神经痛和根性坐骨神经痛。干性坐骨神经痛是指坐骨神经干部（椎间孔以外的坐骨神经段）受到各种病变的刺激或压迫而引起的疼痛，其特点为患侧下肢沿坐骨神经干呈放射性疼痛，尤以坐骨神经远端为多见，在臀以下沿坐骨神经走行方向有压痛点，咳嗽等增加腹压动作时疼痛不明显。根性坐骨神经痛是指腰骶神经根于椎管内部或外部遭受各种病变刺激或压迫而引起的疼痛，其特点为窜痛明显，疼痛以坐骨神经近端为主，腰脊椎旁有明显压痛点并沿坐骨神经全长向下肢放射，咳嗽等增加腹压动作可加重疼痛。

中医学对本病早有认识，古代文献中称为“坐臀风”“腰腿痛”等。在《灵枢・经脉》记载足太阳膀胱经的病候中有“脊痛，腰似折，髀不可以曲，腘如结，腨如裂”，形象地描述了本病的临床表现。本病主要属足太阳、足少阳经脉及经筋病证。结合本案患者症状、体征，考虑属于根性坐骨神经痛，1 个月前正值入冬雨雪时节，患者外出感受寒湿邪气，侵犯足太阳膀胱经，出现沿经筋走行的痹痛，故针刺取穴以足太阳膀胱经穴位为主，以毫针针刺大肠俞、十七椎、秩边、殷门、委中、承山、昆仑等，秩边要求针感放射至下肢为佳，并配合火针点刺腰夹脊穴以温通经络，散寒止痛。其中十七椎、大肠俞（双侧）、秩边（双侧）习称“腰五针”，为周老治疗腰腿痛的常用配穴。

（十一）急性踝扭伤

病案

王某，女，43 岁。2017 年 2 月 5 日初诊。

主诉：左足踝扭伤2天。

现病史：患者于2天前行走时，不慎将左足踝扭伤，当时不能行走，着地时疼痛难忍，到某中医院骨伤科急诊，足踝部X线检查未见明显异常，无骨折，给予冷敷及活血化瘀药物、膏药外用治疗，2天来左足踝仍十分疼痛，不能行走，足踝部肿胀，无法上班，故来我处行针灸治疗。症见：左足踝肿胀，表面红肿，不能行走，搀扶入室，纳可，二便调，夜寐安。

既往史：体健。

家族史：否认。

中医诊查：痛苦表情，左足踝外侧局部肌肤肿胀，皮温升高，触之痛甚。舌质红，苔白，脉弦细。

西医诊断：急性踝扭伤。

中医诊断：踝关节扭伤（气滞血瘀）。

立法：活血化瘀，理气止痛。

处方：百会、神庭、列缺、丰隆、蠡沟、合谷、太冲、丘墟透照海、申脉。

手法：平补平泻之法。

医嘱：避免寒冷刺激，适当康复锻炼。

诊疗经过：

患者当日针灸1次后，即觉得疼痛减轻，嘱其一周3次针灸治疗。

2017年2月10日，患者第4次针灸，自诉已能下地行走，针灸结束后自觉足踝关节轻松，肿胀减轻，嘱其继续针灸治疗，并在家中行康复锻炼。

【按语】踝关节扭伤虽然是局部病变，但是按照周老治病原则，要全身调理，注重整体观念和辨证论治，百会、神庭就是周老“治病先治神”的学术观点；列缺、丰隆、蠡沟是周老的经验方“络穴止痛方”，络穴可沟通表里内外，组成疏肝理气、活血化瘀、通络止痛的针灸处方；合谷、太冲为四关穴，镇静止痛，且合谷为第一止痛要穴；丘墟透照海也是周老止痛经验穴，申脉为病变局部腧穴，取其“经脉所过，主治所及”之意。综合以上诸穴，整体辨证加局部治疗，取得了较满意的效果。

第五节
治动

一、理论基础

抽动障碍是一种起病于儿童时期、以抽动为主要表现的神经精神疾病，通常共患各种精神和 / 或行为障碍，如注意缺陷多动障碍、强迫行为 / 障碍、焦虑障碍、抑郁障碍和睡眠障碍等。在我国，短暂性抽动障碍、慢性抽动障碍和抽动 – 秽语综合征的患病率分别为 1.7%、1.2% 和 0.3%。

1. 病理生理学机制

抽动障碍是一种神经发育障碍性疾病，其发病机制可能是遗传、免疫、心理和环境因素共同作用的结果。病理生理学和临床症状之间的联系机制可能在于皮质 – 纹状体 – 丘脑 – 皮质环路去抑制。抑制 – 兴奋信号在这个环路中的失衡是产生抽动和相关症状的分子机制。如纹状体多巴胺的过度活跃或突触后多巴胺受体的过度敏感可导致抽动症状。抽动障碍与多种神经化学和神经递质异常有关，最常见的为多巴胺能、肾上腺素能、γ- 氨基丁酸能和谷氨酸能通路。最近，遗传学、药理学和脑功能成像研究显示，组胺能通路可能与抽动障碍有关。

2. 临床特征

（1）起病年龄和性别差异：抽动大多起病年龄在 18 岁之前，4 ～ 8 岁最多见，平均年龄约为 6 岁，在 10 ～ 12 岁最严重，然后逐渐减少，有些在青春后期和成年早期消退。在抽动障碍及其各种亚型中，男童较女童多见，男女比例为 3 ～ 4 ∶ 1。

（2）抽动的临床表现：抽动是指突然、无目的、快速、刻板的肌肉收缩，分为运动抽动和发声抽动。运动抽动指手指、面部、颈、肩、躯干和四肢的快速收缩运动；发声抽动指口鼻、咽喉及呼吸肌群的收缩，通过鼻、口腔和咽喉的气流而发声。根据抽动的持续时间、参与的身体部分和肌肉群，运动抽动和发声抽动可再细分为简单性和复杂性，简单性抽动包括单个肌肉或局部的肌肉群的短暂收缩，表现为简单的运动或发声；复杂性抽动会激活更多的肌肉群，表现为目标导向的或类似有目的的运动或单词或短语的发音。

（3）抽动的临床特点：抽动可从一种形式转变成另一种形式，并且在病程中可出现新的抽动形式，但通常在特定时间段内表现为某种特定的刻板印象。抽动的频率和强度在病程中也有明显波动，抽动症状在病程中有增有减，一些因素也可加重或减轻抽动。加重抽动的常见因素包括压力、焦虑、愤怒、惊吓、兴奋、疲劳、感染和被提醒；减轻抽动的常见因素包括注意力集中、放松、情绪稳定和睡眠。运动，特别是精细运动，如舞蹈或体育运动，通常也可减轻抽动。

3. 诊断

（1）诊断标准：根据疾病的临床特点和病程，《精神障碍诊断与统计手册（第五版）》将抽动障碍分为 3 种类型，包括抽动 – 秽语综合征、慢性抽动障碍和短暂性抽动障碍。

抽动 – 秽语综合征：①同时有多种运动抽动和 1 种或多种发声抽动，但运动抽动和发声抽动不一定同时出现；② 18 岁前起病；③抽动首次发病后，抽动发作频率可增加或减少，抽动症状持续时间可超过 1 年；④抽动症状不由某些药物或物质或其他医疗事件引起。

慢性抽动障碍，既往称为持续性抽动障碍：① 1 种或多种运动抽动或发声抽动，但不同时出现运动抽动或发声抽动；② 18 岁前起病；③首次抽动以来，抽动的频率可增多或减少，病程在 1 年以上；④抽动症状不由某些药物或物质或其他医疗事件引起；⑤不符合抽动 – 秽语综合征的诊断标准。

短暂性抽动障碍，又称暂时性抽动障碍：① 1 种或多种运动抽动和 / 或发声抽动；② 18 岁前起病；③抽动持续时间不超过 1 年；④抽动症状不由某些药物或物质或其他医疗事件引起；⑤不符合慢性抽动障碍或抽动 – 秽语综合征的诊断标准。

3 种类型间有一定延续性，短暂性抽动障碍可发展为慢性抽动障碍，慢性抽动障碍也可过渡为抽动 – 秽语综合征；部分患者不属于上述类型，而属于其他抽动障碍，如成年期起病的抽动障碍或晚发期抽动障碍，以及任何其他未指明的抽动障碍。

难治性抽动障碍是近年来在儿科神经病学 / 精神病学中逐渐形成的一个新概念，目前尚无明确定义。当严重抽动 – 秽语综合征病例使用经典抗抽动障碍药物，如硫必利、氟哌啶醇或阿立哌唑治疗 1 年以上，但无满意疗效时，一般认为是难治性抽动障碍。

（2）鉴别诊断和辅助检查：抽动症状应与癫痫发作、物质或药物引起的运动障碍、舞蹈病、肌张力障碍等区别开来。一般情况下，原发性抽动障碍的诊断不需要脑电图、神经影像学、心理测试和实验室检查。这些检查的结果可能显示非特异性异常，主要用于辅助共患病诊断或排除其他疾病的可能性。一些原因或疾病可能导致抽动或类抽动的临床症状：①遗传综合征，如唐氏综合征、脆性 X 综合征、结节性硬化症、神经棘细胞增多症；②感染性疾病，如链球菌感染、脑炎、神经梅毒等；③一氧化碳、汞、蜜蜂中毒等中毒因素；④药物不良反应，如哌甲酯、匹莫林、安非他明、可卡因、卡马西平、苯巴比妥、苯妥英钠、拉莫三嗪等；⑤其他因素，如中风、头部创伤。抗链球菌溶血素 O（ASO）、红细胞沉降率、类风湿因子、病毒抗体、微量元素和铜蓝蛋白的实验室检测有助于确定一些常见的病因或鉴别诊断。

（3）严重程度评估：抽动的严重程度及其相关的共患病和功能障碍也是高度可变的。单纯的临床观察可将抽动障碍病情简单分为轻度、中度和重度。轻症指轻微抽动症状，不影响儿童的正常生活、学习或社会活动；中度为经常性抽动症状，以某种方式干扰儿童正常功能和社交活动；重症是指经常性抽动症状，严重影响儿童的生活、教育和社会活动。

最常用的抽动严重程度测量方法之一是耶鲁综合抽动严重程度量表（YGTSS），由 3 部分组成。第一部分包括运动抽动 / 发声抽动症状的检查项目；第二部分是一个评分系统，分别从抽动次数、频率、强度、复杂性和干扰五个维度来评估运动抽动和发声抽动的严重程度；第三部分是抽动障碍儿童在自尊、社会交往、学习或工作方面的功能障碍量表。计算汇总运动抽动、发声抽动和功能障碍的得分，得出 YGTSS 总分（最高 100 分）。抽动障碍患者 YGTSS 总分

＜25 分为轻度，25 ～ 50 分为中度，＞50 分为重度。

二、临床应用

近年来，中医在世界范围内引起了越来越多的关注，国际疾病分类第 11 版（International Classification of Diseases，11th edition，ICD–11）首次正式纳入中医分类章节。根据身心功能的阴阳失衡可将抽动障碍患者划分为不同的抽动障碍亚型，在我国，中医可以单独用于治疗抽动障碍。

2012 年，我国制定了抽动障碍的中医药诊断和治疗临床指南，并于 2019 年更新了版本。一些 Meta 分析支持中药单独和中药加西药治疗抽动障碍患者的有效性和安全性。菖麻息风片被国家中医药管理局批准为治疗抽动障碍患儿的一线中药，宁动颗粒、小儿安神汤也可改善抽动 – 秽语综合征患儿的抽动症状。同样，在我国，针灸被证明是抽动障碍的一种有效替代疗法。

周老认为抽动症以肌肉或肢体抽动为主，诸动属风象，与肝、脾密不可分。正如《幼科证治准绳 · 慢惊》描述："水生肝木，木为风化，木克脾土……其瘛疭症状，两肩微耸，两手下垂，时复动摇不已。"抽动症应首辨虚实，实证多从风痰论，以肝风内动，痰火扰心，上扰清窍而致。虚证以肝肾阴虚或气血不足，致水不涵木，虚风内动，或血虚筋脉失养而致。

针灸治疗方面，周老治病以调神为首要，认为人神一体，人为外之躯，神守内为气，人神共存，相辅相成，共同完成人体的各种生理功能。当人体生病时，则意味着人神出现了失衡现象，人神和则神聚，失衡则神散，而出现不可自控现象，临床则表现为动证或其他病证。根据"治病先治神"学术思想，临床上对于一般的抽动症，周老应用百会、神庭、攒竹穴镇静安神。其中攒竹为周老临床经验用穴，此穴疏通局部气血，并能镇静安神，对抽动症的挤眉弄眼症状疗效显著。实证患者，周老以"化痰方"加减，基本组方为百会、神庭、攒竹、中脘、气海、天枢、承浆、合谷、内关、列缺、丰隆，施以毫针泻法。另外，除以上基本处方外，周老重视局部取穴，挤眉弄眼者加承泣透睛明、太阳；耸鼻子加迎香；努嘴者加地仓；喉间发声者加天突、璇玑、廉泉、承泣；点头、摇头者加风池、扶突；耸肩者加肩髃、肩髎；其他抽动部位亦可在相应区域取穴。

三、典型病案选

（一）动证

病案 1

姜某，男，8 岁。2022 年 1 月 11 日初诊。

主诉：多动、注意力不集中伴语迟 4 年。

现病史：患儿出生时难产，出生后周身青紫，有缺氧表现，上幼儿园小班时未见明显异常，上小学后发现其爱跑爱打闹，上课注意力不集中，容易走神儿，时有挤眉弄眼，视力下降，言语发育较同龄人偏慢，近来摇头明显，脾气暴躁，纳一般，挑食，入睡困难，夜间易惊叫，二便尚调。

既往史：体健。

家族史：否认家族遗传病史。

中医诊查：舌淡红，苔薄白，脉细滑。

西医诊断：儿童注意缺陷多动障碍。

中医诊断：动证（肝肾阴亏，虚风内动）。

立法：滋补肝肾，息风定惊，养血安神。

取穴：百会、神庭、攒竹、承泣、承光、中脘、关元、天枢、内关、神门、手足三里、丰隆、绝骨、照海、公孙、太冲。

处方：

熟地黄 6g	山茱萸 6g	茯苓 10g	怀山药 10g
丹皮 6g	北沙参 10g	麦冬 10g	五味子 6g
钩藤 10g（后下）	杭菊花 6g	川芎 6g	决明子 10g
天麻 10g	法半夏 6g	陈皮 10g	炙甘草 6g

针刺 5 次、中药服用 14 剂后，患儿摇头及挤眉弄眼次数减少，上课听讲尚可，仍易急躁，入睡慢，夜间偶有喊叫，中药前方加琥珀粉 0.3g、羚羊角粉 0.3g 分冲。

【按语】小儿多动症，又称儿童注意缺陷多动障碍，是最常见的儿童时期神经和精神发育障碍性疾病，主要表现为与其年龄不相称的活动过度，多动、冲动行为，注意力不集中、容易分心，情绪不稳，容易激动，学习困难等一系列的思维、意识、心理等层面的功能失调。抽动症则是以自身的某部肌肉或肌群突然出现的、快速而不自主的、反复收缩的运动，如眨眼、耸鼻、皱额、歪嘴、摇头、耸肩、甩手、踢腿、喉中发声、清嗓子、污言秽语等外观即可观察到的一系列症状。中医本无多动症与抽动症之病名，而二者之病因、病机、临床表现有诸多相同，且二者可同时出现在同一患儿身上，故周老常将多动症与抽动症统称为“动证”，并将多动症称为“内动”，抽动症称为“外动”。在治疗上多将“动证”分为三类，一类是先天禀赋不足，气血亏虚之证，以益气养血、滋补肝肾为法；第二类为痰蒙清窍，化火生风，治以开窍豁痰，清热息风；第三类为虚实夹杂之成年患者，其病迁延日久，久病则虚，然而又因焦虑重重，肝郁气滞、郁而化火，进而生风，治疗较为棘手，既应疏肝解郁、清热息风，又需益气活血，以达血行风灭之效。

本案患儿经历难产、缺氧等，属先天禀赋不足，肝肾阴虚，水不涵木，虚风内动，心神失养。针灸治疗处方以周氏“安神方”为主安神定志，绝骨补肾益髓，照海滋肾水，太冲平肝风，手足三里、中脘、关元、天枢以培补后天，周老认为“怪病多由痰作祟”，虚风夹痰上扰，故取丰隆、公孙健脾化痰，另患儿时常挤眉弄眼，伴视力下降，故取承泣、承光，为周老常用来治疗眼疾的对穴，其中承光穴为周老治疗小儿弱视的经验穴。中药治疗以六味地黄丸为主方，契合辨证，合用生脉饮养心血以安神，半夏、陈皮化痰，川芎、钩藤、菊花、决明子、天麻平肝息风。琥珀为古代松科松属植物的树脂，性味甘、平，归心、肝、膀胱经，功可安神、散瘀、行水，多研末吞服或入丸散用。周老临床中除用矿物类药重镇安神外，对于心肝火旺之躁扰不宁者，常用琥珀粉、羚羊角粉冲服以清心平肝定惊。

病案 2

王某，男，8 岁 10 月 2 天。2023 年 9 月 22 日初诊。

主诉：不自主眨眼、耸鼻子 1 年余，全身抖动 1 周。

现病史：就诊前 1 年反复出现眨眼、耸鼻子、异常发声等，未进行系统治疗。近 1 周出现全身上抬、耸肩、挺胸、鼓肚子、发声、抬腿、走路时腿停顿，手不停按压外生殖器，影响走路。紧张时加重，情绪好时减轻，熟睡后消失。认知及随意运动可。外院曾予菖麻息风片、小儿智力糖浆、氯硝西泮（每次0.5mg，每日2次）、可乐定透皮贴片（1mg/贴，每周1次）、阿立哌唑口服溶液（每次0.5mL含1.5mg，每日晚上服用），疗效欠佳。患儿口苦咽干，大便艰涩黏滞。

过敏史：否认过敏史。

接触史：否认传染病接触史，否认新型冠状病毒感染患者接触史，否认疫区人员接触史。

既往史：无特殊。

个人史：无特殊。

家族史：否认家族遗传病史。

专科查体：神志清楚，精神好，查体过程不停抬肩、挺胸、走路姿势不好（走路停顿）的症状明显。颅神经（–），四肢肌力、肌张力正常，腱反射正常。

辅助检查：①头颅CT未见异常。②脑电图未见异常。③血生化未见异常；血常规未见异常；铜蓝蛋白未见异常；红细胞沉降率未见异常；抗链球菌溶血素O未见异常。④认知功能评估报告未见异常。⑤耶鲁综合抽动严重程度量表（YGTSS）：中度，43分（抽动症患者YGTSS总分小于25分为轻度，25～50分为中度，大于50分为重度）。⑥整合视听连续执行测试报告：异常，视觉反应控制力中度异常。具体注意缺陷多动障碍评定表得分：28分（正常值＜25分）。

中医诊查：舌红，苔黄腻，脉滑数有力。

西医诊断：抽动障碍，注意缺陷多动障碍。

中医诊断：动证（肝风内动，痰热扰心）。

立法：清热化痰，息风止痉。

处方：

天麻10g	法半夏6g	茯神10g	炒白术6g
全蝎3g	广陈皮10g	白芷6g	赤芍6g
白芍6g	蜈蚣2条	白僵蚕6g	砂仁6g（后下）
焦三仙各10g			

7剂，水煎服，每日2次，1剂/天。

针灸治疗：百会、神庭、攒竹、合谷、内关、丰隆、太冲、中脘、气海、天枢、承浆、列缺，施以毫针泻法。局部取穴：眨眼加承泣透睛明、太阳；耸鼻子加迎香；发声加天突、璇玑、廉泉。每周治疗3次，每次留针30分钟。

医嘱：减少兴奋性食物摄入，如可乐、茶类、咖啡因等；避免玩电子游戏、避免观看容易引起情绪波动的影视节目；避免焦虑、紧张情绪诱因；避免当面提及或议论孩子病情。

病案3

闻某，男，10岁。2019年10月27日初诊。

主诉：间断摇头、清嗓半年余，加重2周。

现病史：患者半年前因学习压力诱发摇头、清嗓，曾就诊于当地医院诊断为抽动症，予以硫必利片等药，症状略有减轻，2周前症状加重。刻下症：摇头、清嗓、扭头、易紧张，梦多，挑食，眠差，大便不成形，日3～4次。面色萎黄，形体消瘦。

既往史：体健。

中医诊查：舌红，苔薄白，脉左细滑，右滑。

西医诊断：小儿抽动症。

中医诊断：动证（心脾两虚，虚风内动）。

立法：益气健脾，养阴荣筋。

取穴：

①百会、神庭、攒竹、中脘、气海、天枢、内关、神门、合谷、手足三里、三阴交、太白、太冲。

②大椎、长强、五脏俞、膈俞、风池。

两组穴位交替。

二诊：2019年11月3日。眠差，心烦，舌淡红，苔薄白，脉沉滑。增加口服中药。

处方：

当归6g	白芍15g	柴胡6g	炒苍白术6g
茯神10g	合欢花6g	香附6g	郁金6g
桔梗6g	化橘红10g	全蝎3g	白僵蚕6g
白薇10g	决明子10g	薄荷10g	淡豆豉10g
炙甘草6g	炒栀子6g		

针刺治疗4次及中药7剂后，症状略缓解，继续针灸及药物治疗，症状明显减轻。

【按语】患儿以清嗓、摇头为主要表现，属中医“动证”范畴。脾胃运化不调，致皮肉失荣，故面色萎黄，形体消瘦；脾胃为后天之本，气血生化之源，气血不足，而致水不涵木，虚风内动，故见摇头、清嗓等；血虚不能上奉于心，故见疲乏、夜寐不安等症。舌淡红、脉细滑等亦为心脾两虚之象。方中百会、神庭、攒竹镇定安神；中脘、足三里健脾益气，补后天气血，使气血充盛，以达补血养心、安神定志、濡养经脉之效；气海可调阴中阳气，尤与中脘穴相配，可加强健脾和胃、益气升阳及行气活血之功；天枢调和肠胃；合谷、太冲“开四关”调和气血，平肝潜阳，镇静止痛，安神定志。另外对于抽动频繁、脏腑虚象明显者，加五脏俞、膈俞、风池、大椎、长强。二诊患者心烦眠差，有肝郁内热之象，中药以逍遥散养血柔肝，加全蝎、白僵蚕息风止痉。

病案4

刘某，男，9岁。2023年11月3日初诊。

主诉：不自主眨眼、努嘴2年余。

现病史：患儿2年余前无明显诱因开始出现不自主眨眼、努嘴、耸鼻，一日发作十数次，平素沉默少言，注意力难以集中，学习成绩尚可，纳可，眠安，大便每日一行，晨起打喷嚏，无咳嗽。

既往史：无。

中医诊查：舌淡红，苔薄白，脉弦滑。

西医诊断：儿童抽动症。

中医诊断：动证（风痰上扰）。

立法：益智安神，息风化痰。

取穴：百会、神庭、攒竹、风池、手足三里、中脘、气海、天枢、内关、丰隆、合谷、太冲。

处方：

天麻10g	法半夏6g	茯苓10g	炒苍术6g
炒白术6g	胆南星6g	广陈皮10g	钩藤10g（后下）
决明子10g	全蝎3g	白僵蚕6g	蜈蚣2条

炙甘草 6g　　　　菊花 6g　　　　羚羊角粉 0.3g（冲服）

针刺及用药 1 个月后复诊，家长诉面部抽动较前明显好转，一日抽动 2 ～ 3 次，或几日发作一次，本次看诊及治疗期间未见患儿有明显抽动现象。

【按语】根据患儿症状及舌脉，辨证为风痰上扰。选穴方面，百会、神庭、攒竹为周老临床常用调神方，百会、神庭为督脉要穴，两穴均位于头部，督脉为诸阳经之会，头为阳气最盛之处，神之居所，三穴相配，安神镇静。风池为祛风之要穴，风性主动，动证多为风邪作祟，此风乃内风，取风池可息风止动。手三里、足三里分属手足阳明经，阳明经多气多血，取之益气血，充正气。中脘、气海、天枢补中益气，培补后天。丰隆为足阳明胃经穴，属化痰之要穴。合谷、太冲为“四关穴”，疏调全身气血。用药方面，天麻用以息风止痉，化痰通络；半夏燥湿化痰；胆南星化痰息风，通络定痉；炒苍白术合用健脾化痰祛湿；全蝎、僵蚕、蜈蚣三药合用有很强的化痰息风之功用；羚羊角凉肝息风止痉；菊花、决明子亦入肝经，有清肝之用。

周老将本病命名为“动证”，因该病无论虚实均与“动”相关。因此，在治疗上也以“治动”为要。该证患儿症状舌脉，辨证为风痰上扰清窍，针药两方面以“治动”为旨，安神、治风、祛痰、定痉为则，针药合用，疗效明显。

儿童抽动症好发于 4 ～ 7 岁儿童，12 ～ 16 岁仍有发作，发病原因复杂，需及时治疗，否则对儿童身心健康有较大影响，针刺治疗该病有一定疗效，但亦需要辨证准确、患儿配合程度好。

（二）痉证（痉挛性斜颈）

病案 1

周某，女，33 岁。2022 年 10 月 11 日初诊。

主诉：颈部肌肉痉挛 30 年，加重 1 年。

现病史：患者出生时缺氧造成脑部损伤，3 岁时被发现运动欠协调，颈部肌肉紧张僵硬，轻微斜颈，向右侧倾斜，智力发育未受影响，一直未予重视。1 年前因工作压力大，自觉颈部肌肉痉挛有加重趋势，影响工作，至某医院就诊，暂无手术指征，给予口服巴氯芬对症治疗，症状无明显改善。现颈部肌肉痉挛，头部不自主向右侧偏斜，偶有颈肩部疼痛，纳眠可，二便调。

既往史：体健。

家族史：无家族史。

中医诊查：舌淡，苔白，脉沉细。

西医诊断：痉挛性斜颈。

中医诊断：痉证（肝肾亏虚，血不荣筋）。

立法：补益肝肾，养血柔筋。

取穴：百会、神庭、大椎、风池、哑门、天柱、命门、肾俞、阳陵泉、绝骨、后溪、申脉、阿是穴。

手法：天柱穴及颈部阿是穴以火针点刺。余穴毫针刺。

针刺10次后，患者诉颈部肌肉僵硬感明显减轻，肩颈部疼痛消失。

【按语】痉挛性斜颈是一种以颈肌扭转或阵挛性倾斜为特征的局限性肌力障碍。病变主要累及胸锁乳突肌、斜方肌、头颈夹肌，严重者可涉及前中斜角肌等深部肌肉，可因情绪激动而加重，严重影响患者正常的工作和生活。痉挛性斜颈属于中医“痉证”“瘛疭”范畴。《张氏医通》曰：“瘛者，筋脉拘急也；疭者，筋脉弛纵也，俗谓之搐是也。”本病病机在于窍闭神妄，痰浊、湿热等病邪阻滞经络，上蒙清窍，或督脉失养，阴虚筋燥，导致神机妄动，经筋结聚无常，拘挛弛纵混乱而发此病。本案患者因先天禀赋不足，操劳过度，伤及肝肾，导致肝肾亏虚，阴虚筋燥而挛急，发为此病。《景岳全书·痉证》曰：“愚谓痉之为病，强直反张病也，其病在筋脉，筋脉拘急，所以反张，其病在血液，血液枯燥，所以筋挛。”传统中医治疗该病时多采用针灸推拿疗法，以局部取穴解痉止痛为主。

周老认为本病常因精神压力、疲劳、紧张、应激等因素而加重，因此调神对于其治疗具有重要意义，故取百会、神庭先治其神；大椎、哑门、命门均为督脉穴位，加之膀胱经穴位肾俞、“髓会”绝骨，可补肾通阳益髓；阳陵泉为“筋会”，筋病取之；周老认为“轻病多由痰作祟，顽疾必兼痰和瘀”，故治疗予局部阿是穴火针点刺以温经行气，活血化痰，而天柱穴顾名思义乃“通天支柱”，位置正在项部两大筋旁侧，以火针点刺而温阳柔筋以止痉；此外，周老治疗此病还习用后溪、申脉相配，后溪主治督脉病证，“督脉并于脊里，上至风府，入属于脑”，申脉主治阳跷脉病证，阳跷脉“沿髀胁上肩”，正所谓“经脉所过，主治所及”，后溪配申脉，对于颈项、肩胛部病证有很好的治疗作用。

病案 2

梁某，女，48 岁。2018 年 12 月 28 日初诊。

主诉：颈项不舒 6 年，加重伴局部抽动 3 年余。

现病史：患者 2004 年前患痉挛性斜颈，向右倾斜，针刺后好转，2012 年复发，2015 年开始逐渐加重，局部肌肉频繁痉挛，胸部以上肌肉疼痛，口服中药治疗，现仍面部抽动，颈项不适，构音不清。纳可，眠欠安，小便可，大便可。

既往史：既往体健，否认药物过敏史。

中医诊查：舌淡红，苔薄白，脉沉细。

西医诊断：痉挛性斜颈。

中医诊断：痉证（寒凝经脉）。

立法：温阳通经。

取穴：百会、神庭、攒竹、内关、合谷、列缺、太冲、后溪、申脉。

手法：局部点刺火针。余穴毫针刺。

二诊:2018 年 12 月 31 日。自诉症状缓解，自此坚持针刺，每周针 2～3 次，火针点刺每周 1～2 次，治疗 4 周后，诸症基本痊愈。

【按语】周老认为“轻病多由痰作祟，顽疾必兼痰和瘀”，故治疗予局部火针点刺以温经行气，活血化瘀。此外用后溪、申脉两穴，后溪通督脉，主治督脉病证，“督脉并于脊里，上至风府，入属于脑”，申脉主治阳跷脉病证，阳跷脉“沿髀胁上肩”，正所谓“经脉所过，主治所及”。后溪与申脉，同为八脉交会穴，对于项、肩胛部病证有很好的治疗作用。此外，治疗此病时，周老还加入百会、神庭和攒竹以镇静安神，体现了周老“治病先治神”的学术思想。合谷、太冲开四关以镇静安神，此二穴为原穴，五脏有病取之原。“面口合谷收”“头项寻列缺”。内关为手厥阴心包经的络穴，宁心安神。

病案 3

梁某，女，47 岁。2018 年 12 月 28 日初诊。

主诉：颈肩肌肉痉挛 6 年，加重伴双眼睑、口下颌肌肉不自主运动 3 年。

现病史：患者 2004 年曾患痉挛性斜颈，经针刺治疗痊愈。2012 年又觉右侧颈部紧张不适，曾针刺治疗，一直未见好转。至 2015 年夏季出现双眼阵挛性收缩，下面部和口下颌节律性运动，反复张口、噘嘴，表情怪异，伴双肩及颈部肌肉痉挛性收缩。注意力集中及睡眠时以上不自主运动可停止。曾至两家北京三甲综合医院神内科就诊，均考虑梅杰综合征，但患者拒绝肉毒素等西药治疗，长期服用中药汤剂，自觉症状进行性加重，经朋友介绍至周老门诊就诊。

既往史：既往未常规体检。

中医诊查：体胖，舌红少苔，脉沉细。

西医诊断：梅杰综合征（属其他型：眼睑痉挛合并口下颌肌张力障碍型合并颈、躯干、肢体肌张力障碍）。

中医诊断：痉证（肝肾两亏，虚风内动）。

立法：补肾益肝，养血荣筋。

取穴：百会、神庭、攒竹、中脘、关元、天枢、手三里、列缺、合谷、条口、绝骨、太冲。

手法：火针颈肩局部。穴位平补平泻法。每周 2 ～ 3 次。

针治 5 次后，患者自觉病情已停止发展。周老加用快针点刺风府、膈俞、肝俞、肾俞、筋缩、至阳、命门。又针 5 次，患者自觉颈肩部明显轻松，面部肌肉运动仍未减轻。周老加用孙思邈鬼门十三针（水沟、少商、隐白、大陵、申脉、风府、颊车、承浆、劳宫、上星、会阴、曲池、舌下中缝），又针 3 个月，患者肩颈部肌肉痉挛基本停止，怪异表情消失，仅眼睑痉挛及口唇不自主运动偶有发作，患者对疗效满意，至南方疗养。1 个月后电话随访未再加重。

【按语】梅杰综合征确切的病因和发病机制尚不清楚。目前认为心理因素、药物、创伤及口腔操作或手术等因素导致的脑内神经介质，尤其乙酰胆碱及多巴胺的平衡失调，可能与本病的发生有关。

本案病史较长，症状属梅杰综合征中最重一型。久病造成肝肾不足、气阴两亏，虚风内动。关元、绝骨为周老补益肝肾的常用穴，关元为任脉与足三阴经的交会穴，小肠经的募穴，是人体元气发生与聚集之处；绝骨为八会穴中髓会穴，肾主骨生髓，针刺二穴，功在补益肝肾，益气填髓。55% 梅杰综合征患者自认为存在心理问题，症状常与紧张及应激有关。周老对涉及情志问题的一些棘手病证，常使用鬼门十三针，往往可获奇效。

第六节 治聋

一、理论基础

《外台秘要》引《诸病源候论》曰："肾为足少阴之经，而藏精气，通于耳。耳，宗脉之所聚也，若精气调和，则肾脏强盛，耳闻五音。若劳伤气血，兼受风邪，损于肾脏而精脱，精脱者则耳聋。"强调了肾与耳之间的密切生理、病理关系。

根据耳聋的急性期和慢性期分期治疗，辨证则主要分为虚、实两型。突发性耳聋多为实证，多属肝胆火旺型，治以清泻肝胆、通利耳窍；慢性耳聋、耳鸣以虚证为主，多属肾精不足型，治以补益肝肾、镇静安神。

耳聋实证属肝胆火旺，常因外感或内伤情志、饮食，痰湿内生，肝郁化火，循经上扰，蒙蔽清窍所致；虚证多属肾精不足，久病体虚、气血不足、劳倦纵欲、肾精亏耗，精血不能上承，耳窍失养所致。

肝胆火旺型主要表现为：暴病耳聋，耳内轰鸣，耳部胀痛，每于暴怒之后加重，伴胸胁胀满，面红目赤，咽干口苦，烦躁易怒，夜寐不宁，大便秘结，小便短赤，舌红苔薄，脉多弦数。

肾精不足型主要表现为：耳鸣耳聋，病程较长，呈逐渐加重之势，每于操劳过度时加重，耳鸣声细，伴有头晕眼花，腰酸肢软，男子遗精，女子带下，少寐或夜寐多梦，舌质红而少苔，脉虚细或两尺虚大。

二、临床应用

（一）“治聋”的针法

肝胆火旺型针刺治疗用“通耳方”。组成：百会、神庭、耳门透听会、翳风、外关、筑宾、丘墟、太冲、足临泣。

肾精不足型针刺治疗用“聪耳方”。组成：百会、神庭、耳门透听会、翳风、内关、神门、筑宾、太溪、太冲、绝骨。百会与神庭相配，具有较强的镇静安神、开窍醒神和益气健脑作用，即“治病先治神”。近治取角孙、耳门透听会、翳风，远治取筑宾、丘墟、足临泣、太溪、太冲。近治作用，即腧穴所在，主治所在。耳门透听会，一针贯穿耳门、听宫、听会三穴，疗效好于仅单用其中一穴。耳为手、足少阳经所辖，耳门、听会属手、足少阳经；听宫为手太阳经与手、足少阳经之交会穴，气通耳内，具有疏散风热、聪耳启闭之功，为治耳病之要穴；配手少阳经局部的翳风、角孙，充分发挥近治通利耳窍作用。远治作用主要是通过经络循行部位，即经脉所过，主治所及。其中丘墟、太溪、太冲是与耳有密切关联的胆经、肾经、肝经的原穴，通过针刺原穴调整经络气血功能，与上肢少阳经远端的中渚、外关相配，通达上下，疏导少阳经气，宣通耳窍。肾开窍于耳，取肾经之筑宾，是国医大师贺普仁治疗耳聋的经验穴，有聪耳开窍之功。耳鸣明显者加合谷，取合谷、太冲开四关镇静安神之意。老年人因动脉硬化而脑部供血差者，可先针刺颈四针、风池、风府改善脑供血。

另外，脑鸣与耳鸣较难截然分开，针刺取穴治疗方面有较大相似性。西医认为脑鸣多发生在耳鸣后，是耳鸣中枢化的表现。对于脑鸣，可取绝骨穴，绝骨为髓之会。髓在骨中，包括骨髓、脊髓和脑髓。髓由精生，髓充于骨而养骨，脑为髓海，髓海空虚则头转脑鸣。对由于髓海不足所导致的脑鸣，在取百会、神庭、耳门透听会、翳风、角孙、外关、中渚、筑宾、太溪、太冲、丘墟等穴位基础上，配绝骨穴以补益髓海，这是脏腑辨证理论在针灸临床中的应用。

（二）“治聋”的中药治疗

中药治疗耳聋、耳鸣的用药规律，可通过周老常用的35个治疗神经性耳聋的中药处方总结得出，其中包括26个耳聋急性期和早期恢复期患者的处方，以及9个治疗耳聋发病多年患者的处方。

周老治疗神经性耳聋急性期或早期恢复期的基本方剂主要包括14味中药：当归、赤芍、白芍、柴胡、炒苍术、炒白术、杏仁、郁金、桔梗、陈皮、丹参、路路通、川芎、菊花。其中以当归、赤芍、白芍、柴胡、炒苍术、炒白术、杏仁、郁金、桔梗、陈皮这10味药形成固定的组合出现在24个处方中；丹参、路路通以对药的形式出现在23个处方中；川芎、菊花以对药的形式出现在22个处方中；丹参、路路通、川芎、菊花这4味药同时出现在20个处方中。在辨证加减方面，伴耳鸣者，加蝉衣、灵磁石；伴失眠者，加远志、炒枣仁；肝肾阴虚者，加黄精、枸杞子；热象偏重者，加黄芩、炒栀子；肺阴不足者，加沙参、天麦冬；肝气不疏者，加香附、合欢皮。对9个治疗耳聋发病多年患者的处方进行总结发现，有12味中药同时出现在7个处方之中，包括：熟地黄、山茱萸、茯苓、怀山药、黄精、枸杞子、杏仁、郁金、桔梗、陈皮、川芎、菊花。

从以上总结可以发现，周老治疗耳聋、耳鸣常使用固定的药物组合。杏仁、郁金、桔梗、陈皮4味药以固定组合方式，出现在耳聋急性期患者和耳聋多年患者的处方中，体现"治聋先治肺"的学术观点。当归、赤芍、白芍相配活血化瘀，通利耳窍；柴胡、炒苍术、炒白术疏肝健脾化痰，取怪病治痰的理论；丹参、路路通加强活血开窍之功；川芎、菊花为清利头目五官之要药，14味药共同构成耳聋急性期基本治疗方剂。对于耳聋多年患者的治疗，在"治聋先治肺"基础上，以六味地黄丸之三补配合黄精、枸杞子以滋补肾水，维系耳窍。此属筑根基之法，起效虽慢，但亦有部分患者的多年耳聋症状出现好转。

"治聋先治肺"的学术观点，来源于周老早年学习魏舒和老专家的经验。在治疗耳聋、耳鸣时，常使用杏仁、郁金、桔梗、陈皮4味药组合，既可宣肺化痰理气，取怪病治痰之意。又由于肾开窍于耳，肺为水之上源，虚则补其母，金水相生，有利于肾气上充于耳，促进耳聋好转。《诸病源候论》中提到"兼受风邪"之因，可见风邪外袭是急性耳聋、耳鸣的重要病因。在临床中，可见到一些患者耳聋、耳鸣症状常因感冒而再次加重，成为影响疗效的重要不利因素。而感冒以鼻塞、流涕、畏寒咽痛等外邪袭表、侵袭上焦症状为主，肺主一身之表，方剂中的宣肺化痰药有利于清利上焦邪气，对于防治外邪导致耳聋、耳鸣反复加重，可发挥重要作用。

三、典型病案选

（一）耳聋

病案 1

陈某，男，48 岁。

主诉：右耳聋 3 日。

现病史：患者情绪剧烈波动后出现右侧耳鸣耳聋，耳鸣如潮，闷堵感，持续不缓解，耳鼻喉科就诊后诊断为突发性耳聋，纳食不香，纳眠可，大便可，小便可。

中医诊查：舌暗红，苔薄白，脉弦。

西医诊断：突发性聋。

中医诊断：耳聋（肝胆火旺）。

立法：清泄肝胆热邪。

取穴：听会、耳门、听宫、翳风、中渚、侠溪、行间、丘墟。

予患侧耳尖刺血，三棱针点刺后挤出血液 40 余滴，急性期后症状未进一步加重。规律治疗 1 月余。右耳听力逐步恢复，耳鸣消失。

【按语】耳鸣以耳内鸣响，耳鸣如潮，妨碍听觉为主症；耳聋以听力不同程度减退或失听为主症，轻者称“重听”。临床上耳鸣、耳聋既可单独出现，亦可先后发生或同时并见。其发生常与外感风邪、肝胆火旺、肾精亏虚等因素有关。本病病位在耳，与肝、胆、肾关系密切。实证多因外感风邪或肝胆郁火循经上扰清窍；虚证多因肾精亏虚，耳窍失养。基本病机是邪扰耳窍或耳窍失养。耳鸣、耳聋可见于西医学的多种疾病中，包括耳科疾病、脑血管病、高血压病、动脉硬化、贫血等。

针灸在突发性耳聋的急性期治疗中发挥着非常重要的作用，突聋多为实证，可运用通耳方，耳尖、足窍阴、关冲、肝俞、胆俞、三焦俞等点刺放血，背部刺血拔罐与单穴点刺放血交替使用。治疗耳鸣、耳聋，还可辨证取穴。

（1）外感风邪

主穴：听会、耳门、听宫、翳风、中渚、侠溪。

立法：宣散风热毒邪。

配穴（毫针）：风池、外关。

（2）肝胆火旺

主穴：听会、耳门、听宫、翳风、中渚、侠溪。

立法：清泄肝胆实热。

配穴（毫针）：行间、丘墟。

（3）肝胆火旺，外感风邪

立法：清泄肝胆实热，宣散风热毒邪。

取穴（刺血）：肝俞、胆俞、三焦俞，或耳尖、足窍阴、关冲。

方法：肝俞、胆俞、三焦俞三棱针点刺腧穴反应点后拔罐治疗，每周 2 次；耳尖、足窍阴、关冲穴每次选取单侧 1 ～ 2 个穴位，三棱针点刺后挤出血液 10 ～ 20 滴；背部刺血拔罐与单穴点刺间隔使用。

（4）肝肾亏虚，耳脉失养

主穴：听会、耳门、听宫、翳风、太溪、肾俞。

立法：补肾养窍。

配穴（毫针）：天地针（关元、气海）。

病案 2

朱某，男，28 岁。2018 年 12 月 17 日初诊。

主诉：右侧突发听力下降 2 周余。

现病史：患者 2 周前因工作繁忙、经常加班引发右耳突发听力下降伴耳闷堵感，且耳鸣声如蝉，腰酸，夜半咽干喜饮，夜间多梦，白天疲乏无力，偶心悸，思虑重，心烦易急，纳可，二便调。

既往史：否认高血压、糖尿病、甲亢等。

中医诊查：舌淡红，苔薄白，脉沉细弦数。

西医诊断：突发性聋。

中医诊断：耳聋（肾精不足，心脾两虚，郁火内阻）。

立法：补肾益精，补益心脾，清热降火。

取穴：太溪、肾俞、关元、足三里、内关、通里、中渚、翳风，耳门透听会。

手法：补太溪、肾俞，泻中渚、听会，余穴平补平泻，留针30分钟。

针后听力逐渐恢复，耳鸣音调降低，夜间睡眠较前加深，后经40次治疗，听力基本恢复，耳鸣减轻，患者可基本耐受。

【按语】耳门透听会为周老的独到临床经验，为治疗神经性耳聋、耳鸣的主穴，耳门透听会一针三穴，可强力疏通局部经气，再取肾俞、关元、太溪等穴可补肾益精，固本培元；加足三里健脾益气，加内关、通里可清心降火；配合手少阳三焦经的输穴中渚清热利咽，聪耳明目；诸穴共用可收补肾益精、健脾益气、清热降火、泻火通窍之功，故治耳聋疗效显著。

病案3

耿某，女，82岁。2017年9月7日病房会诊。

主诉：右耳聋伴头晕1个月。

现病史：1个月前患者无明显诱因突发右侧耳聋伴头晕、恶心、呕吐，无头痛、耳鸣，无一过性黑曚，就诊于某医院，查头颅CT未见明显异常，诊断为“突发性耳聋”，予腺苷钴胺肌内注射营养神经，前列地尔、银杏达莫注射液静点改善循环等治疗，症状未见明显缓解收入我院。耳鼻喉科会诊意见：右耳中度感音神经聋。刻下症见右耳聋，伴头晕、头胀闷，眠差，纳可，二便调。

既往史：下壁心肌梗死14年余，白内障病史1年余，高血压病史半年余。

中医诊查：舌红，苔薄黄略腻，脉沉滑。

西医诊断：突发性聋。

中医诊断：耳聋（肝胆火旺）。

立法：清肝泻火，健脾化湿，潜阳息风。

取穴：百会、神庭、风池、耳门、听宫、听会、外关、合谷、太冲、中渚、太溪。

手法：平补平泻，留针30分钟，针刺每周5次。

处方：

当归10g	赤芍10g	白芍10g	柴胡6g
炒白术10g	炒苍术10g	杏仁6g	郁金10g
桔梗6g	广陈皮10g	茯神15g	合欢花10g
川芎10g	菊花10g	天麻10g	决明子10g

生地黄 15g　　北沙参 15g　　麦冬 15g　　五味子 6g

日 1 剂，水煎服，200mL，每日 2 次。

【按语】《针灸逢源》载："新聋多热，取少阳……久聋多虚，补足少阳。液门、中渚、外关、翳风、耳门、后溪、听宫、听会、合谷、侠溪。耳鸣此乃痰火上升……或因恼怒而得。"周老临床上常将耳聋耳鸣患者分为三型：肝胆火旺型、肝肾阴虚型、肝郁脾虚型。依据临床表现及起病时间，该病例属第一型。周老认为肝胆火旺型患者多起病突然，伴耳中轰鸣，烦躁易怒，头晕头痛，口干舌燥，舌红、苔薄黄、脉弦滑而数。治法当以清肝利湿、通耳窍为主。针灸取穴常用百会、神庭、耳门透听会、角孙、翳风、中脘、气海、天枢、外关、合谷、中渚、筑宾、丘墟、行间。中药方面常用当归 10g，赤芍 10g，白芍 10g，柴胡 6g，炒白术 10g，炒苍术 10g，合欢皮 15g，黄芩 6g，炒栀子 6g，广陈皮 10g，茯神 15g，合欢花 10g，泽泻 10g，龙胆草 6g，炙甘草 6g。针药结合，取得良效。

病案 4

隗某，男，77 岁。2017 年 12 月 19 日初诊。

主诉：双耳聋 2 年余。

现病史：患者自述双耳耳聋，伴耳鸣，左轻右重，声音低调。眠可，纳可，大便干，小便可。

既往史：高血压。

中医诊查：舌淡红，苔黄，脉弦。

西医诊断：感音神经性聋。

中医诊断：耳聋耳鸣（肝肾阴虚）。

立法：补益肝肾，疏通气血。

取穴：百会、神庭、攒竹、耳门透听会、角孙、翳风、曲池、外关、中渚、筑宾、合谷、绝骨、太溪、太冲。

手法：平补平泻。

处方：

茯苓 10g　　熟地黄 18g　　山茱萸 10g　　怀山药 10g

黄精 15g　　枸杞子 10g　　杏仁 6g　　广郁金 10g

桔梗 6g　　丹参 10g　　广陈皮 10g　　路路通 15g

蝉蜕 6g　　　　　生龙齿 10g（先煎）　葛根 10g　　　　骨碎补 10g

每日 1 剂，日 3 次服用。

二诊：2017 年 12 月 26 日。患者针刺 2 次后耳鸣停止，大便干好转，根据患者情况于原方方药加柴胡 6g，杭菊花 10g，继续同前针刺治疗。

三诊：2018 年 1 月 2 日。今日右耳又耳鸣一次，声音频率较前降低，患者舌脉同前，于 12 月 26 日方剂中去杏仁、桔梗、广陈皮，加生灵磁石 15g，7 剂温服，继续同前针刺治疗。

四诊：2018 年 1 月 9 日。患者来诊诉耳不再鸣，针刺同前，原方 7 剂服用。

【按语】西医认为耳鸣耳聋的病因多以听觉系统疾病如外耳道耵聍栓塞、肿物或异物和全身性疾病为主。治疗多以病因治疗和药物治疗为主，积极治疗原发病，运用血管扩张药、钙离子拮抗剂、耳鸣抑制药、减轻耳鸣影响药物和神经营养药物等治疗。

穴方中百会为“三阳五会”，合神庭以镇静安神，为治神要穴。耳门、听宫、听会三穴自上而下排列在耳前，分别属于手少阳三焦经、手太阳小肠经、足少阳胆经，三条经脉均入耳中，出走耳前，又为局部取穴，亦为治疗耳鸣、耳聋之要穴。合角孙、翳风局部取穴疏通耳窍气血，手少阳三焦经角孙、翳风、外关、中诸与足少阳胆经外关为循经取穴。肾开窍于耳，筑宾、太溪为足少阴肾经穴，针之可通肾经经气。周老在针灸耳鸣、耳聋的主方中，肾经的穴位筑宾、太溪必取，以治本。绝骨为八会穴之一，髓会绝骨，脑为髓之海，《灵枢·海论》载“髓海不足，则脑转耳鸣”，周老常用绝骨穴以补肾填髓。肾精充足，则可濡养耳窍，耳窍聪利则能听五音。合谷、太冲为四关穴，可开郁安神。

对于病程超过 3 个月的患者，周老多以肝肾亏虚来论治。方中杏仁、桔梗、广陈皮、郁金四味药是周老中药治疗耳鸣、耳聋独到的“治聋先治肺”的理念。周老将“治聋先治肺”的学术思想应用于临床。肺主气，肺气贯于耳，肺气闭郁则耳窍不通。处方中加入“陈皮、桔梗、杏仁、郁金”等药宣肺理气，培土生金。其余诸药补益肝肾。

病案 5

曲某，女，46 岁。2023 年 4 月 21 日初诊。

主诉：突发右耳耳聋 1 月余。

现病史：患者2023年3月15日因工作紧张突然出现右耳耳聋，于外院诊断为右耳突发性耳聋，住院接受西医常规治疗，病情未见好转，听力未见明显改善。目前患者右耳全频下降至80db（未见纯音测听检查单），时伴有回声，嗅觉不敏感，食欲不振，纳食尚可，眠欠安，凌晨4点早醒，二便尚调。

既往史：体健。

个人史：月经5/24–26，末次月经4月20日，量中等，无痛经，血块（±）。

中医诊查：舌暗红，苔白，左脉沉细滑，右脉沉细。

西医诊断：突发性聋。

中医诊断：耳聋（脾肾两虚）。

立法：健脾益肾。

取穴：百会、神庭、攒竹、耳门透听会（右）、角孙（右）、翳风（右）、中脘、气海、天枢、手足三里、内关、神门、合谷、绝骨、筑宾、太溪、公孙、太冲。

手法：平补平泻，留针30分钟，每周治疗3次。

处方：

党参10g	炙黄芪30g	当归10g	炒白术10g
茯神15g	合欢花10g	川芎10g	杭菊花10g
丹参10g	路路通15g	蝉蜕6g	生龙齿20g（先煎）
葛根10g	骨碎补15g	柴胡6g	郁金10g

7剂，水煎服，日二次。

二诊：2023年4月28日。患者诉症状大致同前，昨日突发右耳金属音，回声加重，今晨缓解，嗅觉不敏感，食欲旺盛，纳食量可，大便较前通畅。舌淡红，苔薄白，脉细。前方去茯神、合欢花，加茯苓10g，香附10g。14剂，水煎服，日二次。

三诊：2023年5月12日。患者诉右耳听力略有改善，睡眠仍欠佳，凌晨4点早醒，纳食可，二便调。月经尚可。舌淡红，苔薄白，边有齿痕，脉沉滑，左稍弱。处方：当归10g，赤白芍各10g，柴胡10g，炒苍白术各10g，丹参10g，路路通15g，蝉蜕6g，生龙齿20g（先煎），葛根10g，骨碎补15g，杏仁6g（后下），广郁金10g，桔梗6g，广陈皮10g，远志10g，炒酸枣仁30g。7剂，水煎服，日二次。

四诊：2023 年 5 月 19 日。患者诉右耳听力有改善，余症状大致同前。舌淡红，苔薄白，边有齿痕，脉沉缓。处方：党参 10g，炙黄芪 30g，当归 10g，炒白术 10g，茯神 15g，合欢花 10g，远志 10g，炒酸枣仁 30g，丹参 10g，路路通 15g，蝉蜕 6g，生龙齿 20g（先煎），葛根 10g，骨碎补 15g，柴胡 6g，杭菊花 10g。7 剂，水煎服，日二次。

五诊：2023 年 5 月 26 日。患者诉右耳听力好转，纳可，睡眠尚可，二便调。舌淡红，苔薄白，边有齿痕，脉沉弦。处方：当归 10g，赤白芍各 10g，柴胡 10g，炒白术 10g，茯神 15g，合欢花 10g，远志 10g，炒酸枣仁 30g，丹参 10g，路路通 15g，蝉蜕 6g，生龙齿 20g（先煎），葛根 10g，骨碎补 15g，川芎 10g，杭菊花 10g。7 剂，水煎服，日二次。

【按语】突发性耳聋，又称“特发性突发性聋”，简称“突发性聋”或“突聋”，是指突然发生的、原因不明的感音神经性听力损失。主要临床表现为单侧听力下降，可伴有耳鸣、耳堵塞感、眩晕、恶心、呕吐等。患者一般没有耳部传音结构的明显破坏，主要表现为对声音的感受和感觉受损。在纯音测听检查中，表现为至少在相邻的两个频率的听力下降程度≥ 20dBHL。突发性耳聋的病因与发病机制尚不明确，多认为与病毒感染、循环障碍、肿瘤性病变、自身免疫疾病、膜迷路破裂、药物中毒及其他相关因素有关。治疗多用糖皮质激素、改善内耳微循环的药物、溶栓和抗凝药物、神经营养类药物、高压氧治疗等。

中医认为耳属清窍，贵在清空通利，凡外感六淫，脏腑不平，气机逆乱，生气不足，皆可致耳窍窒塞，轻窍不利，功能失司，发为突聋。外感风邪，肺失宣降，导致外邪循经上犯壅塞耳窍，清窍蒙蔽发为耳鸣耳聋；素体阳盛，性急易怒，或长期焦虑，情志抑郁，肝气郁结，气郁化火，气火上炎，循经上扰耳窍，暴发耳鸣耳聋；久病、年老体虚则肾不足，肾开窍于耳，肾不足，则耳鸣、耳聋。治疗多以疏风通窍，清肝泻火，化痰活血，滋阴补肾为法。周老治疗耳鸣常用“聪耳方”：百会、神庭、角孙、耳门透听会、翳风、内关、神门、太冲、太溪。其中，百会、神庭、角孙、耳门透听会、翳风是周老针刺耳聋耳鸣的基础方，百会、神庭是周老“治病先治神”的体现，角孙、耳门、听会、翳风属于近治法，角孙为手足少阳、手太阳之会；耳门和听会分别属于手足少阳经，手足少阳两经脉均绕行于耳之前后，上述组穴体现了“经脉所过，主治所及”的基本法则。太溪、太冲是肾经和肝经的原穴，针刺原穴调整经络气血功能。另取中脘、气海、天枢、足三里补中益气，养血安神，亦可以后天养先天。取合谷、太冲既可开四关镇静安神，又可有效缓解耳鸣。肾开窍于耳，取肾经之筑宾，有聪耳开窍之功。周老以逍遥散为底方，配合治疗耳聋、耳鸣常使用固定的药物组合。当归、赤芍、白芍相配活血化瘀，通利耳窍；柴胡、炒苍术、炒白术疏肝健脾化痰，取怪病治痰的理论；丹参、路路通加强活血开窍之功；川芎、菊花为清利头目五官之要药；耳鸣者，加蝉蜕、生龙齿；失眠者，加远志、炒枣仁；肝气不疏者，加合欢花。针药合用，疗效显著。

病案 6

黄某，女，50 岁。2023 年 10 月 13 日初诊。

主诉：间断性耳聋 3 年余。

现病史：左耳听力差，右耳尚可 1 年。刻下症见：听力下降，纳眠可，二便调。

既往史：高血压病史。6 年前短暂耳鸣。

辅助检查：头颅 MRI 正常。听力下降（左耳）。

2023 年 9 月 30 日听力报告：左耳 250Hz（65dBHL），500Hz（70dBHL），1k Hz（65dBHL），2k Hz（30dBHL），4k Hz（25dBHL），8k Hz（100dBHL），右耳 250Hz（60dBHL），500Hz（100dBHL），1k Hz（120dBHL），2k Hz（120dBHL），4k Hz（120dBHL），8k Hz（105dBHL）。

中医诊查：舌红，苔薄白，脉细弦滑。

西医诊断：突发性聋。

中医诊断：暴聋（气滞血瘀，清窍失养）。

穴位：百会、神庭、攒竹、耳门透听会、角孙、翳风、中脘、气海、天枢、曲池、内关、神门、合谷、手三里、足三里、筑宾、绝骨、太溪、太冲。

方药：

当归 10g	赤芍 10g	白芍 10g	柴胡 10g
炒白术 10g	炒苍术 10g	防风 6g	生黄芪 20g
天麻 10g	炒栀子 10g	黄芩 6g	豨莶草 15g
水蛭 3g	川牛膝 10g	川芎 10g	杭菊花 10g

广郁金 10g	桔梗 6g	广陈皮 10g	丹参 10g
路路通 15g			

二诊：2023 年 10 月 24 日。左肩着凉后发麻，眠差，月经尚可。舌暗红，苔薄白，脉弦细滑。

穴位：百会、神庭、攒竹、中脘、气海、天枢、曲池、内关、神门、合谷、足三里、筑宾、绝骨、公孙、太冲、耳门透听会、角孙、翳风。

处方：

熟地黄 10g	山茱萸 10g	茯苓 10g	怀山药 15g
黄精 15g	枸杞子 10g	杏仁 6g	广郁金 10g
桔梗 6g	广陈皮 10g	丹参 6g	路路通 15g
蝉蜕 6g	生龙齿 20g（先煎）	葛根 10g	骨碎补 15g

患者自觉听力持续改善，坚持在周老门诊治疗，对治疗效果满意。

【按语】按照突发性耳聋患者的听力曲线，可分为六个类型，其中低频听力损失和中频听力下降的患者预后较好；伴有眩晕症状往往提示患者内耳膜迷路出现病变，预后相对比较差。

该患者首诊时周老辨证为气滞血瘀，中药采用基础方：当归、赤芍、白芍、柴胡、炒苍术、炒白术等加减化裁。二诊考虑患者左肩发麻，方剂调整为滋阴补肾的六味地黄丸加减，加蝉蜕疏散风热。

针灸取百会、神庭、攒竹安神，局部取角孙、耳门透听会、翳风治疗耳部症状，取中脘、气海、天枢调畅中焦气机，实证加合谷、太冲，手足三里、筑宾、绝骨以补肾聪耳。

病案 7

周某，女，31 岁。2023 年 4 月 25 日初诊。

主诉：右耳突发听力下降 1 个月。

现病史：1 个月前劳累后出现耳鸣、头晕，午休后视物旋转，恶心呕吐，服胃肠药后呕吐缓解，2 天后出现右耳听力下降，2023 年 3 月 27 日于耳鼻喉科就诊查纯音听力报告提示右耳完全听力损失，经住院治疗后（具体情况不详），2023 年 4 月 16 日复查纯音听力报告显示右耳低频仍为完全听力损失，高频好转为中重度听力损失。此次来诊要求中医治疗。刻下症见：右耳耳鸣，听力较前略有提高。纳可，眠安，二便调。

既往史：否认慢性病、手术、外伤史。

月经史：平素月经正常，发病后本月月经延迟一周，末次月经 2023 年 4 月 10 日，量色尚可。

辅助检查：2023 年 3 月 27 日纯音听力报告示左耳 250Hz（20dBHL），500Hz（10dBHL），1k Hz（10dBHL），2k Hz（5dBHL），4k Hz（5dBHL），8k Hz（10dBHL），右耳 250Hz（100dBHL），500Hz（100dBHL），1k Hz（105dBHL），2k Hz（115dBHL），4k Hz（115dBHL），8k Hz（105dBHL）。2023 年 4 月 16 日纯音听力报告示左耳 250Hz（30dBHL），500Hz（20dBHL），1k Hz（20dBHL），2k Hz（15dBHL），3k Hz（10dBHL），4k Hz（10dBHL），8k Hz（10dBHL），右耳 250Hz（90dBHL），500Hz（100dBHL），1k Hz（80dBHL），2k Hz（65dBHL），3k Hz（65dBHL），4k Hz（55dBHL），8k Hz（50dBHL）。

中医诊查：舌淡红，苔薄白，脉沉细。

西医诊断：突发性聋。

中医诊断：暴聋（气滞血瘀，清窍失养）。

立法：行气活血，宣肺通窍。

取穴：百会、神庭、攒竹、耳门透听会、角孙、翳风、中渚、外关、中脘、气海、天枢、丘墟、足临泣、合谷、太冲。

处方：

当归 10g	赤芍 10g	白芍 10g	柴胡 6g
炒苍术 10g	炒白术 10g	茯神 15g	陈皮 10g
桔梗 6g	郁金 10g	香附 10g	丹参 10g
路路通 15g	生龙齿 20g（先煎）	杭菊花 10g	葛根 10g
骨碎补 15g	川芎 10g		

中药口服 10 剂。

二诊：2023 年 5 月 5 日。服药后头晕好转，皮肤瘙痒，月经 2023 年 5 月 2 日来潮，纳眠可，二便可，舌暗红，苔黄腻，脉右滑，左沉细。

处方：

当归 10g	赤芍 10g	白芍 10g	柴胡 6g
川芎 10g	杭菊花 10g	丹参 10g	路路通 15g

陈皮 10g	桔梗 6g	郁金 10g	香附 10g
炒黄芩 6g	杏仁 6g	牡丹皮 10g	防风 6g
地肤子 10g	枇杷叶 10g		

中药口服 7 剂，针刺治疗同前。

三诊：2023 年 5 月 12 日。服药后头晕、恶心消失，纳可，二便可。

处方:

当归 10g	赤芍 10g	白芍 10g	柴胡 6g
炒苍术 10g	炒白术 10g	陈皮 10g	桔梗 6g
郁金 10g	杏仁 6g	蝉蜕 6g	生龙齿 20g（先煎）
葛根 10g	骨碎补 15g	丹参 10g	路路通 15g
川芎 10g	穿山甲 6g		

中药口服 7 剂，针刺治疗同前。

四诊：2023 年 6 月 16 日。稍有头晕、恶心，右耳不通，舌脉同前。

处方:

丹参 10g	路路通 15g	葛根 10g	骨碎补 15g
杏仁 6g	陈皮 10g	桔梗 6g	郁金 10g
蝉蜕 6g	生龙齿 20g（先煎）	茯苓 10g	川芎 10g
穿山甲 6g	炒苍术 10g	炒白术 10g	天麻 10g
半夏 6g			

中药口服 7 剂，针刺治疗同前。

患者自觉听力持续改善，坚持于周老门诊治疗，其间因中药口感欠佳停服 1 个月，治疗 3 个月后针刺处方改为百会、神庭、本神、四神聪、耳门透听会、角孙、翳风、太阳透率谷、完骨、中脘、气海、天枢、手足三里、内关、神门、筑宾、绝骨、太溪、合谷、太冲。

中药仍以以下方药为基础方进行加减，患者对治疗效果满意。

当归 10g	赤芍 10g	白芍 10g	柴胡 6g
炒苍术 10g	炒白术 10g	茯神 15g	陈皮 10g
郁金 10g	香附 10g	丹参 10g	路路通 15g
桔梗 6g	生龙齿 20g（先煎）	杭菊花 10g	葛根 10g
骨碎补 15g	川芎 10g		

【按语】医学界普遍认为突发性耳聋的预后与病程、就诊时间、耳聋程度、耳聋类型、眩晕关联密切，其恢复时间主要在发病后2周，在2周内恢复不明显者，可能之后的治疗很难奏效。文献提示听力损失越严重，预后越差，听力损失为重度的有效率仅为25%；按照突发性耳聋患者的听力曲线，可分为六个类型，其中低频听力损失和中频听力下降的患者预后较好；伴有眩晕症状往往提示患者内耳膜迷路出现病变，预后相对会比较差。但周老长期临床实践发现，有超过30%经过西医治疗无效或西医认为听力不可能再改善的病例，经过针药结合治疗听力得到了不同程度的提高。本例患者突发性耳聋程度重，听力阈值65～80db属于重度听力损失，该患者听力阈值已经＞95db，属于完全性听力损失，且右耳低频、中频、高频均为完全听力损失，经西医治疗后仅高频好转为中重度听力下降，来诊时听力丧失已1个月，且伴有眩晕症状，预后很差。经针药结合治疗后患者自觉听力有恢复，对治疗效果满意。

周老辨证为气滞血瘀，中药采用基础方（当归、赤芍、杭白芍、柴胡、炒苍术、炒白术、黄芩、炒栀子、杏仁、桔梗、广陈皮、郁金、川芎、杭菊花、丹参、路路通、葛根、蝉蜕、生灵磁石、生龙齿）加减化裁。二诊考虑患者皮肤瘙痒，减生龙齿、骨碎补等补肾、镇心安神之品，加地肤子清热利湿、祛风止痒，黄芩清热，杏仁开宣肺气，牡丹皮凉血，防风、枇杷叶疏风解表，止咳化痰。三诊考虑患者病情较重，加蝉蜕、穿山甲以开肺窍。四诊考虑患者头晕为风痰阻络，加天麻、半夏、茯苓，取半夏白术天麻汤之意。针灸取穴：取百会、神庭、攒竹安神，局部取角孙、耳门透听会、翳风治疗耳部症状，取中脘、气海、天枢调畅中焦气机，实证加合谷、中渚、丘墟、太冲；患者治疗3个月后考虑病久存在焦虑抑郁情绪，加内关、神门，结合舌脉呈现虚象，辨证取穴改为手足三里、太溪、筑宾、绝骨以补肾聪耳。

病案8

窦某，女，68岁。2023年4月6日初诊。

主诉：双耳听力下降2天。

现病史：患者2天前在情绪激动后夜间出现双耳听力突然下降，左侧甚，伴耳鸣，就诊于某医院急诊，诊断为“感音神经性耳聋”，予改善循环、营养神经药物治疗。今晨患者听力未见明显缓解，出现眩晕，不能睁眼，站立不稳，休息后略有好转，遂来我科门诊就诊。刻下症见：双耳听力下降，左耳甚，伴耳鸣，时有头晕，咽干，胁肋部胀满，口苦，胃脘部怕凉，大便稀溏，小便可，纳眠可。

既往史：否认慢性肾病、慢性支气管炎等慢性病史。否认其他手术及外伤、输血史。

中医诊查：神清，面色红，舌质淡胖，舌尖红，苔薄白，脉弦而无力。

西医诊断：突发性聋。

中医诊断：耳聋（肝脾不调）。

立法：调和肝脾，寒热同调。

取穴：百会、神庭、本神、四神聪、神门、耳门、听宫、听会、足临泣、太溪、太冲。

手法：平补平泻。

处方：

北柴胡 24g	桂枝 9g	干姜 6g	天花粉 12g
黄芩 9g	牡蛎 18g	炙甘草 6g	

7 剂，水煎服，日 1 剂，一日 2 次。

二诊：2023 年 4 月 13 日。经针药结合治疗后，患者听力明显恢复，耳鸣减轻，头晕缓解，胃脘部温暖，大便正常。继续目前治疗方案。

三诊：2023 年 4 月 20 日。患者听力基本恢复，耳鸣消失，诉偶有乏力，大便时有稀溏，嘱口服理中丸温中健脾善后。

【按语】周老在治疗耳鸣耳聋疾病方面经验独到，遵循阴阳思维，化繁为简，多将本病分为虚实两证。实证治疗以清利肝胆，通利耳窍为原则，针灸处方以“通耳方”为主。取穴为百会、神庭、耳门透听会、翳风、外关、筑宾、丘墟、太冲、足临泣。虚证治疗以滋补肝肾、聪耳抑鸣为原则，针灸处方以“聪耳方”为主，取穴为百会、神庭、耳门透听会、翳风、内关、神门、筑宾、太溪、太冲。周老治疗耳鸣耳聋多针药结合，针对实证，属肝胆火旺型者，以柴胡疏肝散加减；针对虚证，属肝肾不足者，周老多以六味地黄丸加减。此外，周老在临床上多采用一针透三穴（耳门、听宫、听会）的方法进行针刺治疗，该治疗方式经验独特，我们在临床应用中使用该技术方法，取得了颇为理想的效果。值得注意的是，周老“治神”思想在耳鸣耳聋疾病的临床运用中也是一以贯之的，多配合使用“四神方”（百会、神庭、本神、四神聪、神门），通过“四神方”的运用，患者多能神安、神静，对缓解患者焦虑、烦躁等情绪很有裨益，更有利于患者耳鸣耳聋症状的缓解。

在临床中，我们发现，很多患者除了表现为单纯的虚证或实证外，一部分患者呈现为虚实夹杂、寒热错杂的表现，患者多为肝脾不调之证，在耳鸣耳聋症状之外，可见到口苦、咽干、头晕、胁肋胀满等一派肝气郁热之象，同时也可见到胃脘部怕凉、大便稀溏、受凉后腹胀等脾气亏虚之象。《伤寒论》第147条载：“伤寒五六日，已发汗而复下之，胸胁满，微结，小便不利，渴而不呕，但头汗出，往来寒热，心烦者，此为未解也，柴胡桂枝干姜汤主之。”方中北柴胡苦降性微寒，质地疏松具升散之性，可疏通肝经郁滞气机及郁热；黄芩苦降性寒，可清透少阳之火；天花粉、牡蛎均具散结解郁之性，且天花粉性微寒，质地润泽可养阴除热，牡蛎质重可镇静安神；干姜为甘温之性，温中健脾止泻；炙甘草甘平，可健脾补气，调和诸药。全方虚实同调，寒热兼治。

（二）耳鸣

病案1

曹某，男，43岁。2017年4月28日初诊。

主诉：双耳鸣2月余。

现病史：患者2个月前无明显诱因出现耳鸣，安静时加重，无听力下降，曾于张家口当地医院就诊，诊为“神经性耳鸣耳聋”，口服药物治疗未效。现双耳耳鸣加重，声音持续，呈蝉鸣声，无头晕头痛，纳可，寐安，二便可。

既往史：过敏性鼻炎病史，饮酒史。

家族史：否认家族遗传病史。

辅助检查：待完善。

中医诊查：得神，耳郭正常，无红肿流脓。舌淡，有裂纹，苔白腻，脉弦滑，尺弱。

西医诊断：神经性耳鸣。

中医诊断：耳鸣（风痰上扰）。

立法：息风化痰，通窍止鸣。

取穴：百会、四神聪、神庭、听宫、耳门透听会、翳风、手三里、角孙、外关、合谷、中渚、足三里、血海、筑宾、太冲、太溪、悬钟。

手法：耳门向听会透刺，余穴平补平泻。

处方：

天麻 10g	姜半夏 6g	茯苓 10g	炒苍术 10g
炒白术 10g	川芎 10g	杭菊花 10g	辛夷 6g
苍耳子 6g	杏仁 6g（后下）	广郁金 10g	丹参 10g
路路通 15g	蝉蜕 6g	生龙齿 20g（先煎）	桔梗 6g
广陈皮 10g			

水煎，分温两服，日 1 剂。

医嘱：禁熬夜，远噪音，畅情志。

诊疗经过：此后 1 个月坚持于当地复诊治疗，自觉耳鸣好转，可安心工作及日常生活。

【按语】本例病例为临床上十分常见的耳鸣耳聋患者。周老在治疗本病时，将聪耳方和通耳方结合，其中百会、神庭、四神聪为治神要穴，凡失眠、耳鸣患者均可用以镇静安神，是以"治病先治神"思想的体现。耳屏前三穴：耳门、听宫、听会，以 1.5 寸毫针自耳门斜向下透刺至听会穴，为一针透三穴，以加强对耳部疾病的局部治疗作用。筑宾为足少阴肾经穴，亦为阴维之郄穴，位于太溪上 5 寸，太溪与阴谷连线上，腓肠肌内下方，与肾经原穴相配伍，善于滋阴补肾，肾气充足则耳窍得养。本例患者在治疗 1 个月后，自觉耳鸣症状减轻，虽然耳鸣没有完全消失，但是已经不影响其日常生活和工作了。

在跟诊周老的日子里，像本例患者这样因感音神经受损导致的耳鸣耳聋患者经过针灸和中药治疗都有不同程度的恢复。在遣方用药时，周老将"治聋先治肺"的学术思想应用于临床。肺主气，肺气贯于耳，肺气闭郁则耳窍不通。处方中加入"陈皮、桔梗、杏仁、郁金"等药宣肺理气，培土生金。

病案 2

李某，女，42 岁。2023 年 10 月 17 日初诊。

主诉：耳鸣伴听力下降 1 年余。

现病史：1 年余前因工作压力较大出现耳鸣，呈电流音，伴有听力下降，症状断续发作，伴发脑鸣，平素汗出较多，腰酸，畏风怕冷，白天易困倦乏力，纳寐可，大便稀溏。

既往史：无。

中医诊查：舌暗红，苔薄黄，脉沉细。

西医诊断：耳鸣。

中医诊断：耳鸣（气虚血瘀）。

立法：益气活血。

取穴：百会、神庭、听宫、攒竹、手足三里、内关、合谷、神门、中渚、中脘、气海、天枢、丰隆、筑宾、三阴交、太冲、公孙。

处方：

生黄芪 30g	炙黄芪 30g	防风 6g	炒苍术 10g
炒白术 10g	当归尾 10g	赤芍 10g	白芍 10g
柴胡 6g	陈皮 10g	杏仁 6g	郁金 10g
丹参 10g	路路通 15g	蝉蜕 6g	生龙齿 20g（后下）
葛根 10g	骨碎补 15g	红花 10g	川牛膝 10g

针刺及用药 1 个疗程（30 次）后耳鸣较前明显减轻，听力有所恢复。

【按语】该患者耳鸣耳聋日久，结合舌脉及汗出多、腰酸怕冷、体型肥胖、白日易困倦、大便稀溏等症状，辨证为气虚血瘀证。针刺处方百会、神庭、听宫为治疗该病的主穴。百会位于头顶，阳气最盛之处，乃督脉要穴，亦为手足三阳经、督脉、足厥阴肝经交会穴，主治范围广，为调神之大穴，且在《类经图翼》《铜人腧穴针灸图经》中就有百会治疗耳鸣耳聋相关记载。神庭穴亦属于督脉经穴，亦居诸阳之会、清阳之府、神之所居，亦为调神要穴。百会与神庭临床常相配为用，可益气升阳、健脑安神，再取攒竹可增调神安神之功。听宫穴为耳前三穴之一，穴性偏补，可聪耳窍，听五音，多用于耳鸣耳聋虚证。中渚为手少阳三焦经穴，为治疗耳鸣耳聋要穴。手足三里取阳明经多气多血之意。中脘、气海、天枢、足三里、三阴交为周老临床常用补中益穴方组成，多用于气虚诸证。公孙、内关为八脉交会穴，亦有调节后天脾胃之意。刺合谷、太冲可“开四关”，疏调全身气血。筑宾为肾经要穴，可滋阴补肾。药物治疗也以益气活血为要点，选用生炙黄芪、炒苍白术，旨在益气健脾燥湿；归尾、红花、赤芍、丹参、路路通、川牛膝等有活血化瘀之功；加之葛根、白芍濡润筋经；柴胡疏肝利胆；蝉蜕、生龙齿安神降浊；杏仁取其降气之药性，使浊气下降。针药结合，安神益脑，聪耳纳气。

耳聋耳鸣临床较为常见，治疗难度较大，临床施针施药需辨证准确，该病治疗疗程较长，患者需有一定的治疗信心和恒心，同时，医者也当耐心解释，对患者多予解释和鼓励，方能收效。

第七节 其他病证

典型病案选

（一）泄泻

病案

徐某，男，20岁。

主诉：胃脘部不适，便溏1年余。

现病史：患者1年前无明显诱因出现胃脘不适，便溏，曾就诊多家医院，胃镜（-），肠镜（-），血生化检查未见异常，诊断为“肠易激综合征”。现胃脘不适，偶尔吞酸，大便时稀，小便调。

既往史：高胰岛素血症。

中医诊查：舌淡暗，苔薄白，脉弦细。

西医诊断：肠易激综合征。

中医诊断：泄泻。

取穴：足三里、内关、合谷、太白、太冲、上巨虚、下巨虚、中脘、下脘、天枢、气海、关元等。

手法：平补平泻，留针30分钟。

经针灸治疗后诸症缓解。

【按语】此病病位在肠，“大肠、小肠皆主于胃”，本病以取足阳明胃经之穴为主，足三里为胃之合穴，上巨虚为大肠之合穴，下巨虚为小肠之合穴，合谷为大肠之原穴，太白为脾之原穴，太冲为肝之原穴，内关为调理肠胃之要穴，可以调理中焦，达健脾益胃之功。

治疗肠易激综合征，如辨证为脾胃虚寒，立法为健脾益胃，针灸处方选足三里、内关、合谷、太白、太冲、上巨虚、下巨虚。

（二）视歧

病案

孙某，女，68岁。

主诉：视物成双5天。

现病史：患者视物成双5天，曾就诊于北京某医院眼科专科检查，诊断为眼肌麻痹，视神经损伤，白内障。予以口服康复明及玻璃酸钠滴眼液治疗。现视物成双，面部板滞，偶伴头胀，无头痛，呕吐，纳可，二便调。

既往史：糖尿病，面神经炎，右侧眼肌麻痹史4年（临床痊愈）。

中医诊查：舌质淡红，苔薄，脉沉。

西医诊断：眼肌麻痹。

中医诊断：视歧。

穴位：睛明、风池；特殊手法：光明穴赤凤迎源；腹针：关元、中脘、气海；余穴：承泣、瞳子髎、合谷、足三里、阿是穴，留针30分钟。

【按语】眼肌为脾胃所主，脾胃为气血生化之源，本病眼肌麻痹，为气血亏虚，肌肉失养，故取中脘以健脾胃，关元、气海以壮元气，如此，气血足则可恢复肌肉正常生理功能。

（三）瘛疭

病案

高某，女，72岁。2017年9月14日初诊。

主诉：双眼睑不自主痉挛闭合1月余。

现病史：患者1个月前无明显诱因出现双眼睑不自主痉挛闭合，瞬目较快，刚开始持续数分钟，后来逐渐延长至数小时，在精神紧张、注视人时加重，讲话、咀嚼时减轻，睡眠时症状消失，近日来症状持续时间明显延长，患者十分痛苦，经人介绍来诊，头颅CT检查未见异常。纳食可，二便调，夜寐安。

既往史：体健，否认其他病史和药物过敏史。

家族史：否认。

中医诊查：表情痛苦，双眼睑不自主痉挛闭合，眨眼时间缩短，舌暗红，苔白，脉弦滑。

西医诊断：梅杰综合征。

中医诊断：瘛疭（肝风内动，痰热内扰）。

立法：清热化痰，镇静安神。

取穴：百会、神庭、攒竹、中脘、手三里、内关、丰隆、足三里、绝骨、合谷、太冲、承泣透睛明、阳白透鱼腰、太阳透丝竹空。

手法：平补平泻。

医嘱：避免情绪波动，合理安排生活起居。

患者第一次按上述处方治疗，当时即觉症状减轻，连称神奇，后每周3次治疗。

2017年10月9日，患者经过近10次针灸治疗，双眼睑痉挛明显减轻，感觉很满意，继续针灸巩固治疗。

【按语】梅杰综合征由Meige（梅杰）首先报告（1910年），是主要累及眼肌和口、下颌肌肉，表现睑痉挛和口－下颌肌张力障碍的综合征，属于运动障碍疾病。其临床特点主要是双眼不自主眼睑闭合或痉挛，持续数秒至数分钟，多为双眼，少数由单眼起病，渐波及双眼，精神紧张、阅读、注视时加重，讲话、唱歌时减轻，睡眠时消失。西医治疗目前给予肉毒毒素和抗精神药物治疗为主，个体差异较大。

中医把这种不自主抽动、口眼㖞斜、手足痉挛称为瘛疭，宋金时期成无己《伤寒明理论》载："瘛者筋脉急也，疭者筋脉缓也。急者则引而缩，缓者则纵而伸。或缩或伸，动而不止者，名曰瘛疭，俗谓之搐者是也。"本病多因肝风内动，痰热内扰所致。

周老治疗此类病证经验较为丰富。他的针灸六治学术思想中，其中一个即是"治动"。他认为针刺当贯彻"治病先治神"的治疗原则，故百会、神庭、攒竹镇静安神；合谷、太冲四关穴，平肝息风；中脘、内关、丰隆健脾化痰；绝骨为髓会穴，有益智健脑之功；手足三里为周老经验，能通经活络，强身健体。另外，依据病变部位辨证取穴，如眼睑痉挛，取眼周围局部腧穴，进行透刺，加强治疗效果，可有效控制眼睑抽动症状。

（四）汗证

病案

强某，女，59岁。2017年5月23日初诊。

主诉：周身汗出2年。

现病史：患者诉2015年5月开始，周身汗出，静坐时面部、后背、躯干及手足均有汗，活动后出汗更加明显，自诉有时做一顿饭后常有大汗，伴气短、周身乏力，症状持续2年，1年前无明显原因出现醒后亦有汗出，睡衣常湿透。平素出汗后稍不注意，外感风寒，就会诱发感冒，因此常年长衣长裤，夏季也是如此，怕汗出后感冒，但衣服经常潮湿，患者十分痛苦，曾多家医院就诊，服用各种西药及汤药，效果均不佳。于2017年5月23日就诊我处，纳食可，夜寐欠安，二便调。

既往史：高血压病史5年，冠心病病史3年，规律服药治疗。

家族史：否认。

中医诊查：神情萎靡，精神差，形体肥胖，面色晄白，手足面部潮湿，额头时有汗出，舌质淡，苔白，脉细弱。

西医诊断：自主神经功能紊乱。

中医诊断：汗证（营卫不和，卫表不固，气阴两虚）。

立法：调和营卫，益气养阴，固表止汗。

处方：百会、神庭、风池、手足三里、外关、合谷、天枢、中脘、气海、攒竹、复溜、太溪、三阴交、阴陵泉。

手法：补合谷，泻复溜，余穴平补平泻。每周3次。

医嘱：饮食清淡，避免风寒，加强体育锻炼。

2017年6月27日。患者自觉白日出汗明显减少，但干活活动后仍有汗出。

2017年7月20日。患者诉白日汗出进一步减轻，清晨醒后汗出也明显好转，现在已能穿夏日服装，脱去长衣长裤。继续门诊针灸治疗。

【按语】汗证是中医的证候，是不正常出汗的一种病证，在西医属于自主神经功能紊乱范畴。表现为在正常环境中，全身或局部出汗过多，甚则大汗淋漓。寐则汗出，醒时汗止者称盗汗；不分寤寐而出汗者称自汗。西医认为本病是由于自主神经系统的平衡被打破，出现功能障碍。临床表现可涉及全身多个系统，如心血管系统、呼吸系统、消化系统、内分泌系统、代谢系统、泌尿生殖系统等。患者自觉症状繁多，可表现为四肢麻木，手脚心发热，周身皮肤发热，但量体温正常，全身阵热阵汗，常伴随焦虑、紧张、抑郁等情绪变化，按器质性疾病治疗常无效。当见于交感神经功能降低或副交感神经功能亢进时，可表现为瞳孔缩小、心率减慢、血管扩张、面部潮红、周身汗出等症状。目前西医治疗主要以调节自主神经功能药物及对症治疗药物为主，并配合抗焦虑抑郁药物，效果多不明显。

中医认为汗证多是由于阴阳、脏腑、气血失调，营卫不和，卫阳不固，腠理开阖不利，故汗液外泄。周老用针灸治疗汗证常能起到意想不到的效果。百会、神庭、攒竹，取其"治病先治神"的理论，三穴相伍，具有安神镇静、开窍醒神和益气健脑的作用。风池是足少阳胆经腧穴，为足少阳、阳维之会，具有壮阳益气、祛风散寒之义。手足三里分别是手阳明大肠经和足阳明胃经的腧穴，两穴既属同名经，又为同名穴，一上一下，相配而用，又为多气多血之经脉，用补法能益气养血，通经活络，强身健体。外关为手少阳三焦经络穴，通于阳维脉，具有通经活络、联络气血、补阳益气之功效，为防御外邪入侵的关口，"一切风寒暑湿邪，头痛发热外关起"。周老经验穴腹四针，即天枢（双）、中脘、气海四穴，具有健脾和胃、益火壮阳、升清降浊之功效。三阴交乃脾、肾、肝三条足阴经之会，本身属脾经，与阴陵泉相配，补益后天之本，充盛气血生化之源。合谷、复溜是治疗汗证的主要穴位，具有清热除烦、养阴敛汗功效，合谷为手阳明大肠经之原穴，有清热泻火之功，而复溜为足少阴肾经之穴，不仅可以治疗气虚自汗、阴虚盗汗，而且还可治疗热病之汗，因此两穴是治疗汗证的一代名方，一上一下，一阴一阳，既可清热，又可养阴。但治疗时需注意补泻法，汗出不止补合谷，还需泻复溜。太溪是肾经原穴，配合复溜滋阴益肾，共奏养阴之功。诸穴配合，共同起到益气养阴、调和营卫、固表止汗的效果。

（五）过敏性鼻炎

病案

张某，男，52岁。2023年10月27日初诊。

主诉：鼻流清涕、鼻痒2年，加重1周。

现病史：患者近2年反复发作鼻流清涕、伴有鼻痒，时有鼻塞、头痛，天气变化、季节交替时症状明显。近1周症状再次反复发作，且伴口中生疮，咽干，大便干结，睡眠欠佳，眠浅易醒，纳尚可。

既往史：无。

中医诊查：舌淡红，苔薄白，脉弦。

西医诊断：过敏性鼻炎。

中医诊断：鼻鼽（气阴两虚）。

立法：益气养阴，兼清肺热。

取穴：督脉点刺（大椎、风府、神道、至阳、命门、腰阳关）。肺俞、风门、风池、攒竹、大杼、百会、神庭、迎香、印堂、内关、神门、鱼际、合谷、天突、关元、天枢，平补平泻。

处方：

生地黄15g	熟地黄15g	石斛15g	北沙参20g
五味子6g	生黄芪30g	防风6g	炒白术10g
炒苍术10g	辛夷6g	苍耳子6g	杭菊花10g
桔梗6g	白茅根30g	芦根30g	丹皮6g
天花粉10g	熟大黄10g		

患者11月3日复诊，诉鼻炎症状较前明显缓解，咽干口干亦有所好转。

【按语】过敏性鼻炎中医属“鼻鼽”，其发病与患者本身正气不足有关，又加之感染风寒之邪，致肺气失宣，气道不通，故发作此病。而该病难以治愈，常年反复发作，致使肺卫之气进一步亏虚，以致恶性循环，有长达数十年难愈患者。本案患者根据舌脉症状可辨为气阴两虚。督脉总督一身阳气，点刺督脉可补益阳气，提升正气，且大椎、风府、神道、至阳、命门、腰阳关等穴均属“督脉十三针”，可起到安神定志的作用，亦可治疗患者失眠；肺俞、大杼、风门、风池可补益肺气，疏风宣肺；百会、神庭、攒竹取调理神机、安神定志之用；迎香配合印堂，局部取穴，是治疗鼻类疾病的常用穴，可疏调局部气血；内关、神门分别属心经、心包经要穴，“心主神明”，亦有调神之功用；“面口合谷收”，且合谷属手阳明大肠经，经脉循行“挟鼻孔”，经脉所过主治所及；鱼际、天突可滋阴清热，治疗患者咽干；关元、天枢健运脾胃，培土生金。中药方面，生地黄、熟地黄合用滋阴补肾；石斛、北沙参补益肺肾之阴；五味子益气生津，补肾宁心；黄芪益气固表；防风、辛夷、苍耳子疏风解表，通鼻窍；炒白术与炒苍术合用健脾燥湿，培补后天脾胃；杭菊花甘苦微寒，清心补肾；桔梗、白茅根、芦根清肺热，养肺阴，利咽喉；患者大便干燥，在滋阴之品的基础上再加熟大黄加强疗效。诸药合用，益气养阴。

该案患者以鼻流清涕等为主诉，诊为鼻鼽，有许多伴发症状，但都可用气阴两虚之证将其串联，周老在施针用药时，对证、对症多方面均有顾护，思虑周全，疗效明显。

附

薪火传承

第一节
传承谱系

1965 ～ 1982 年，师从金针王乐亭。

1979 ～ 2004 年，师从国医大师贺普仁。

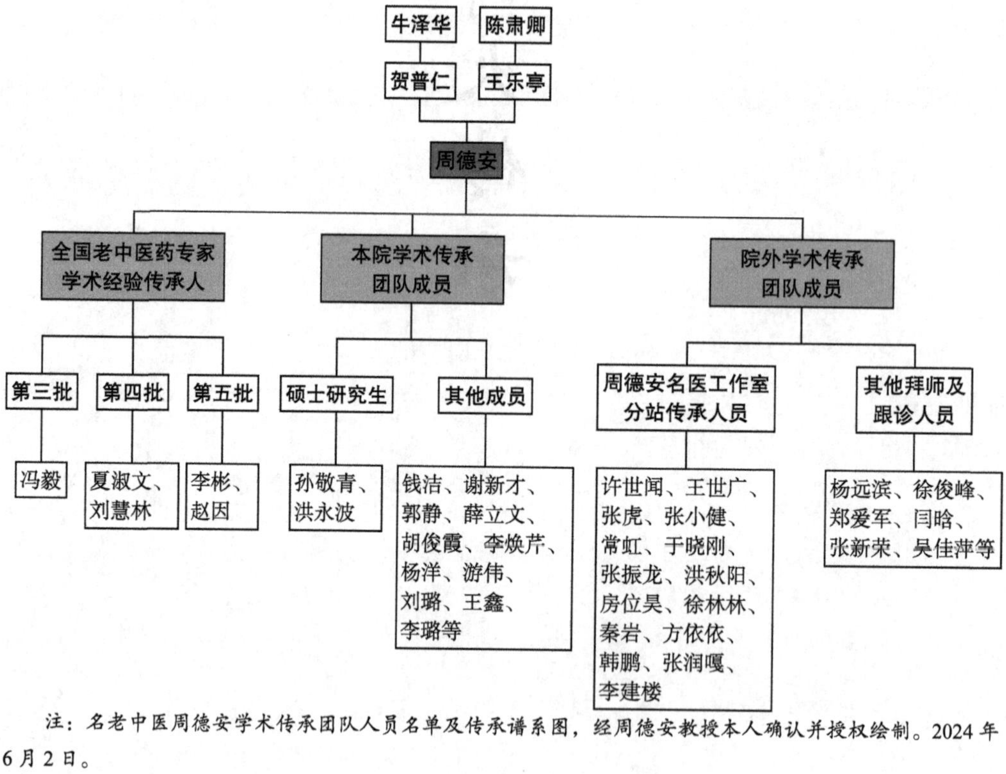

注：名老中医周德安学术传承团队人员名单及传承谱系图，经周德安教授本人确认并授权绘制。2024 年 6 月 2 日。

第二节
各工作室站成绩

2011年国家中医药管理局批准成立周德安名医传承工作室。

2014年北京市中医管理局批准成立周德安名医传承工作站。

北京、山东、河南等地其他5家医院相继成立分站：

2013年11月，北京市中西医结合医院。

2016年7月，山东省淄博市张店区中医医院。

2016年11月，北京市顺义区中医医院。

2017年8月，北京市平谷区中医医院。

2018年7月，河南省焦作市中医医院。

一、总站

周德安教授是继金针王乐亭、国医大师贺普仁之后的北京中医医院针灸科第三代学术带头人，主要学术思想为“针灸六治”，即针灸“治神”“治痰”“治痛”“治风”“治聋”“治动”，其中蕴含了“治病先治神”“怪病多痰，针灸擅治”“崇气虚血瘀理论，重补中益气之法”“同病异治、异病同治，治病求本”等学术观点和方法。周德安教授建立针灸镇静安神、解郁安神、补益安神和重镇安神等方法，适用于与精神、情志相关的各类疾病；制定针灸化痰、涤痰、豁痰和消痰法，用于诸多疑难病证；重视针灸的补益和调气作用，创立针灸补中益气方、络穴调气方等。并将针灸治神、治痰、补益、调气等方法综合应用于情志病、疼痛、中风、帕金森病、耳聋耳鸣、动证（儿童抽动、多动）等疾病的治疗，形成了突出的针灸特色。“针灸六治”已被广大针灸医师应用于临床。建立的头面痛、失眠、中风、耳聋耳鸣、帕金森病专病门诊影响范围已扩大至全国。

（一）北京中医医院针灸科相关情况

周德安教授是国家中医药管理局批准的第三、四、五批全国老中医药专家学术经验继承工作指导老师，2011 年国家中医药管理局批准成立周德安名医工作室，2014 年北京市中医管理局批准成立周德安名医传承工作站，为周德安教授学术传承工作提供大力支持。北京中医医院针灸科周德安教授学术传承团队由第三、四、五批全国老中医药专家学术经验继承人（李彬、刘慧林、赵因、夏淑文、冯毅等 5 人），周德安教授培养的研究生（孙敬青、洪永波等 2 人）以及学术思想研究团队成员共 36 人组成。为全面传承和深入挖掘针灸治神、治痰、治风、治痛、治聋、治动的“针灸六治”理论，分别组建了治神团队、治风团队、治痛团队和治聋团队。

治痛团队由李彬副院长、王麟鹏主任医师、刘慧林主任医师、谢新才主任医师、洪永波主任医师、钱洁主任医师、刘璐主任医师、游伟副主任医师、姬旭副主任医师、黄凤副主任医师、魏嘉主治医师等组成，其中博士 5 人，硕士 4 人，本科 1 人。成立头面痛专病门诊，年门诊量达万余人，针刺预防性治疗偏头痛及紧张性头痛，对于降低头痛发作次数、天数、疼痛程度方面具有显著优势，治疗方案已被推广应用于北京地区“原发性头痛研究联盟”。本团队近年来围绕偏头痛、紧张性头痛、带状疱疹后神经痛、颞下颌关节紊乱病、膝骨关节炎、三叉神经痛等开展了多项研究，发表相关 SCI 论文 18 篇，中文核心论文 70 余篇；申请获批相关专利 6 项。

治神团队由郭静主任医师、王桂玲主任医师、李焕芹主任医师、温雅丽副主任医师、李倩倩副主任医师、崔莹雪副主任医师、王鑫主治医师等组成，其中博士 4 人，硕士 2 人，本科 1 人。团队基于周德安教授治神经验，建立失眠专病门诊，年诊治失眠患者达 6000 人次，为失眠患者提供了安全有效的针灸治疗技术。科研方面，针对原发性失眠进行了针刺治疗的临床研究，并从神经行为学、心率变异性、功能影像学等方面进行了相关机制研究；针对血管性认知功能障碍及阿尔茨海默病，探索针刺早期预防和延缓进展的治疗作用，并开展针灸治疗机制的实验研究。发表相关国际期刊文章 10 余篇，国内核心期刊论文 40 余篇。

治聋团队由刘慧林主任医师、薛立文主任医师、陈鹏主任医师、付渊博主任医师、夏淑文副主任医师、胡俊霞副主任医师、游伟副主任医师等组成，其中博士3人，硕士2人，本科2人。本团队运用周德安教授针灸治聋学术经验，前期承担北京市科委及首发基金课题2项，发现早期针刺可有效改善特发性突聋听力和耳鸣程度，尤其对于改善耳闷堵感、听觉过敏症状、头晕等常见伴发症状具有突出优势。成立耳聋耳鸣专病门诊，主要诊治特发性突聋、原发性耳鸣、美尼尔综合征等疑难病，目前年门诊量过万，患者来自全国各地，在北京乃至全国独树一帜。发表SCI及中文核心论文10余篇。

治风团队由孙敬青主任医师、付渊博主任医师、王少松主任医师、陈鹏主任医师、李焕芹主任医师、胡俊霞副主任医师、王一战副主任医师、杜鑫副主任医师、侯学思主治医师、吕天丽主治医师、李斗主治医师、赵冰骢主治医师等组成，其中博士6人，硕士6人。针对中风病，制定北京市科委“首都十大危险疾病科技成果推广专项”脑血管病恢复期针灸治疗规范与路径，作为该专项中唯一的中医项目，诊疗方案突出周德安教授等针灸名家的特色技术，治疗注重提升患者生存质量，尤其对中风后排尿障碍、肢体痉挛、便秘、肩痛、吞咽障碍等常见并发症疗效优势突出。针对帕金森病，在针灸科神经系统疑难病区重点收治帕金森病患者，并成立帕金森病专病门诊，开展针刺治疗帕金森病运动及非运动症状的临床研究。本团队近年来对于中风病主持多项国家及省部级课题，发表相关论文30余篇。

围绕周德安教授学术思想，学术继承人和团队近年来主持国家级课题14项、省部级课题12项、局级课题5项。围绕周德安教授学术思想，学术继承人和团队近年来主办的学术会议包括：

国家级继续教育项目4次：

2014年，全国名老中医药专家周德安学术研讨会，250人参会。

2016年，周德安教授学术经验全国高级研修班，200人参会。

2021年，周德安教授“针灸六治”传承培训班，200人参会。

2022年，周德安教授“针灸六治”传承培训班，6000余人（线上）。

北京市级继续教育项目4次：

2017年，周德安名老中医学术思想交流会，120人参会。

2018年，周德安教授“针灸六治”传承培训班，150人参会。

2019年，周德安教授“针灸六治”传承培训班，150人参会。

2021年，周德安教授“针灸六治”传承培训班，200人参会。

代表性学术继承人：李彬，女，博士，主任医师，博士生导师，博士后合作导师，全国中医临床优秀人才，北京市医管中心“登峰人才”，首都中青年名中医，北京中医医院副院长兼针灸诊疗中心主任，是第五批全国老中医药专家周德安教授的学术继承人。目前是中国针灸学会副会长、中国针灸学会火针专业委员会主任委员、北京针灸学会会长、中国中医药研究促进会针灸康复分会常务理事、北京中医药大学针灸临床学系副主任。于北京中医药大学毕业后到北京中医医院工作，一直从事针灸临床、科研、教学工作。临床擅长毫针、火针、金针、放血、汤药等多种疗法结合治疗各种疼痛、代谢病、皮肤病、失眠、妇科疾病等。主要研究方向：针灸治疗疼痛和代谢病研究，现代针具的研发，针灸名老中医学术思想研究。近五年获得省部级成果 4 项；主持国家级课题 4 项、省部级项目 5 项、局级课题 3 项；作为主编出版“十三五”创新教材 1 部、作为主编出版专著 2 部、作为副主编出版书籍 2 部、作为编委参编书籍 3 部；发表学术论文 100 余篇，其中 SCI 论文 25 篇；作为主要执笔人制定针灸团体标准 4 项。

（二）其他单位相关情况

北京中医医院托管的平谷中医医院、顺义中医医院以及北京中西医结合医院、山东省淄博市张店区中医医院、河南省焦作市中医医院等均成立了周德安名医工作室分站，各分站的建设工作由各医院院领导及科主任负责，主要人员包括许世闻、徐林林、王世广、张晓健、张虎、杨洋、于晓刚、张振龙、常虹、杨京慧、张丽、李伟、王浩、李晨等。

其他来自全国不同级别医院的以拜师、跟师等形式长期跟随周德安教授学习的中医同道难以计数，较突出者包括吴青峰、杨远滨、徐俊峰、陈顶立、王晶、郑爱军、岳艾艾、李宁、刘勇、刘辉、詹云翔、邢宝军、杨国明、严晗、杨爽、方雯等，以及来自中国台湾的张超铭、廖计能、郑永宜，来自韩国的李世涌等。

二、平谷分站

2017 年 6 月首都国医名师周德安名医传承工作站平谷中医医院分站成功获批，我院针灸科建立北京市中医管理局“周德安名医传承工作站北京市平谷区中医医院分站”。室站负责人为许世闻，学术继承人为许世闻和徐林林。为更好传承、推广首都针灸名家的学术思想和临床经验，2023年5月平谷区中医医院针灸科成功申报建立国家中医药管理局国家级名老中医周德安工作室平谷分站，许世闻主任为分站负责人，学术继承人为许世闻、徐林林、秦岩、方依依和韩鹏。在室站建设期间经过周德安教授及其北京中医医院周德安名医传承工作站李彬主任、赵因主任、刘慧林主任、夏淑文主任等多年的指导和带教，在医、教、研等各方面都取得了长足的发展。从2017年开始分站学术继承人及其室站成员发表学术论文20篇、参编著作3部、申请课题9项，成功举办区级及市级继续教育项目14次，传承交流周德安教授及其他名老中医的宝贵经验。分站医师定期参加总站的学术培训和名老中医查房，经过既往多年的跟师学习，对周德安教授的学术思想已有初步了解和掌握，并定期下乡服务社区、乡镇基层，将技术培训推进基层。

经过多年的人才培养和建设，平谷区中医医院针灸科已建成一支素质高、能力强、结构合理的人才团队，以专业化、现代化、优质化的水平服务于京东平谷百姓。平谷区中医医院针灸科是北京市中医管理局“十三五”“十四五”重点专科、特色品牌科室、全国巾帼文明岗、北京市三八红旗集体、平谷区51020工程优势学科、北京市社区中医症状（失眠）门诊临床实训基地。目前拥有床位37张、医护人员31名。科室目前开展了8类41项中医适宜技术，其中有特色技术3项。我科病房有4个优势病种（脑梗死急性期、脑梗死恢复期、脑出血恢复期、眩晕）、门诊有3个专病门诊（焦虑抑郁失眠、面瘫、头面痛）。我科建有国家中医药管理局“国家级名老中医周德安名医传承工作室平谷分站”、北京市中医管理局“周德安名医传承工作站平谷区中医医院分站”、平谷区中医临床人才工作室。我科许世闻主任担任中华中医药学会、中国针灸学会、北京针灸学会、北京中医药学会、平谷中医学会针灸专业委员会等多个专业委员会主委、副主委、常委和委员等，是平谷区中医临床人才工作室主持，北京市中医管理局重点专科负责人、国家级名老中医周德安教授学术继承人、北京市中医管理局仲景国医传人、贺氏火针针法优秀传承人，平谷区“51020”工程优势学科带头人。科室先后立项市局级、区级及院级科研项目20余项、2021年许世闻主任获中国针灸学会科学技术奖三等奖。针灸教研室连续多年获得院级优秀教研室，我科连续多年成功举办市级和区级继续教育学术会议，“针灸名家经验传承培训班”“针灸经典理论临床应用培训班”及“京东经方论坛”“中医适宜技术能力与水平提升培训班”已成为独具特色的继教品牌项目，具有较大的影响力和辐射力。

三、顺义分站

北京中医药“薪火传承3+3工程”周德安名医传承工作站北京中医医院顺义医院分站成立于2017年4月，分站指导老师为周德安教授，院党委魏青书记担任室站负责人。分站以传承周德安教授的学术思想为中心，以平台建设和人才培养为重点，建设成为中医药学术传承平台、特色服务平台、人才培养平台、学术交流平台和文化展示平台，师承弟子7名，培养了一批相对稳定的中医药传承骨干。2023年8月顺利通过验收，2023年9月6日滚动建设。目前室站共18名成员，区级名老中医1名，博士研究生导师2名，硕士研究生导师4名，博硕士占比67%，正高7人，副高2人，主治8人，住院医师1人，团队成员涵盖针灸科、脑病科、康复科等。

分站紧紧围绕周老“针灸六治”学术思想进行学习及实践，尤其在“针灸治神”“针灸治痛”“针灸治痰”等方面不断传承应用，临床综合运用针灸、拔罐、艾灸、火针、中药内服外用等，治疗中风病及中风后并发症、高血压病、各种疼痛、面瘫、失眠、焦虑抑郁等身心疾病，神经性耳聋、小儿多动症、阿尔茨海默病、帕金森病等多种病证，疗效突出，门诊量逐年增加，优势病种诊疗方案不断优化，为区域百姓健康保驾护航。

分站建设至今，发表核心期刊学术论文38篇，申请立项国家级课题2项，省部级课题3项，市局级课题9项，参编“十三五”创新教材1部，参编学术著作6部。获批北京市中医药继续教育精品课程2个。现已成为中医医疗、教育、科研密切结合的示范基地，促进了名老中医学术思想和临床经验的共享和传承。

第三节

论文及科研成果

一、论文

［1］毛雪文，王世广．周德安教授“针灸治神”学术思想治疗心身类疾病的临床应用体会［J］．中医临床研究，2023，07：104–107.

［2］王乙涵，孙敬青，赵冰骢，等．周德安针刺治疗睑废的临床经验［J］．中华中医药杂志，2022，08：4510–4513.

［3］薛立文，崔莹雪，徐俊峰，等．周德安针刺治疗梅杰综合征的临床经验［J］．中华中医药杂志，2020，12：6129–6131.

［4］徐林林，许世闻．周德安教授虚实辨证治疗儿童多发性抽动症经验［J］．光明中医，2020，10：1560–1561.

［5］曾慧，孙敬青，周德安．周德安针刺治疗脑卒中后便秘经验探析［J］．北京中医药，2019，12：1189–1191.

［6］郑爱军，周德安．周德安针灸治痰学术思想临床应用探讨［J］．北京中医药，2019，11：1114–1117.

［7］胡俊霞．周德安教授针药并用治疗耳鸣耳聋［A］．中国针灸学会．新时代新思维新跨越新发展——2019 中国针灸学会年会暨 40 周年回顾论文集［C］．中国针灸学会，2019：3.

［8］杨远滨，周德安．周德安治神学术思想对现代临床治疗的启迪［J］．中国中医基础医学杂志，2019，02：216–219.

［9］徐俊峰，杨远滨，许世闻，等．周德安教授针药并用治疗颤证的临床经验［J］．天津中医药，2018，04：244–247.

[10] 徐俊峰，杨远滨，许世闻，等. 周德安针灸治神理论在小儿发育迟缓中的应用 [J]. 北京中医药，2018，03：230–231.

[11] 赵因，彭冬青，王少松. 周德安针药结合治疗感音神经性耳聋经验 [J]. 中医杂志，2017，23：1994–1996.

[12] 赵因. 周德安学术思想与临床经验总结及针灸“调气止痛方”治疗痛经的临床研究 [D]. 北京中医药大学，2016.

[13] 李彬. 周德安教授“耳聋治肺”新解在治疗突发性耳聋中的应用 [J]. 环球中医药，2015，06：741–742.

[14] 刘慧林，李彬，夏淑文，等. 周德安教授针灸治神理论治疗不寐病的临床应用 [J]. 成都中医药大学学报，2015，04：62–64.

[15] 张帆，王桂玲，刘慧林. 运用周德安临床经验使用隔姜隔盐灸神阙法治疗癃闭验案 [J]. 北京中医药，2014，12：963.

[16] 赵因，周德安. 周德安治疗间质性膀胱炎经验 [J]. 中医杂志，2014，55（7）：1094–1099.

[17] 李彬，周德安. 周德安教授从“气血”论治耳聋、耳鸣 [J]. 长春中医药大学学报，2014，30（1）：43–44.

[18] 沙岩，夏淑文. 学习周德安教授“针灸治神”学术思想体会 [J]. 光明中医，2013，28（8）：1553–1555.

[19] 夏淑文，刘慧林，周德安. 周德安针灸治疗痰证的经验 [J]. 北京中医药，2011，11：815–816.

[20] 刘慧林，夏淑文，周德安. 周德安“针灸六治”理论及“周氏针灸要方”学术观点述要 [J]. 北京中医药，2011，09：666–668.

[21] 刘慧林，夏淑文，周德安. 周德安针药结合治疗儿童抽动障碍临床经验 [J]. 北京中医药，2010，12：898–900.

[22] 夏淑文，刘慧林，周德安. 周德安“治病先治神”学术思想在针灸临床中的应用 [J]. 北京中医药，2010，11：832–833.

[23] 陈迦道，周德安. 针刺放血配合中药内服治疗红皮病型银屑病 1 例 [J]. 浙江中医杂志，2008，04：233.

[24] 李彬，冯毅，周德安. 真武汤加减治疗帕金森病 32 例临床观察 [J]. 中国中医药信息杂志，2006，13（11）：73–74.

［25］冯毅，裴音．周德安“络穴止痛方”的临床应用［J］．北京中医，2004，04：237-238.

［26］冯毅．周德安治疗儿童多动症的经验［J］．北京中医，2003，02：50.

［27］张志真，周德安，盛丽，等．疏调益智方治疗血管性痴呆的临床研究［J］．北京中医，2000，04：11-14.

［28］马淑惠，周德安．针刺治疗风痰阻络型中风临床疗效观察［J］．北京中医，2000，03：43-44.

［29］周德安．读李学武教授《针灸推拿全书》有感［J］．北京中医药大学学报，2000，02：77.

［30］洪永波，周德安．补中益气化痰法治疗脑梗塞30例临床研究［J］．中国中医药信息杂志，2000，01：68-69.

［31］周德安，严华．针刺治疗神经性耳聋98例［J］．上海针灸杂志，1999，05：29.

［32］许世闻，周德安．周德安教授治疗面瘫手法探微［J］．针灸临床杂志，1998，08：11-12.

［33］洪建云．应用周德安“针灸治神十法”的临床体会——附50例神经衰弱的临床分析［J］．针灸临床杂志，1998，05：16-18.

二、科研课题

围绕周德安教授学术思想，学术继承人和传承团队近年来主持国家级课题24项、省部级课题21项、局级课题11项，包括：

1. 国家自然科学基金面上项目：星形胶质细胞-T细胞双向调控在慢性偏头痛中枢神经源性炎症中的作用机制及针刺干预研究，2024—2027年。

2. 国家自然科学基金面上项目：基于脑连接组学探索卒中后慢性失语症分类及针刺干预疗效预测的神经影像标记物研究，2024—2027年。

3. 国家自然科学基金面上项目：基于F HEP-HRV和f MRI调神法针刺调控失眠伴焦虑患者心脑时空同步性的效应机制研究，2024—2027年。

4. 国家自然科学基金青年项目：基于TNC星形胶质细胞介导神经炎症引起血脑屏障损伤探讨针刺治疗慢性偏头痛的机制研究，2024—2026年。

5. 首都卫生发展科研专项：埋线对超重/肥胖伴糖尿病前期患者胰岛素抵抗的临床疗效及机制研究，2024—2026年。

6. 首都卫生发展科研专项：针刺对疼痛性颞下颌关节紊乱病患者大脑网络调节的影像学特征及预测影像组学研究，2024—2026年。

7. 北京市属医院科研培育计划：火针治疗难治性偏头痛的随机对照研究，2024—2026年。

8. 北京市属医院科研培育计划：电针“周氏调神方”调控缰核及其神经环路对缺血性卒中后抑郁临床疗效与机制研究，2024—2026年。

9. 北京市属医院科研培育计划：火针点刺夹脊穴治疗肌萎缩侧索硬化患者肢体痉挛的临床研究，2024—2026年。

10. 北京市属医院科研培育计划：基于扎根理论的燕京针灸名医王乐亭治疗变应性鼻炎临床经验挖掘，2024—2026年。

11. 国家自然科学基金面上项目：基于巨噬细胞（M2d型）介导软骨下骨H型血管增生探讨“温通法”火针治疗KOA的机制研究，2023—2026年。

12. 国家自然科学基金面上项目：基于自噬体成熟“Ccz1-Mon1-Rab7模块”探讨“通督启神”法电针干预AD小鼠的脑代谢机制，2023—2026年。

13. 国家自然科学基金青年项目：HIF-1-TLR4/NFKB互作介导针刺改善单纯性肥胖巨噬细胞浸润的机制研究，2023—2025年。

14. 国家自然科学基金青年项目：火针诱导间充质干细胞来源外泌体递送miRNA干预KOA机制研究，2023—2025年。

15. 北京市自然科学基金项目：针刺调控星形胶质细胞-小胶质细胞互作参与慢性偏头痛神经源性炎症机制研究，2023—2025年。

16. 北京市自然科学基金项目：基于HIF-1α/S1P/S1RP3介导巨噬细胞极化探讨电热针治疗肥胖的机制研究，2023—2025年。

17. 北京市自然科学基金项目：基于TG神经元TRPV1脱敏效应探索电针治疗偏头痛的机制研究，2023—2024年。

18. 北京市中医管理局：基于神经血管单元探讨逐邪通络针法调控AIS患者神经血管耦合功能的临床研究，2023—2025年。

19. 北京市中医管理局：基于疼痛神经矩阵探索电针干预带状疱疹后神经痛脑影像效应机制研究，2023—2025年。

20. 北京市医院管理中心：板机点放血创新方案治疗原发性三叉神经痛的临床研究，2023—2026年。

21. 北京市医管局培育计划：基于脑肠微生物轴理论探讨老十针治疗帕金森病胃肠功能障碍的临床随机对照研究，2023—2026年。

22. 北京市医管局培育计划："温阳柔筋法" 火针治疗夜间腿部痉挛的临床研究，2023—2026年。

23. 国家自然科学基金面上项目：基于NFAT/IL-4探讨针刺调控小胶质细胞极化干预VD的脑保护机制，2022—2024年。

24. 北京市科委首都特色项目：针刺治疗早期帕金森病伴轻中度抑郁的临床研究，2022—2025年。

25. 北京市科委首都特色项目：金针"调神"针法干预遗忘型轻度认知障碍的随机对照试验及临床机制探讨，2022—2025年。

26. 北京市科委首都特色项目：火针治疗中度睡眠呼吸暂停低通气综合征的随机对照研究，2022—2025年。

27. 国家自然科学基金面上项目：基于TCC核团miRNA介导的神经元-星形胶质细胞互作途径探讨针刺干预慢性偏头痛中枢敏化的机制研究，2021—2024年。

28. 国家自然科学基金面上项目："温通法" 火针调控间充质干细胞归巢介导巨噬细胞极化干预膝骨关节炎的机制研究，2021—2024年。

29. 国家自然科学基金青年项目：电针介导CB1R上调mPFC-vlPAG痛觉环路改善偏头痛小鼠中枢敏化作用机制，2021—2023年。

30. 北京市自然科学基金项目：基于过度觉醒调神法针刺调控失眠患者默认网络的神经影像研究，2021—2023年。

31. 国家自然科学基金面上项目：隔姜隔盐灸神阙法对逼尿肌反射亢进大鼠逼尿肌ATP敏感性钾通道（KATP）的调节机制研究，2020—2023年。

32. 国家自然科学基金青年项目：基于Parkin活化探讨"通督启神" 法电针调控线粒体自噬干预AD小鼠的脑保护机制，2020—2022年。

33. 北京市自然科学基金项目：基于膀胱及骶髓HCN4和TRPV4通道研究艾灸神阙穴对神经源性OAB的调节机制，2020—2022年。

34. 北京市中医管理局：火针治疗膝骨关节炎的量效关系研究，2020—

2022年。

35. 国家自然科学基金面上项目：基于膀胱ICC细胞及骶髓排尿中枢c-fos研究艾灸神阙穴对神经源性OAB的调节机制，2019—2022年。

36. 北京市自然科学基金项目：基于星形胶质细胞中LCN2的变化探讨针刺改善血管性痴呆大鼠认知行为的作用机制研究，2019—2021年。

37. 科技部重大专项："宣阳解郁，通络止痛"针药结合方案的循证评价及方案优化研究，2019—2021年。

38. 国家中医药管理局：针灸治疗优势病的循证研究，2019—2021年。

39. 中国科协青年人才托举工程项目：基于神经元－星形胶质细胞互作途径探讨针刺干预慢性偏头痛中枢敏化的机制研究，2019—2021年。

40. 北京市医管局培育计划：火针点刺治疗膝骨关节炎的临床观察，2019—2020年。

41. 国家自然科学基金面上项目：调神法针刺干预原发性失眠"过度觉醒"的静息态神经影像学研究，2018—2021年。

42. 北京市医管局扬帆计划临床技术创新项目：火针联合毫针治疗紧张型头痛创新方案的疗效与安全性研究，2018—2020年。

43. 北京市中医管理局：针刺治疗颞下颌关节紊乱病的临床研究，2018—2020年。

44. 国家自然科学基金青年项目：艾灸早期干预调控miR-29，miR-10在延缓衰老小鼠（SAMP8）认知功能障碍中的作用研究，2017—2019年。

45. 国家自然科学基金青年项目：基于5-HT7R-cAMP-PKA通路探讨针刺对偏头痛模型镇痛的机制研究，2017—2019年。

46. 北京市科委首都特色项目：针刺预防性治疗慢性偏头痛的临床研究，2017—2020年。

47. 北京市教委：基于磁共振成像技术研究耳穴对静息痛中枢镇痛机制，2017—2019年。

48. 国家自然科学基金青年项目：灸法对逼尿肌反射亢进大鼠C纤维和膀胱胆碱受体作用机制的研究，2015—2017年。

49. 北京市自然科学基金项目：隔盐灸神阙穴对逼尿肌反射亢进大鼠膀胱M2、M3受体和传入C纤维调节机制研究，2015—2016年。

50. 北京市科委首都特色一般项目：针刺王氏“老十针”治疗缺血性脑卒中后便秘的临床研究，2015—2018 年。

51. 北京市科委首都特色项目：基于昼精夜瞑理论针刺调整过度觉醒状态治疗原发性失眠的临床研究，2014—2017 年。

52. 北京市科委首都特色一般项目：早期针刺治疗平坦型和高频下降型特发性突聋的临床研究，2014—2017 年。

53. 首都卫生发展科研专项：早期针刺治疗平坦型、高频下降型特发性突聋的疗效与安全性研究，2014—2017 年。

54. 北京市科委首都十大危险疾病科技成果推广：脑血管病恢复期针灸治疗规范与路径的推广应用，2012—2014 年。

55. 国家中医药管理局国家中医临床研究基地业务建设科研专项：灸法治疗中风后急迫性尿失禁的临床研究，2012—2014 年。

56. 国家自然科学基金面上项目：早期针刺夹脊穴改善卒中后痉挛大鼠高肌张力状态的 GABA 受体调节机制研究，2011—2013 年。